Für unseren Freund Frank Stelzer

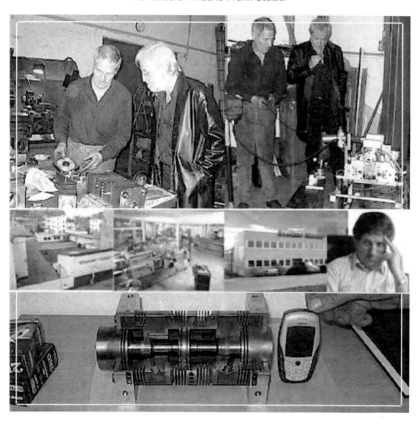

* 4. Februar 1934 in Görlitz # 12. Mai 2007 Frankfurt/Oberursel

FAKTuell ® Verlag
Wir machen´s einfach !

Wir bedanken uns bei allen Neumedizinern, die mit ihrem Einsatz zur Realisation dieses Buches beigetragen haben.

FAKTuell ® Verlag
Wir machen´s einfach !

faktor-L
Neue Medizin 3
Das Methoden ABC

Therapie und Praxis
bei Krebs und anderen heilbaren Krankheiten

Autoren:
Monika Berger-Lenz
Christopher Ray

Einführung in die Neue Medizin:
Nicolas René Barro

Mit einem Beitrag von:
Jannis Gelhar

Gutachten von:
Prof. Dr. Hans-Ulrich Niemitz

Sachbuch © 2007
FAKTuell-Verlag

Herausgeber
Christopher Ray

Die Legende
Die Allmacht der sogenannten Schulmedizin wankt, die Patienten werden mündig. Alternativen sind gefragt. Die Neue Medizin des deutschen Arztes Dr. Ryke Geerd Hamer bietet diese Alternative. Sie ist klar, verständlich und wurde 2003 durch das Gutachten von Professor Dr. Hans-Ulrich Niemitz als wissenschaftlich bestätigt.

Das Buch
Der dritte Faktor-L-Band zur Neuen Medizin nach Dr. Hamer beschreibt Hintergründe und Zusammenhänge, deren Kenntnis unerlässlich für die Therapie sogenannter Krankheiten ist.

Hinweis
Dieses Buch ist kein schulmedizinischer Ratgeber. Es kann Ihnen allerdings bei der Entscheidung helfen, mehr Eigenverantwortung für sich und Ihre Gesundheit zu übernehmen. Mit dem Wissen um Dr. Hamers Neue Medizin haben Sie die Gestaltung Ihres Lebens wieder selbst in der Hand. Krankheiten und Diagnosen der Schulmedizin verlieren ihren Schrecken.

Die Autoren
Monika Berger-Lenz und Christopher Ray haben sich seit Jahren als Journalisten und Sachbuchautoren durch ihre intensiven Hintergrundrecherchen und die allgemeinverständliche Präsentation der Resultate einen Namen gemacht. Gemeinsam führen sie Deutschlands älteste Onlinezeitung FAKTuell.de (seit 1982).

FAKTuell ® Redaktion & Verlag
Berger-Lenz
An den Birken 5
D-02827 Görlitz
***
Umschlag & Layout: Claudia von Hausen * GOpress.de
***
Herstellung & Verlag dieser Ausgabe:
Books on Demand GmbH * Norderstedt

***
Copyright © 2007 FAKTuell ® Monika Berger-Lenz
Alle Rechte vorbehalten
All rights reserved
***
ISBN 978-3-8370-0181-5

Prolog

- faktor-L zum III. • Wissen • Cui bono?
- Aber • Feyerabend • Endlich

Wissen hat keinen finalen Aspekt! Aus genau diesem Grund gibt es nun dieses dritte Buch aus der faktor-L Reihe zum Thema Neue Medizin. Wissen ist etwas, das wächst und immer wieder in Frage gestellt werden will. Und muss. Kommt etwas dazu, neues Wissen, neue Aspekte, neue Erfahrungen, dann müssen wir unser Wissen neu organisieren. Manchmal müssen wir liebgewordenes Wissen als überholt oder veraltet über Bord werfen. Das nennen wir dann Evolution oder Erfahrung. Daraus generieren wir dann neues, aktuelles Wissen.

Tipp: Wenn Sie noch über kein Basiswissen der Neuen Medizin (NM) verfügen, lesen Sie erst das Kapitel *Einführung in die Neue Medizin*, dann wird dieser Prolog Ihnen mehr Nutzen bringen.

Gerne verkauft man uns sogenanntes Herrschaftswissen als ultimativ. Ob das die sogenannte Schulmedizin oder die umsatzorientierte Wissenschaft ist. Und weil man uns so (spätestens in unseren Schulen) erzogen hat, halten wir das für die Norm. Wir glauben, dass „Die" wissen. Später wird uns dann klar, was mit Herrschaftswissen tatsächlich gemeint ist. Man will uns durch angebliches Wissen beherrschen. Dumm halten. Manipulierbar machen. Gläubig. Die Motive sind einfacher Natur: Geld und Macht.

Wenn wir Glück haben, dann stoßen wir irgendwann auf das Zitat von Ted Sturgeon: *„'E=MC^2', sagte Albert Einstein, die strahlende Gottheit des Relativismus, „könnte aber auch ein lokales Phänomen sein!"*

Wenn wir das verstanden haben, dann hilft uns die Erkenntnis des Erfinders des lange unterdrückten Freikolbenmotors (Stelzer-Motor) Frank Stelzer zum nächsten Schritt der eigenen Entwicklung: *„Wissen und Erkenntnis sind keine statischen Punkte im Raum, sondern dynamische Positionen in der Zeit. Wissen dokumentiert keine fiktiven Wahrheiten, sondern stets unsere ganz persönliche Verfassung in der Zeit. Wer aufhört zu lernen, der hört auf zu leben. Statische Existenzen nehmen nicht mehr an dem teil, was Leben ausmacht. Entwicklung!"*

Also fragen wir uns bei allem, was man uns als Wissen und Wahrheit verkaufen will stets: Wem nutzt es? (Cui bono?) Dann fällt uns sehr schnell auf, dass ein Großteil des angeblichen Wissens nichts anderes ist als ein Marketingtrick. Wie z.B. bei der sogenannten Chemotherapie, die angeblich gegen Krebs helfen soll. Die Antwort ist ganz einfach. Chemotherapie nutzt denen, die sie herstellen und denen, die sie verkaufen. Den Patienten bringt sie in der Regel innerhalb von Monaten oder wenigen Jahren um. Denn das Gift wirkt auf **alle** Zellen, aus denen wir bestehen. Und es bringt pro Patient meist mehr als 100.000 Euro Umsatz. Wenn man Verschwörungstheorien mag, dann kann man hier ergänzen: Es erspart den Sozialversicherungen Ausgaben für Rentenzahlungen.

Da wir nicht zu Verschwörungstheorien neigen, streichen wir diese Auswahl. Stattdessen machen wir uns bewusst, dass Ärzte weder generell bösartig noch irgendwelche Götter oder Halbgötter in Weiß sind. Sie haben nur systemkonform Medizin studiert. Was bedeutet, dass sie (häufig) glauben zu wissen. Sie sind also nicht unsere Gegner, sondern selbst Opfer des Systems. Wenn der wirtschaftliche Druck auf ihre Praxis nicht zu groß ist, dann sind sie häufig auch bereit sich wie intelligente Menschen zu verhalten: Sie stellen ihr vermeintliches finales Wissen in Frage. Nur deshalb wächst die Zahl der Ärzte permanent, die sich mit Dr. Hamers Entdeckung vertraut machen, und die sogenannte Neue Medizin auch anwenden und anbieten. Unter welchem Label auch immer.

Dass es mittlerweile mehrere Label gibt, ist dem häufig als exzentrisch empfundenen Verhalten Dr. Hamers zuzuschreiben. So eindeutig seine Entdeckung der Neuen Medizin und ihre Beschreibung ist, so unverständlich ist seine persönliche Sicht der Welt für die meisten Menschen. Da begegnet man den seltsamsten Verschwörungstheorien, wo uns ein einfaches „Shit happens" genügen würde. Dann lässt er sich von einer obskuren Gruppierung als Kandidat für die Präsidentschaft einer fiktiven Reichsregierung küren. Was einfach gestrickten Gemütern als Beweis dafür genügt, dass Hamer nicht ernst zu nehmen ist. Immer nach dem Motto: Alles über einen Kamm scheren.

Doch selbst wenn Dr. Hamer morgen vorlebt, dass man klare Fleischbrühe mit der Gabel essen sollte, weil sie dann länger hält, mindert das seine Entdeckung der Neuen Medizin nicht. Es würde nur verdeutlichen, dass es keine Universalgenies gibt, und auch geniale Entdecker auf vielen Gebieten versagen. Auch Einsteins Geigenspiel hat nie die Qualität seines mathematischen Genies erreicht. Was Einstein nie daran gehindert hat weiter zu spielen.

Wer will es den Ärzten, die Hamers Neue Medizin für sich entdeckt haben, verdenken, wenn sie sich lieber Metamediziner oder Ganzheitsmediziner (oder sonst wie) nennen, um mit der exzentrischen Privatperson Hamer nicht in einen Topf geworfen zu werden. Sie wollen Hamers Erkenntnisse, die sie verstanden haben und nachvollziehen können, anwenden, und nicht darüber diskutieren, welches Besteck sie bei der nächsten Fleischbrühe bevorzugen sollten, oder ob sie die gar aus der Tasse trinken. Schade nur, dass Hamer seine Entdeckung nur im Paket mit seinem privaten Lebensstil weitergeben will.

Wir machen es uns und Ihnen, liebe Leser, einfacher. Wir stellen die Entdeckung der Neuen Medizin in das Zentrum unserer Interessen. Denn in erster Linie geht es uns darum, dass jeder für sich die Feststellung treffen kann: Krankheit ist die unbeholfene Bezeichnung von Schulmedizinern für den Ablauf von „**S**innvollen **B**iologischen **S**onderprogrammen"; im weiteren Verlauf **SBS** genannt. Wenn wir das richtig machen, dann können Sie künftig aus dieser Erkenntnis Ihren ganz persönlichen Vorteil schöpfen. Genau aus diesem Grund verzichten wir auf eine unnötig verkomplizierte medizinische Fachsprache, die Sie davon abhalten könnte, die Neue Medizin zu verstehen. Wir wollen kein Herrschaftswissen für die verbreiten, die sowieso schon am Drücker sitzen. Unsere Aufgabe besteht darin, die Neue Medizin (NM) jedem zugänglich zu machen. Unabhängig von jeglicher akademischer Vorbildung.

Das gefällt natürlich vielen Schulmedizinern und sogenannten Wissenschaftlern nicht. Ich erwähne das an dieser Stelle, weil auch Ihnen wahrscheinlich Menschen begegnen werden, die allgemeine Verständlichkeit eines komplizierten Themas (wie die NM) als Mangel verstehen oder verkaufen wollen. Die sind so programmiert, dass sie sich mit einem Thema nur befassen (können), wenn es in der jeweiligen Fachsprache angeboten wird. Denn sie fühlen sich sicherer, wenn die Betroffenen (z.B. Patienten) nicht auf Augenhöhe mitsprechen können. Nur so können sie ihren sogenannten Gesundheitsbetrieb aufrecht erhalten. In den üblichen Fünf-Minuten-Sitzungen in der Sprechstunde kann der Arzt, wie gewohnt, uns dann irgendetwas *verordnen*, statt unsere Probleme individuell zu behandeln. Also ist das auch ein Buch gegen Verordnungen und Anordnungen, denen wir uns als Patienten ungefragt unterordnen sollen. Stattdessen wollen wir die Zahl der Menschen erhöhen, die sich vom mündigen Bürger zum mündigen Patienten weiterentwickeln (wollen).

Der erfolgreichste englische Autor der Gegenwart, Terry Pratchett, hat das Phänomen sinngemäß so beschrieben: *Jemand baut eine Tür mit tausend Schlössern. In der irrigen Meinung, damit die Räume hinter dieser Tür vor Eindringlingen zu schützen. Tatsächlich fordert er damit die Menschen heraus, einen Weg zu finden, um die Geheimnisse hinter der Tür zu entdecken.*

Dafür stehen die faktor-L Bücher. Wir liefern Ihnen die Schlüssel, zeigen Ihnen, was hinter den Türen versteckt wird. Damit Sie die Entscheidung treffen können, ob Sie dieses Herrschaftswissen zu einem Teil Ihres Lebens machen wollen. Das Einzige, was Sie dabei verlieren können, ist die Angst vor sogenannten Krankheiten und Diagnosen der Schulmedizin. So einfach ist das.

Doktor Hamer nannte das bei einem unserer langen Telefonate „*Läppisch*". Ähnlich wie einige Schulmediziner. „*Auf diesem (sprachlichen) Niveau kann man die NM nicht erklären, da gibt es Regeln und Fachidiome*", meinte er. „*Unschwer zu erkennen, dass auch Sie Ihre schulmedizinische Herkunft nicht verleugnen können*", antwortete ich. Letztlich einigten wir uns auf ein „*Jeder auf seine Art!*" Etwa auf dem Niveau eines Waffenstillstands. Wir (faktor-L) machen Hamers Neue Medizin verständlich. Mit Erfolg. Wie die unzähligen Briefe, Anrufe und Mails der letzten Jahre zeigen.

Aber an diesem Punkt sind wir nicht stehen geblieben. Denn: *Wissen hat keinen finalen Aspekt!* Natürlich ist diese Erkenntnis allgemeingültig. Deshalb arbeiten wir Informationen und Fallgeschichten auf, die zu einer Weiterentwicklung der NM führen können. Was immer wieder einmal dazu führen kann, dass faktor-L, FAKTuell und insbesondere ich in irgendeinem öffentlichen Brief von Dr. Hamer als Feinde und Diebe bezeichnet werden. Das ist nicht wirklich wichtig. Es ist auch definitiv falsch. Denn wir nennen stets den Entdecker beim Namen. Und für seine Entdeckung sind wir Hamer dankbar.

Aber es geht bei der Vermittlung der Erkenntnisse der Neuen Medizin nicht um die Person Ryke Geerd Hamer, sondern um seine Entdeckung. Die ist in allen Teilen schlüssig. Menschen sind das nicht. Das ist wie bei dem Fußball-National-Spieler, von dem irgendwann bekannt wurde, dass er in regelmäßigen Abständen seine Ehefrau krankenhausreif geprügelt hat. Das ist nicht zu entschuldigen! **Aber:** Es macht ihn nicht zu einem schlechteren Fußballspieler!

Als Journalist bin ich in den letzten vier Jahrzehnten soviel Menschen begegnet, die in einzelnen Gebieten über absolute Kompetenz verfügten und in anderen Bereichen absolute Unkenntnis demonstrierten, ohne sich deshalb irgendeine Zurückhaltung aufzuerlegen. Sie kommentierten und kommentieren, ohne Hemmungen, als würden sie Expertenwissen besitzen. Das ist irgendwo zwischen dumm und anmaßend einzuordnen. Aber Praxis. Unabhängig davon, dass sie auch als Mensch nach den subjektiv besetzen Moralbegriffen unserer Gesellschaft häufig total versagten. Insbesondere sogenannte Gutmenschen, die sowohl Personal als auch Familie wie den letzten Dreck behandeln. Wie der besagte Fußball-National-Spieler. **Aber:** All das änderte nichts an ihrer Kompetenz auf ihrem Fachgebiet.

Wenn wir uns das bewusst machen, jeder kennt solche Menschen, dann erinnern wir uns an Schiller: „*...soll das Werk den Meister loben...!*" Denn genau das ist wesentlich. Wir beurteilen „*das Werk*", danach interessieren wir uns gegebenenfalls für „*den Meister*". Weder Vorschusslorbeer noch Vorurteile werden uns dann den klaren Blick auf die Leistung versperren. Denn es geht hier nicht um die Person, es geht immer zuerst um die Sache. Auch bei der NM. Erst wenn wir uns sachkundig gemacht haben, können wir uns auf die persönliche Ebene begeben. Wenn wir von uns selbst ernst genommen wollen werden. Nur Religionen machen da eine Ausnahme.

Bevor wir uns ein abschließendes Urteil über Personen oder Institutionen erlauben, sollten wir uns stets daran erinnern: *Das Gegenteil von gut ist nicht böse, sondern gut gemeint!* Unter diesem Aspekt verstehen wir dann auch so obskure Veranstaltungen wie Krebshilfe, AIDS-Hilfe oder die neuen Anstrengungen der Bundesregierung gegen die überfettete Gesellschaft. Die Einen wollen mit falsch verstandenen schulmedizinischen Vorgaben (der Pharmaindustrie und der von ihr bezahlten Gutachter) den Menschen helfen, die Anderen glauben, dass Zucker zaubert und Obst ein gesundes Nahrungsmittel ist. Unabhängig von der Erkenntnis, dass Chemotherapie uns umbringt und Kohlenhydrate uns fett werden lassen. Aktionismus statt hilfreicher Aktionen.

Der Höhepunkt der derzeitigen politischen Aktionen ist die sogenannte Gesundheitsreform. Unter dem (von den Politikern geglaubten) positiven Aspekt, dass jeder Bundesbürger in die gesetzliche Krankenkasse aufgenommen werden muss, ist man den berühmten Schritt zu weit gegangen. Mit dem Resultat, dass wir alle ab dem 1. Januar 2009 einer Versicherungspflicht unterliegen. Es wird also zwangsversichert. Und zwar unter den Prämissen der sogenannten Schulmedizin. Alternative Heilmethoden bleiben weitgehend ausgeschlossen.

Der Philosoph Paul Feyerabend hat dazu bereits im letzten Jahrhundert die (richtige) Antwort gefunden, die uns alle zum Mitdenken verführen sollte. Aber lesen Sie selbst:

"Erkenntnis für freie Menschen". [1]

Die Menschen haben das Recht, so zu leben, wie es ihnen passt, auch wenn ihr Leben anderen Menschen dumm, bestialisch, obszön, gottlos erscheint. Wenn eine Tradition religiöse Gründe hat, bestimmte Formen der medizinischen Behandlung zu verwerfen (Menschen in zentralafrikanischen Stämmen wollen oft nicht geröntgt werden, weil sie den Zustand ihrer inneren Organe für ihre Privatsache halten), dann darf keine Institution sie zur Annahme dieser Behandlungsformen zwingen.

Wenn eine Tradition umgekehrt Behandlungsweisen verwendet, die den Methoden der westlichen Medizin widersprechen, dann darf keine Institution sie an der Ausübung dieser Behandlungsweisen hindern, oder ihnen

Schwierigkeiten bereiten (keine Krankenversicherung; kein bezahlter Krankenurlaub; etc.). Die Wissenschaften sind nach dieser Ansicht Produkte, die der Wissenschaftler zum Verkauf anbietet, und die Bürger entscheiden, ihren Traditionen gemäß, was gekauft wird, und was man liegen läßt. Die Wissenschaften sind nicht Bedingungen der Rationalität, der Freiheit, sie sind nicht Voraussetzungen der Erziehung, sie sind Waren...

...Wissenschaftliche Standpunkte, Ideen, Prozeduren sind nicht nur unvollständig - sie vernachlässigen wichtige Phänomene -, sie machen nicht nur Fehler auf Gebieten, die vom Zentrum ihrer Zuständigkeit weit entfernt sind; sie sind oft auf dem Holzweg in genau diesem Zentrum. Routineargumente und Routineprozeduren, die jeder Untersuchung in einem bestimmten Bereich zugrunde liegen und angeblich ihre 'Rationalität' und ihre 'Wissenschaftlichkeit' garantieren, beruhen auf Annahmen, die die spätere Forschung oft als falsch und selbst als sinnlos hinstellt...

...Die wissenschaftliche Medizin ist wiederum ein ausgezeichnetes Beispiel. Sie ist kein einheitliches Gebäude, es gibt da viele Unterabteilungen, Schulen, Ansichten, Prozeduren, und das Ausmaß interner Kritik ist gelegentlich sehr groß. Es gibt aber gewisse Annahmen, die weit verbreitet sind und die Forschung sowie die Verfahren der Heilung an vielen Stellen beeinflussen. Da ist zum Beispiel die Annahme, daß eine Erkrankung auf materielle Störungen zurückgeht, die sich lokalisieren und chemisch-physiologisch genau bestimmen lassen, und man beseitigt Erkrankungen, indem man die Störungen identifiziert und eliminiert...

Es erhebt sich nun die Frage, ob die Probleme der wissenschaftlichen Medizin - und es gibt eine ganze Menge solcher Probleme - mit dieser Annahme zusammenhängen, oder ob sie einen anderen Ursprung haben. Es ist heute ziemlich wohlbekannt, daß die Sterbezahlen an Spitälern abnehmen, wenn die Ärzte streiken - liegt das an der Inkompetenz der Ärzte, oder weist es auf einen Fehler der Ideen, die ihrem Beruf zugrunde liegen?

Jedermann weiß, daß die Krebsforschung viel Geld verschlingt, aber nur wenig Resultate hat - hängt das mit der vorwiegend theoretischen Einstellung der Forscher zusammen, dem Umstand also, daß es ihnen mehr um theoretische Einsicht als ums Heilen geht, oder zeigt es einen Grundfehler des medizinischen Materialismus auf? Wir wissen es nicht. Um die Ursache zu entdecken, müssen wir die Grundannahmen auf direktere Weise untersuchen.

Eine direkte Untersuchung besteht im Vergleich der Resultate der wissenschaftlichen Medizin mit den Resultaten anderer Heilmethoden. Ein demokratischer Relativismus erlaubt und schützt die Praxis solcher

Heilmethoden. Er erlaubt und schützt die Praxis des Handauflegens, der Kräutermedizin, der Kneippkuren, der Akupunktur (und zwar nicht nur zur Schmerzvertreibung, sondern zur Heilung aller Krankheiten, Krebs eingeschlossen) - und so weiter. Er schafft eine Situation, in der es möglich ist, die nötigen Vergleiche anzustellen, und schützt so die Menschen vor der großen, weil unbekannten und unerforschten Gefahr der 'wissenschaftlichen Medizin'. Der demokratische Relativismus unterstützt also nicht nur ein Recht; er ist auch ein höchst nützliches Forschungsinstrument für jeden Staat, der ihn zu seiner grundlegenden Philosophie macht...

...Der demokratische Relativismus, den ich empfehle, wird nicht von oben her eingeführt, etwa von einer Gruppe radikaler Intellektueller, sondern von innen, von jenen Menschen also, die unabhängig werden wollen, und in der Weise, die ihnen am bequemsten erscheint (sind sie faul, dann werden sie sehr langsam vorgehen, mit langen Ruhepausen zwischen ihren politischen Eingriffen). Nicht intellektuelle Pläne zählen, sondern die Wünsche, die Klagen, die Mittel, das Temperament jener Menschen, die eine Veränderung anstreben. Oder, um ein Schlagwort zu verwenden: Bürgerinitiativen statt Philosophie!

Mut und Eigeninitiative sind wesentliche Voraussetzungen, wenn wir die Gestaltung unseres Lebens aktiv in die eigenen Hände nehmen wollen, wie uns Paul Feyerabend erinnert. Toleranz statt Dogmatismus. Und natürlich eine permanente Überprüfung unserer Standpunkte. Dabei hilft es uns, wenn wir uns bewusst sind, dass Leben, auch unseres, endlich ist. Wir haben es in den Händen, es tagtäglich so zu gestalten, dass wir dieser Endlichkeit Rechnung tragen. Mehr Selbstbewusstsein, im Sinne von bewusster leben, genießen und handeln, sind wir uns schuldig. Tage, an denen wir uns ducken und selbst verleugnen, sind unwiederbringlich verloren. Nehmen wir die Herausforderungen an. Nur wer mitspielt kann auch gewinnen.

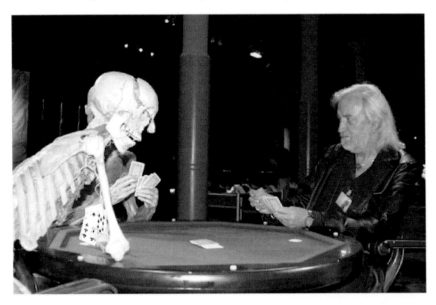

Der Tod sitzt immer mit am Tisch. Je besser wir die Regeln kennen, desto größer ist unsere Chance im Spiel zu bleiben. Mit dem Wissen um die Neue Medizin (NM) und die Sinnvollen Biologischen Sonderprogramme (SBS) sind wir besser vorbereitet, als die Anhänger der Schulmedizin. Denn die kennen die Regeln nicht und glauben, mit ihren Rommékenntnissen an einer Pokerrunde teilnehmen zu können, bei der Ihr Leben und Ihre Gesundheit der Einsatz sind.

Christopher Ray * Görlitz 12. Mai 2007

PS. Das wissenschaftliche Gutachten von Prof. Dr. Niemitz, am Ende dieses Buches, hilft Ihnen bei der Einordnung und Beurteilung der NM und der Schulmedizin.

Tradition
- Auswahl • Begründung
- Hintergrund • Angebot

Wie viel Information benötigt man, um eine Entscheidung zu treffen? Ist es angebracht, in jedem Buch (zur NM) eine Art Grundausbildung anzubieten? Kopiert man einfach die Einführungen aus den vorangegangen Büchern der Reihe? Oder entscheidet man sich für eine weitere Perspektive?

Auch diese Fragen haben uns im Vorfeld zu unserem dritten faktor-L-Buch beschäftigt. Resultat: Alles, was Wissen schafft, soll berücksichtigt werden. Was könnte besser geeignet sein, als eine weitere, aktuelle Beschreibung der Neuen Medizin? Von einem (jungen) Mann, der sich in den letzten Jahren Kompetenz erarbeitet und diese seither demonstriert hat.

Einer, der nicht nur verstanden hat, sondern dieses Verständnis auch zu vermitteln weiß. Mit umfassender Erfahrung aus der sogenannten Schulmedizin, die er als Rettungssanitäter direkt im Zentrum des Geschehens sammeln konnte.

Ergänzt mit der (noch laufenden) Ausbildung zum Heilpraktiker. Einer, der über Grenzen schaut. Dabei Brücken schlägt, statt sie hinter sich abzubrechen. All das qualifiziert ihn, Ihnen die Neue Medizin verständlich zu machen:

Fakten:

- Kein Darmkrebs ohne unverdaulichen Ärger Konflikt
- Kein Hautausschlag (Epidermis) ohne Trennungskonflikt
- Kein Fieber ohne unmittelbar vorangegangene Konfliktlösung
- Kein Lungenkrebs (Alveolar-Adeno-Ca) ohne Todesangstkonflikt
- Kein Brustkrebs (Knoten) an der linken Brust ohne Sorge/Ärger Konflikt bezüglich eigener Mutter/Kind (bei Linkshänderinnen: rechte Brust)
- Kein Brustkrebs (Knoten) an der rechten Brust ohne Sorge/Ärger Konflikt bezüglich Partner oder anderen Personen (bei Linkshänderinnen: linke Brust)

Also setzen wir die Tradition fort, und bieten auch im dritten Band wieder eine Einführung in die Neue Medizin an. Mit Nicolas Barro haben wir einen der innovativsten Kenner der NM als Autor gewinnen können. Wer seine Seminare noch nicht kennt, sollte die nächste Gelegenheit wahrnehmen, ihn persönlich zu erleben. Unter www.naturnah2007.de bietet Nicolas Barro jetzt auch, zusammen mit Dr. med. Andreas Thum, Wochenseminare im Allgäu an.

Tipp: Das ist Ihr Buch. Machen Sie sich Notizen, wo immer Sie auf neue Erkenntnisse oder Fragen treffen. Dafür lassen wir Ihnen auch in dieser Ausgabe entsprechenden Raum.

-notiz-

Einleitung
Nicolas René Barro

Die Erläuterung der Neuen Medizin wird für jeden, der sich länger mit dem Thema beschäftigt, schwerer und schwerer. Denn wie in einer strengen Naturwissenschaft üblich, wird mit jedem Stück Verständnis die Wahrnehmung verfeinert. Der Blick auf Neues offenbart eine Vielzahl von Details, die zuvor verborgen geblieben waren.

Gleich einem Bergsteiger, der mit jedem bewältigten Höhenmeter ein weiteres Feld seiner Umwelt einsehen kann, der mit einem jeden Schritt näher an die „Gesamtschau" gelangt, so vermittelt die Beschäftigung mit der Neuen Medizin eine ständig größer werdende Freiheit. Für mich bedeutet sie zudem eine kaum vorher bekannte Befriedigung im Umgang mit anderen Menschen und im Verständnis der eigenen Verhaltensweisen.

Der Verdienst dieser Freiheit gebührt Dr.med.Mag.theol. Ryke Geerd Hamer. Er hat den Großteil seines Lebens mit der Erforschung und Lehre der Neuen Medizin verbracht. Wie wir heute Dämonenglauben und Scheibenerden-Theorien belächeln, so werden zukünftige Generationen die heute gültigen medizinischen Dogmen belächeln und verspotten: „Man hätte doch nur prüfen müssen und es wäre doch so leicht gewesen". Und natürlich wird es auch zu ihrer Zeit beinah-religiöse Dogmen gegen, die nicht praktisch überprüft werden.

Das größte Hindernis in der Etablierung neuer Erkenntnisse – auf welchem Bereich auch immer - ist die Grundannahme, dass man heute mehr wisse als gestern. Selbst wenn das so wäre, wir werden trotzdem niemals den Gipfel erreichen, niemals das „absolute Wissen" erlangen. Denn die Meinung, dieses endgültige Wissen erlangt zu haben, würde den Stillstand jeder Forschung und Wissenschaft bedeuten. Das bereits vorhandene Wissen würde zum Glauben degradiert, den man nicht mehr überprüft und als gegeben hinnimmt.

Eine echte Wissenschaft, wie die Neue Medizin sie darstellt, muss immer und immer wieder geprüft werden. Nicht aus dem Glauben, sie müsse erneut bewiesen werden. Sondern nur, damit sie nicht zum religiösen Dogma verkommt und die Entdeckung neuer Fakten blockiert.

Wissenschaft – eine Kunst, die Wissen schafft?

Eine Schwierigkeit beim Nachvollziehen dessen, was die Neue Medizin (NM) bedeutet, ist das Fehlverständnis des Begriffes „Medizin". Fälschlicherweise assoziieren viele Menschen mit diesem Begriff „das, was man macht, wenn jemand krank ist", also eine Anwendung, eine Strategie.

Der Spruch „vor die Therapie haben die Götter die Diagnose gestellt" ist hierbei eher verwirrend als nützlich. Denn noch vor die Diagnose haben die Götter die Wissenschaft gesetzt.

Die Verständniskette bricht an jenem Punkt, an dem man glaubt, der bisherige Stand des Wissens sei absolut oder zumindest ausreichend. In einem solchen Fehlverständnis wäre die NM eine „Neue Methode basierend auf altem Wissen". Tatsächlich verhält es sich aber anders. Die NM ist ein neues Wissen, das sämtliche Methoden in Frage stellen muss. Mit jedem neu entdeckten Aspekt muss man alles bisher Gewusste auf den Prüfstand stellen und am neuen Maßstab messen. Tut man dies nicht, würde man vom Wissenden zum Gläubigen.

Nun gibt es in der Naturwissenschaft kein „neues Wissen". Alles, was wir entdecken, ist schon immer da. Seit unser Universum in seiner jetzigen Form besteht. Neu ist die Entdeckung von Zusammenhängen. Und auch die einzelnen Aspekte der NM wurden schon vor langer Zeit von anderen Personen entdeckt und zählen in weiten Teilen zum heute üblichen Wissensstand.

Dr. Ryke Geerd Hamer gelang es als Erstem, diese Erkenntnisse in einem Gesamtsystem wiederzuentdecken, das sich mit mathematischer Exaktheit voraussagen lässt. Ein Anspruch, dem in der Medizin kaum jemand genügt.

Der Begriff „Medizin" ist auch insofern verwirrend, als dass er impliziert, es würde hierbei nur den Bereich der sogenannten Krankheiten betreffen. Richtig ist, dass Hamers Entdeckung jeden Bereich des Lebens betrifft, begonnen von der Medizin, bis hin zu Soziologie, Pädagogik und Strafvollzug.

Was Hamer entdeckt hat, ist nicht weniger als die funktionellen Zusammenhänge des Lebens, im Allgemeinen als „Biologie" bezeichnet.

Nehmen wir ein Beispiel:

Die NM befindet sich auf einem Level mit der Physik. Sie ist eine harte Wissenschaft. Dank unserer heutigen Kenntnisse in der Physik ist es uns möglich, am Computer ein Flugzeug zu entwerfen, von dem wir mit großer Sicherheit schon vorher wissen, dass es fliegen wird. Wenn es dann darum geht, dieses Flugzeug zu bauen, verwenden wir verschiedene Strategien wie z.B. den Metallbau usw.

Auch ohne unsere heutigen Kenntnisse der Physik konnte sich der Metallbau durch praktische Erfahrung entwickeln, er ist eine sogenannte Erfahrungswissenschaft.

Aber niemand würde nur mit dem Wissen des Metallbaus versuchen, ein verantwortungsvolles Projekt wie ein Passagierflugzeug zu verwirklichen.

Außer dem Metallbau gibt es noch weitere „Handlungsstrategien" wie z.B. den Holzbau, die Kunststoffverarbeitung und viele mehr. Je nach Zweck des Flugzeuges könnte man es entweder aus Metall, Kunststoff, Holz oder einem anderen Material fertigen. Die Auswahl der Handlungsstrategie ergibt sich also aus dem zu erreichenden Ziel. In unserem Beispiel ist das also der Flugzeugtyp, und die Fähigkeit des Konstrukteurs, das notwendige Material zu verwenden.

Jeder verantwortungsbewussten Planung muss aber der Inhalt einer harten Wissenschaft beigefügt werden, die z.B. auch exakt beschreibt, welches Material zum Flugzeugbau völlig ungeeignet ist (z.B. Wasser in seiner flüssigen Form).

Nehmen wir nun die Medizin. Die Grundlagenwissenschaften sind in der Medizin die Physiologie, die Biochemie, die Anatomie und eben auch die Neue Medizin. Diese Grundlagenwissenschaften beschreiben, wie sich ein Umstand verhält. Sie beeinflussen die Auswahl der Handlungsstrategien, sind selbst aber keine.

Die Handlungsstrategien, die zum Verwirklichen des Projektes verwendet werden, sind das, was man als Anwendungen bezeichnet. Z.B. die Verwendung von Medikamenten, die Operation, aber auch die Homöopathie, die Akupunktur usw.

Welche Strategie man zum Projekt „Genesung" also anwendet, wird von zwei Bereichen bestimmt. Zum Ersten von der Grundlagenwissenschaft. Also, welches Verhalten ist in dieser Situation überhaupt zielführend, was ist unsinnig? Und zum Zweiten von der Fähigkeit des Anwenders, was in jedem Falle der Patient, falls notwendig, ein Therapeut ist.

Und so ergeben sich aus diesem Zusammenhang mehrere Fragen.

Ist die NM eine Therapie im herkömmlichen Sinne?
Was ist Therapie denn überhaupt?
Ist Gesundung möglich ohne die NM?

Diese Fragen werde ich Ihnen beantworten.

Schulmedizin versus Neue Medizin?

Diese Frage stellt sich oft. Viel zu oft, wenn man beachtet, dass Schulmedizin und Neue Medizin in gänzlich unterschiedlichen Kategorien existieren.

Die Schulmedizin ist eine klassische Erfahrungswissenschaft, die sich mit jeder neu gemachten Erfahrung verändert. Erkenntnislücken werden notwendigerweise durch Vermutungen (Hypothesen) aufgefüllt und jede Aussage kann nur in Wahrscheinlichkeiten gemacht werden (Statistik). Exakte, wahre Vorraussagen sind praktisch nicht möglich, da man laufende Prozesse mangels Zusammenhangskenntnis nur für den Moment beschreiben kann.

Jede Erfahrungswissenschaft hat das grundlegende Problem der Interpretation des „Erfahrenden". Zwei Personen können eine Situation auf völlig unterschiedliche Art und Weise wahrnehmen und erfahren. Sie können sich für unterschiedliche Aspekte des aktuellen Prozesses interessieren oder sie unterschiedlich gewichten. Darum sind Erfahrungswissenschaften niemals exakt und erlauben keine Berechnung.

Die Neue Medizin hingegen ist eine harte Naturwissenschaft, die fünf biologische Naturgesetze enthält. Sie treffen entweder immer zu oder sind immer falsch. Ähnlich der Physik erlaubt die NM exakte Voraussagen in einem aktuellen Prozess und beschreibt damit alle sinnvollen und unsinnigen Handlungsstrategien. In der NM wie in der Physik kann man sich nicht mit Statistik und Häufungen zufrieden geben, genauso wie ein Stein nicht nur an 52 Prozent aller Orte zu Boden fällt sondern an allen – bis jemand das Gegenteil beweist.

Wir sehen also, dass es keinen Konkurrenzkampf zwischen der Neuen Medizin und der sogenannten Schulmedizin geben kann, da sie vom Charakter her gänzlich unterschiedlich sind.

Im Gegensatz zu den Inhalten von Schulmedizin und Neuer Medizin, die in keiner Konkurrenz zueinander stehen können, können die jeweils durch diese Themen vertretenen Fraktionen dies sehr wohl.

In der heute angewandten Medizin finden wir einen stark vertretenen wirtschaftlichen Anteil, das sogenannte Gesundheitssystem. Die damit verknüpften Industrien gehören mitunter zu den finanzstärksten auf unserem Planeten. Deren Produktpaletten, Werbung und Ausbreitung sind auf das vom jeweils aktuellen Wissenstand vorgegebene Weltbild zugeschnitten. Das gewährleistet einerseits die Effizienz dieser Industrie, blockiert andererseits das

Weiterkommen in der Wissenschaft erheblich. Denn stets ist man bestrebt, die neuen Entdeckungen der bereits vorhandenen Infrastruktur anzupassen.

Bei grundlegenden Entdeckungen, wie der der Neuen Medizin, oder auch der Kugelerdentheorie des Galileo, ist dies nicht möglich. Es entbrennt ein Kampf zwischen Unterdrückung und Umstrukturierung, wie wir ihn heute vorfinden.

-notiz-

Spricht man von Medizin, spricht man automatisch von Krankheit

Als Krankheit bezeichnet man all jene Situationen, die vom angenehmen Normalzustand abweichen. Die Ursachen dieser Abweichung werden durch die Neue Medizin beschrieben.

Grob könnte man sämtliche Krankheitsursachen in drei Kategorien unterteilen:

1. Physikalische Krankheitsursachen.
In diesem Bereich finden wir all diejenigen Krankheitsbilder, die durch eindeutig physikalische Umstände bedingt sind, wie z.b. Verletzungen, Verbrennungen, Strahlenschäden oder elektrische Beeinflussung. Die meisten physikalischen Krankheitsbilder bessern sich, sobald das ursächliche Medium entfernt wird. Werden also die Verletzung versorgt, der Bruch eingerichtet, die Strahlung unterbunden etc., beginnt der Körper mit der Reparatur.

2. Biochemische Krankheitsursachen.
In diesem Bereich finden wir all diejenigen Krankheitsbilder, die durch eindeutig biochemische Umstände bedingt sind, wie z.b. Vergiftungen und Mangelerscheinungen. Auch diese Krankheitsbilder beginnen in der Regel eine Remission, sobald die Vergiftung oder der Mangel behoben werden.

Die obenstehenden Krankheitsursachenkategorien betreffen den rein körperlichen Bereich. Sie können zwar die Wahrnehmung und die Psyche beeinflussen, werden aber nicht von Wahrnehmung und Psyche beeinflusst. Sie betreffen also die rein körperlichen Abläufe im Organismus. Das Leben besteht aber aus grundsätzlich einer Komponente mehr: der Biologie.

Während die sogenannte Schulmedizin, aufgrund der gemachten Erfahrungen, für die beiden obenstehenden Kategorien durchaus ausreichende Handlungsstrategien besitzt, wurde die Betrachtung und Beeinflussung des nächsten Punktes erst durch Dr. Hamers Entdeckung ermöglicht:

3. Bio-Konfliktive Krankheitsursachen.
In dieser Kategorie finden wir all jene Krankheitsbilder, bei denen in der üblichen Medizinliteratur sinngemäß "Ursache: Unbekannt" vermerkt ist, wie auch sehr viele, von denen die Ursache bisher als bekannt geglaubt wurde.
Bio-Konfliktive Krankheitsbilder beeinflussen den gesamten Organismus in Psyche, Gehirn und Organ und können sowohl durch ein Organ, wie auch durch die Wahrnehmung ausgelöst werden.

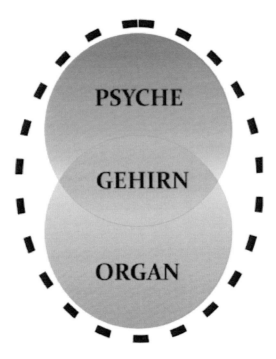

Um dies zu verstehen, stellen wir den Körper als funktionelle Einheit von Psyche, Gehirn und Organ dar, wobei das Gehirn einen Überschnittsbereich von Psyche und Organ darstellt, sozusagen das „Schaltzentrum" zwischen beiden Regelkreisen.

Diese beiden Regelkreise inklusive ihres Schaltzentrums funktionieren stets synchron. Alles passiert in allen Ebenen gleichzeitig.

Interessant zum Verständnis der Wichtigkeit dieser Thematik sind die Zahlen der Todesfälle gemäß Todesursachen des Statistischen Bundesamtes:
Im Jahr 2005 wurden 830.227 Todesscheine ausgestellt und 33.024 dieser Fälle waren durch Unfall oder Vergiftung bedingt.

Dies zeigt einerseits, dass die Notfallmedizin, wie wir sie heute haben, auf einem sehr hohen Niveau praktiziert, andererseits, dass allein im Jahr 2005 beinahe 800.000 Todesfälle geschehen sind, deren Hergang sich mit der Neuen Medizin eventuell erklären lassen würde.

Das bedeutet nicht, dass man jedem dieser 800.000 Menschen das Leben hätte retten können. Dass Menschen sterben, gehört zum Leben. Aber einem wahrscheinlich beträchtlichen Teil zumindest hätte man – sofern man über das Wesen von Krankheit und Gesundheit mehr wüsste – besser helfen können.

-notiz-

Der Biologische Konflikt

Um den Begriff „Bio-Konfliktiv" besser zu verstehen, zerlegen wir ihn in seine Teile:

„Bio", Biologie entstammt dem Griechischen „bios", **„das Leben"**
„Konflikt" entstammt dem lateinischen „confligere", **„Zusammenstoß, Stillstand"**

Eine Bio-Konfliktive Situation entsteht also immer dann, wenn das Leben in irgendeiner Art und Weise zum Stillstand gekommen ist, oder wenn es einen Zusammenstoß von biologischen Interessen gibt.

Aber was sind biologische Interessen?

Die Natur hat zur Gewährleistung des Überlebens einfache Strategien konstruiert. Man könnte hierbei von „biologischen Aufgaben" sprechen, die jedes Lebewesen in seinem alltäglichen Überlebenskampf bewältigen muss.

Auch wenn der Begriff Überlebenskampf in unser heute so sicher scheinenden Gesellschaft etwas unglücklich gewählt erscheint, führt doch jeder von uns einen alltäglichen Wettstreit, um seine Position, sein Ansehen oder seinen Lebensunterhalt zu gewährleisten oder zu sichern.

Um diesen Überlebenskampf führen zu können, hat Mutter Natur uns einfache Überlebensprinzipien mit auf den Weg gegeben. Diese Prinzipien sollen sowohl das Überleben des Individuums, der Gruppe, der Spezies, wie auch des Gesamtsystems ermöglichen und drücken sich durch unsere instinktivsten Wünsche aus, z.B.:

- Energiegewinn
- Fortpflanzung
- Schutz nach Außen
- Stabilität / Leistungsfähigkeit
- Kommunikation / Geltungsbereich

Unsere Intelligenz, unsere Phantasie und Spiritualität sind jeweils Erfüllungswerkzeuge, um diesen biologisch notwendigen Strategien zur Durchsetzung zu verhelfen. Diese Strategien sind so alt wie das Leben selbst und jede höhere Lebensform besitzt sie in der gleichen Art und Weise.

Selbst Pflanzen und einzellige Organismen verfolgen die Strategien des Energiegewinns und des Schutzes.

Der biologische Konflikt tritt also immer dann auf, wenn wir eine unserer Überlebensstrategien als gefährdet oder verloren begreifen. Der biologische Konflikt, der völlig vorbei an Intellekt und bewusster Wahrnehmung wie ein Blitzschlag unsere Welt verändert, betrifft im Augenblick seines Empfindens alle drei Ebenen. Und er startet augenblicklich ein so genanntes "Sinnvolles Biologisches Sonderprogramm" (SBS), um die Situation für uns zu entscheiden oder, gegebenenfalls, unseren Organismus auf die neuen Umständen vorzubereiten.

Die drei Kriterien:

Nicht jeder Schreck, nicht jede Veränderung unserer Lebenssituation ist ein biologischer Konflikt. Und meistens können wir solche Konflikte bei unseren Mitmenschen schlecht nachvollziehen. Der Grund hierfür liegt in der Charakteristik des biologischen Konfliktes.

Der biologische Konflikt tritt nur dann auf, wenn eine Situation als existenziell empfunden wird, man spricht hierbei von „**hochakut-dramatisch**".
Ob eine Situation dieses Kriterium erfüllt, liegt hier ausschließlich in der Interpretation des Betroffenen. Die gleiche Situation kann von zwei Personen völlig unterschiedlich empfunden werden, je nachdem, welche Vorbildung, Charakterzüge oder Konflikte der Betroffene hat.

Beispiel:

Hartmut ist ein routinierter Vielflieger, der mehrmals im Monat Strecken mit dem Flugzeug zurücklegt, und für den dies zu einem normalen Beförderungsmittel geworden ist. Turbulenzen, Schlechtwetterfronten und Warnhinweise des Piloten beeindrucken ihn nicht.

Ganz anders Peter. Er hat bisher noch nie eine Flugreise unternommen, aus Angst, es könne etwas geschehen. Diese Angst wurde zusätzlich dadurch geschürt, dass Peter sich sehr gerne Katastrophenfilme mit Absturzszenarien ansieht.

Jetzt besteigen Hartmut und Peter zusammen ein Flugzeug. Im Laufe des Fluges treten starke Turbulenzen auf, die alles kräftig durcheinander wirbeln. Für Hartmut stellt dies keinen Grund zur Aufregung dar, da er bereits Schlimmeres erlebt hat.

Für Peter kann dies der schlimmste Todesangstkonflikt seines bisherigen Lebens sein, da er all seine Ängste, die er zudem noch selbst geschürt hat, nun bestätigt sieht und sein Ende nahe fühlt. Dieses Kriterium macht es für den Ungeübten manchmal schwer, die Konflikte anderer Menschen im Kern nachzuvollziehen, da wir die Ängste und Prägungen unserer Mitmenschen nicht immer kennen oder ernst nehmen.

Das zweite Kriterium für einen biologischen Konflikt ist, dass er in dieser Form nicht zu erwarten war. Haben wir die Möglichkeit, uns auf die neue Situation vorzubereiten, oder können wir ihr entgegen sehen, ist unser Überleben nicht in dem Maße gefährdet wie wenn eine Situation völlig **unerwartet** eintritt. Dies bedeutet jedoch keineswegs, dass allein die Beschäftigung mit einer Situation die ideale Prävention darstellt!

Beispiel:

Ein Ehepaar, das viele Jahre verheiratet ist, hat sich „auseinander gelebt" und die beiden Partner beschließen die Trennung. Beide spielen das zukünftige Single-Sein in ihren Gedanken durch und wollen sich einvernehmlich trennen.
Als es vor dem Scheidungsanwalt um das Sorgerecht für die gemeinsamen Kinder geht, versucht der Mann der gesetzlichen Regelung zu entfliehen, indem er seine Exfrau als schlechte Mutter darstellt. Es beginnt ein großes „Schmutzwäschewaschen", bei dem sehr intime Details der zerbrochenen Beziehung ans Tageslicht treten. Die Frau könnte durch diese Situation einen sogenannten. „hässlichen-halbgenitalen Konflikt" erleiden.

Das letzte Kriterium, das zur Entstehung eines biologischen Konfliktes notwendig ist, ist die **Isolation** des Individuums. Sind wir nicht in der Lage uns mitzuteilen, weil wir während der konfliktiven Situation entweder real allein sind, oder weil wir uns sicher sind, dass niemand diese Situation nachvollziehen kann, dann erst kann sich ein biologischer Konflikt manifestieren.

Beispiel:

Zwei Menschen lernen sich kennen und verlieben sich. Als es zur ersten gemeinsamen Liebesnacht kommt, bricht die Frau den Sexualakt mit der Begründung einer plötzlichen Übelkeit ab. Dem Mann stellt sich jedoch ein gänzlich anderes Bild dar. Er ist der Meinung, seine Leistung oder sein Aussehen seien unzureichend und hätten seine Partnerin deshalb zum Abbruch bewogen.

Die Beziehung der beiden ist noch nicht gefestigt genug, um so ein Gespräch anzugehen. Und in seinem Freundeskreis wagt er das Thema nicht anzusprechen, aus Angst vor Spott oder Unverständnis. Der Mann könnte durch diese Situation einen „Sexuellen Selbstwerteinbruch" erleiden.

Gerade das Kriterium der Isoliertheit stellt in unserer heutigen Zeit, in der es kaum noch intakte Familienstrukturen gibt (ca. 20 Mio. Singlehaushalte in der BRD), ein großes Problem bei der Erleidung von Konflikten dar, dem oft nur durch einen warmherzigen Familienkreis entgegengewirkt werden kann.

Fassen wir noch einmal die zur Manifestierung eines biologischen Konfliktes notwendigen Kriterien zusammen:

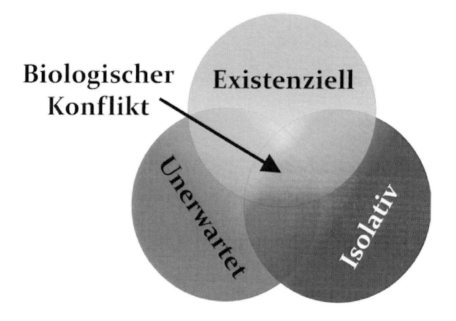

Der biologische Konflikt tritt nur auf, wenn die Kriterien „existenziell, unerwartet, isolativ" zeitgleich auftreten. Die Schnittmenge dieser drei Kriterien bildet den biologischen Konflikt.

Konflikt ja – aber welcher?

Die Möglichkeiten an unerwarteten, existenziellen und isolativen Situationen, die dem Einzelnen widerfahren können, sind unermesslich. Aber wann empfindet man einen Konflikt auf diese oder jene Art und Weise? Auch hier ist das Empfinden des Betroffenen maßgeblich.

Beispiel:

Karl und Willi sind beide Fußballer und spielen im gleichen Verein. Während Karl den Sport als reine Freizeitbeschäftigung ansieht und den Schwerpunkt seines Lebens auf die Beziehung mit seiner Verlobten legt, ist Willi ein fanatischer Sportsmann, der Siege und Niederlagen seines Vereins als dramatische Ereignisse erlebt. Der gemeinsame Verein von Karl und Willi erleidet nun eine niederschmetternde Niederlage. Das Team hat schlechter gespielt, als man es je erwarten konnte, und speziell unsere beiden Protagonisten Karl und Willi haben durch schlechtes Spiel und taktische Fehler zur Niederlage beigetragen, der Trainer diskutiert offen über mögliche Sanktionen bis hin zum Rauswurf.

Was geschieht?

Während für Karl sowohl die Niederlage wie auch ein eventueller Rauswurf ausschließlich seine Leistungsfähigkeit betreffen, was z.B. einen „Sportlichkeits-Selbstwerteinbruch" bedingen könnte, bricht für Willi eine Welt zusammen. Der Verein und seine Rolle darin waren so viel mehr für ihn als nur Hobby, es war sein Geltungsbereich, sein Revier! Er könnte durch dieses Ereignis einen Revierangst- oder einen Revierverlust-Konflikt erleiden. Hier sieht man bereits ein Muster. Je stärker man sein Herz an labile Dinge hängt, desto leichter fängt man sich schwere Konflikte ein.

Würde Karl ebenfalls sein „Revier" verlieren, nämlich seine Beziehung oder die gemeinsame Wohnung, wäre eine Behebung des Problems für ihn ungleich schwieriger als für Willi, der zur Lösung des Problems nur seine sportliche Leistungsfähigkeit und damit seine Position im Verein unter Beweis stellen muss.

Eine weitere große Rolle spielt auch die Hormonlage und die Händigkeit der Patienten. Mit **Hormonlage** ist die momentan tatsächliche Ausgewogenheit des Sexualhormonhaushaltes gemeint. Diesen Punkt muss man extra erwähnen, da wir uns eben nicht immer in der für unser anatomisches Geschlecht spezifischen Hormonlage befinden.

Eine Frau z.B., die die Antibabypille nimmt, wird dadurch hormonell männlich und kann infolge dessen auch nur „männliche" Konflikte empfinden wie z.B. Revierkonflikte. Ist sie durch bereits geschehene Organveränderungen oder laufende Konflikte jedoch „überweiblich", so kann auch die Antibabypille diese Situation nicht kippen und würde auch keinen sicheren Schutz vor Schwangerschaft bieten.

Die **Händigkeit**, die in der Medizin auch „Lateraldominanz" oder „Hemisphärendominanz" genannt wird, bedeutet, dass jeder Mensch eine bevorzugte Körperseite hat. Diese Ausprägung ist von Mensch zu Mensch unterschiedlich. Manche Personen sind absolute Rechtshänder und können mit ihrer linken Hand z.B. überhaupt nichts anfangen. Andere wiederum haben eine schwache Ausprägung, können sowohl mit Links als auch mit Rechts arbeiten, lassen sich aber ebenfalls einer Seite zuordnen.

Diese Händigkeit hat mit der anerzogenen Schreibhand nichts zu tun. Und selbst Verletzungen können zwar eine künstliche Dominanz der unverletzten Seite erzeugen, ändern die vom Gehirn vorgegebene Händigkeit aber nicht.

Diese Händigkeit stellt eine Zuständigkeit für verschiedene Personen dar. Personen, die wir als Mutter oder Kind empfinden, was z.B. auch der pflegebedürftige Vater oder ein liebes Tier sein kann, betreffen unsere schwächere Körperhälfte. Beim Rechtshänder also die linke, beim Linkshänder die rechte Seite.

Alle anderen Personen, sowohl Freund als auch Feind, betreffen unsere stärkere Körperhälfte, die wir auch zu Abwehr und Kampf nutzen würden.

Diese Händigkeit, die für gewöhnlich durch den „Klatschtest" bewertet wird, bestimmt also bei vielen Prozessen in unserem Körper, wo sie stattfinden.

Eine rechtshändige Frau z.B., die einen „Sorge-Streit-Konflikt" um ihr Kind hätte, würde daraus ein Mamma-Karzinom der linken Brust erleiden. Betrifft der Konflikt ihren Partner, wäre die rechte Brust betroffen.

Diese Händigkeit spielt nicht bei allen Konflikten eine Rolle, aber bei den meisten.

Genauso würde z.B. eine rechtshändige Frau durch einen sogenannten „Sexuellen Frustrationskonflikt" sofort maskuliner werden und z.B. die Regelblutung verlieren, während eine linkshändige Frau durch diesen Konflikt sofort depressiv-ruhiger, aber noch femininer werden würde.

Obwohl sich die Händigkeit nicht immer eindeutig feststellen lässt, erlaubt sie, wenn bekannt, doch einen sehr detaillierten Blick auf die zu erwartenden körperlichen Geschehen bzw. führt auf die Spur bei der Suche nach dem auslösenden Konflikt.

-notiz-

Der Konflikt ist da – was geschieht nun?

Wir sehen, dass diese Konflikte sehr individuelle Angelegenheiten sind. Was aber geschieht, wenn man tatsächlich einen solchen Konflikt erleidet?

In unserem Körper finden wir außer dem von uns willkürlich steuerbaren Nervensystem das sogenannte „autonome" oder „vegetative" Nervensystem, auch „Vegetativum" genannt. Dieser Teil unseres Nervensystems ist unabhängig vom Willen des Individuums. Es ist eigenständig.

Das Vegetativum regelt die grundlegend notwendigen Funktionen wie Verdauung, Stoffwechsel und Körpertemperatur. Es bestimmt, ob wir uns in Aufregung und Stress oder Ruhe und Regeneration befinden. Dieses ureigene und lebensnotwendige System wird durch wenige äußere Faktoren beeinflusst und ist im Kern ein selbstregelnder Mechanismus, je nach Bedarf.

Wie wir heute wissen, nehmen biologische Konflikte den größten Einfluss auf unser vegetatives Nervensystem.

Teilen wir unser Vegetativum in seine zwei Funktionen, finden wir wiederum zwei Nervensysteme vor; den sogenannten „Sympathikus" und den sogenannten „Parasympathicus", der auch „Vagus" genannt wird.

Diese beiden Nervensysteme entsprechen den beiden vom Vegetativum auslösbaren Schaltstellungen der „Sympathicotonie" und der „Vagotonie".

Sämtliche Organe unseres Organismus sind dem vegetativen Nervensystem unterworfen und haben sowohl eine sympathicotone, wie auch eine vagotone Funktion. Die Summe dieser Funktionen stellt den „Tonus" dar. Dieser Tonus beschreibt die momentane Situation des Gesamtorganismus, die entweder momentan sympathicoton oder momentan vagoton sein kann.

Sympathicotonie bedeutet hierbei Stress, Unruhe, Leistungssteigerung. Diese Form des Tonus finden wir vor allem tagsüber. Sie ist begleitet von geringem Ruhebedürfnis und Appetitlosigkeit.

Vagotonie bedeutet Ruhe, Regeneration, Abgeschlagenheit. Diesen Tonus finden wir vor allem nachts vor. Er ist begleitet von gutem Appetit und starkem Ruhebedürfnis.

Sehen wir uns den biologischen Konflikt an, der hochakut-dramatisch, isolativ und unerwartet die Existenz des Individuums oder seiner Herde bedroht, ist die einzig logische Reaktion auf diese Situation völlig klar: Sofortige Sympathicotonie, Stress, Kampf, Reaktion. Diese Antwort des Vegetativums auf den biologischen Konflikt ist die einzig sinnvolle Reaktion um die konfliktive Situation für sich zu entscheiden.

Ab dem Augenblick der Konfliktmanifestation schaltet der Organismus, völlig unabhängig davon, in welcher Phase er sich gerade befindet, auf absolute Sympathicotonie um. Augenblicklich ist der Betroffene im absoluten Stress, hat kalte Hände, keinen Appetit mehr, kein Ruhebedürfnis und ist psychisch fixiert auf die Konfliktsituation, was fortan sein Verhalten prägt.

Dieses Ungleichgewicht des Vegetativums hält an, bis der zugrunde liegende Konflikt gelöst werden kann. Ob diese Lösung dabei real, suggestiv oder spirituell ist, vermag der Organismus nicht zu unterscheiden. Bleibt der Konflikt ungelöst, hält der Stress auf allen Ebenen (Psyche/Gehirn/Organ) an. Man findet keine Ruhe.

Selbst wenn das Individuum sich mit dem Konflikt abzufinden vermag und somit die Dramatik des Geschehens mindert, fährt das Vegetativum weiterhin auf diesem Kurs.

Langfristig gibt es in dieser Situation nur drei Möglichkeiten: Entweder man vermag es, die Konfliktintensität und damit die körperlichen Symptome zu senken und lebt fortan mit den Konsequenzen wie z.B. Schlafstörungen und psychische Fixierung.

Die zweite Möglichkeit, die trotz allen Wissens immer wieder auftritt, ist, dass der Konflikt nicht gelöst werden kann, seine Dramatik anhält und die fortlaufende Sympathicotonie die Energieressourcen des Körpers aufbraucht bis hin zur völligen Auszehrung, der sogenannten „Kachexie". Sie kann man bei vielen Krebspatienten, sofern nicht durch die Therapie bedingt, beobachten. Dieser Verlauf kann, wenn er nicht kontrolliert und gestützt werden kann, zum Tode durch Auszehrung führen.

Die letzte Möglichkeit, wenn ein Konflikt nicht gelöst werden kann, ist die der sogenannten „Konstellation", die eine völlig neue Situation bedeutet. Einige Konflikte, die wir zu erleiden imstande sind, werden, wenn ein zweiter, ähnlich gelagerter Konflikt hinzukommt, zu einer Konstellation.

Das bedeutet zwei Dinge: Auf der organischen Ebene stoppen die Veränderungen und in der psychischen Ebene nehmen sie zu. Hier finden wir starke Änderungen des Charakters und des Verhaltens vor, die unser Gesellschaftsbild maßgeblich prägen. Sowohl Depression wie Manie, Paranoia,

Größenwahn und Gewaltexzesse sind durch sogenannte Konstellationen bedingt, die weite Teile der Menschen betreffen. Bei einer Sonderform dieser Möglichkeit stoppt außerdem die geistig-ethische Reifung des Individuums, wie auch die körperliche Entwicklung.

Dieser Bereich stellt in der Neuen Medizin ein eigenes Universum mit eigenen Regeln und Phänomenen dar, die unser Leben weitaus stärker beeinflussen, als die meisten Menschen vermuten.

Gleichzeitig mit der Veränderung des Vegetativums gehen auch Prozesse in der Organebene vor. Welcher Prozess an welchem Organ oder Organteil geschieht, ist durch die Interpretation des Konfliktes vorbestimmt.

-notiz-

Unser Körper – die Überlebensmaschine

Betrachten wir unseren Organismus im Hinblick auf die verschiedenen Gewebstypen und deren Rolle in der Erfüllung ihrer Funktionen, gelangen wir sehr bald zu einer klaren Kategorisierung, deren Ursprung bereits in den frühesten Stadien der Embryonalentwicklung zu beobachten ist.

Aus der befruchteten Eizelle, nachdem sie einige Teilungen vorgenommen hat, spezialisieren sich sehr bald Zellen, um zukünftig nur noch für klar abgrenzbare Funktionen zuständig zu sein. Hierbei spricht man von den sogenannten „drei Keimblättern", denen sich jede Zelle des Organismus zuordnen lässt, bei jedem Lebewesen identisch.

Aus der Oberschicht der „Keimscheibe" entwickelt sich das äußere Keimblatt, auch Ektoderm genannt, aus dem sich das gesamte Nervensystem sowie sensible Organe wie die Oberhaut (Epidermis), die Netzhäute (Retina) und die innere Auskleidung vieler Ausführungsgänge wie in der Leber, der Bauchspeicheldrüse oder die Harnwege, entwickeln.

Aus der Unterseite der Keimscheibe, nahe dem Dottersack, entwickelt sich das innere Keimblatt, welches auch Entoderm genannt wird. Dieses Entoderm bildet später den gesamten Verdauungstrakt bis auf wenige Bereiche, die meisten Drüsen und die Drüsenschleimhäute. (Submucosa).

Zwischen diesen beiden Anteilen bilden sich die Ursprünge des Binde- und Stützgewebes aus, die als das „mittlere Keimblatt", oder auch „Mesoderm" bezeichnet werden. Im weiteren Verlauf wird sich dieses Mesoderm in nochmals zwei Kategorien trennen. Und zwar einerseits in eine Binde- und Stützgewebsgruppe, aus der sich Knochen, Fettgewebe, Muskeln und Sehnen entwickeln, andererseits in eine Drüsenhautgruppe, aus der sich alle inneren und serösen Häute wie Lungenfell, Bauchfell, aber auch die Coriumshaut, in der sich die Schweißdrüsen befinden, entwickeln.

Am Ende der Embryonalentwicklung steht ein perfekt aufeinander abgestimmtes System einzelner Organanteile, die sich gemäß ihrer Keimblatt-Abstammung klar voneinander unterscheiden lassen und die jedes für sich, eine ganz besondere Funktion erfüllt.

Lange Zeit wurde angenommen, dass es keinen zwingenden Zusammenhang zwischen Keimblättern, Gehirnteilen und Vegetativum gibt. Hamer belehrte die Medizinwissenschaft mit seiner Entdeckung eines besseren. Heute weiß man, dass sämtliche Entodermalen Anteile des Körpers vom Stammhirn gesteuert werden, jegliche Ektodermalen Gewebe von der Großhirnrinde und die Mesodermalen Anteile von Großhirnmarklager, Kleinhirn und Mittelhirn.

Die Zuordnung einzelner Organe oder Organteile ist, berücksichtigend die Gehirnanatomie, bei jedem höher entwickelten Lebewesen gleich und sehr detailliert bekannt.

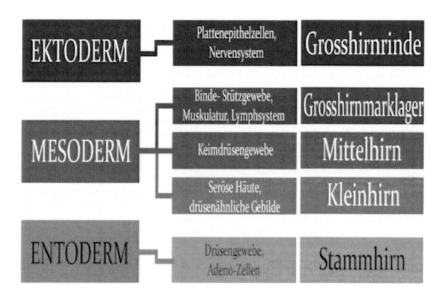

Diesen Umstand betrachtend bekommt das Gehirn bei Diagnose und Therapie einen völlig neuen Stellenwert. Tatsächlich konnte Dr. Ryke Geerd Hamer im Rahmen seiner Forschung eine eindeutige Beziehung zwischen einzelnen Organen, einzelnen Funktionen, und konkreten Veränderungen am Organ dokumentieren, die die Zukunft der Diagnostik maßgeblich bestimmt.

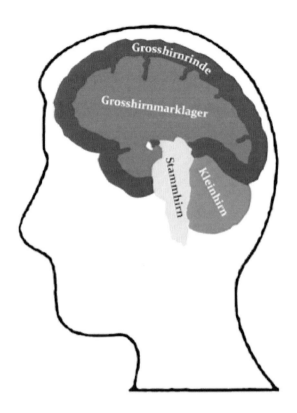

Während sich ein Tumor oder eine Nekrose erst einige Wochen oder Monate entwickeln müssen, bis überhaupt eine Veränderung gesehen werden kann oder gar Symptome auftreten, sind die Veränderungen in den Steuerzentren des Gehirns augenblicklich sichtbar.

Der Zeitpunkt einer Diagnose liegt also um Wochen, Monate oder gar Jahre früher, als es in der reinen Organdiagnostik überhaupt möglich ist.

Die Veränderungen im Gehirn, die als „Hamersche Herde" nach ihrem Entdecker bezeichnet werden, geben anhand ihrer Lage und ihres Aussehens Aufschluss darüber, ob ein Konflikt bereits gelöst oder noch aktiv ist, welches Organ von diesem Konflikt betroffen ist – und natürlich um welchen Konflikt es sich konkret handelt.

Wie kann man dies wissen?

Aus der Embryologie kennen wir die drei Keimblätter und wissen, welche Organe sich konkret aus welchem Keimblatt entwickeln.
Aus der Anatomie und der Physiologie wissen wir, welcher Organteil welche Funktion erfüllt und wie dies bewerkstelligt wird.

Die einzelnen Konflikttypen, die wir erleiden können, sind streng verknüpft mit den von unseren Organen erfüllten Funktionen:

Sind wir z.B. unfähig, zu entfliehen, würde dies selbstverständlich die Beinmuskulatur betreffen und z.B. nicht die Bauchspeicheldrüse. Weil die Bauchspeicheldrüse keine Funktion hat, die zu einer Flucht notwendig ist.

Sind wir wiederum nicht fähig, einen Nahrungsbrocken zu verdauen, betrifft dies völlig logisch und notwendig unseren Verdauungstrakt, z.B. den Darm, und nicht das Innenohr, da es für die Verdauung eines Nahrungsbrockens gar nicht zuständig ist.

Die Organveränderungen haben in jedem Falle einen biologischen Sinn zur Lösung des Konfliktes. Im Prinzip sind die jeweiligen Veränderungen am Organ, die lange als fehlerhafte Krankheit angesehen wurden, die einzige logische Reaktion auf die jeweilige Situation.

Nun ist es nicht nur so, dass jedes Organ irgendwie von einem Konflikt betroffen ist. In Wirklichkeit hat jedes Organ, entsprechend seiner Keimblattabstammung, eine ganz bestimmte Strategie zur Bewältigung des biologischen Konfliktes.

Nehmen wir als Beispiel den Verhungerungskonflikt. Dieser tritt ein, wenn ein Individuum wahrnimmt, dass die Versorgung mit lebensnotwendiger Nahrung momentan nicht möglich ist, dass also eine Verhungerung droht.

Ab dem Moment des Verhungerungskonfliktes würde das betroffene Lebewesen in sofortigen Stress verfallen, um noch leistungsfähiger zu sein, damit möglichst schnell eine neue Nahrungsquelle gefunden wird. In der Organebene fänden wir bei diesem konkreten Konflikt einen Zuwachs des Leberzell-Gewebes vor. Es würde sich ein Adeno-Tumor in der Leber bilden.

Der Grund, warum genau dieses Vorgehen notwendig und sinnvoll ist, liegt in der Funktion der Leber. Sie ist das zentrale Verdauungsorgan, da sie sowohl Verdauungssekrete produziert, als auch die aufgenommenen Nährstoffe speichert. Eine Vermehrung des Lebergewebes ermöglicht eine bessere Verdauung und Nährstoffspeicherung, bis wieder genügend Nahrung gefunden wird.

Würde ein Lebewesen z.b. einen sogenannten Trennungskonflikt erleiden, bei dem ein Kontaktabriss zwischen zwei Lebewesen stattfindet, wäre logischerweise dasjenige Organ betroffen, welches zur Empfindung des Kontaktes notwendig ist: die Oberhaut.

Ist der Kontakt abgerissen, wird also das Kind der Mutter entrissen, würde diese Oberhaut, die aus Plattenepithelgewebe besteht, mit Gewebsabbau und Sensibilitätsverlust reagieren, um den Trennungsschmerz zu lindern und das Kind handlungsfähig zu halten bis die Mutter wiederkehrt.

Die Natur hat einem jedem Gewebstyp also einen ganz bestimmten Reaktionsplan mit auf den Weg gegeben, der, streng entsprechend der Organfunktion, den idealen Weg zur Behebung des biologischen Konfliktes darstellt.

Wird der zugrunde liegende Konflikt gelöst, repariert der Organismus die betroffenen Gewebe, bis der Urzustand so gut wie möglich wiederhergestellt ist.

Wenn bei einem Trennungskonflikt also Gewebe abgebaut und Sensibilität eingestellt wurde, wird nach Lösung der Konfliktsituation, also wenn der Kontakt wiederhergestellt wurde, unter Schwellung die Haut aufgebaut und die Sensibilität – auch überstark – wiederhergestellt. In diesem Falle würden wir, je nachdem zu welchem Zeitpunkt wir den Verlauf beobachten, eine Neurodermitis, ein Exanthem oder einen Ausschlag erkennen.

Bei unserem Lebertumor-Beispiel benötigt der Heilungsprozess eine weitere Komponente: **Die Mikroben.**

Seit Louis Pasteur um die Jahrhundertwende seine vielfach hinterfragte These, Mikroorganismen würden Krankheiten auslösen, formuliert hat, hat sich eine ganze Industrie um diese Aussage herum formiert. Und wie jede wissenschaftliche Theorie, die einen hohen finanziellen Umsatz erlaubt, war auch die Widerlegung dieser Theorie durch knallharte finanzielle Interessen erschwert – und ist es heute noch.

Mit Kenntnis der Neuen Medizin zeigt sich uns ein völlig anderes Bild. Denn die als so gefährlich geltenden Mikroben - also Pilze, Pilzbakterien und

Bakterien, ebenso die Viren, obgleich sie keine Mikroben sind - halten sich an zwei strenge Gesetze:

1. Sie kommen sie nur in der „warmen Phase", der Vagotonie vor.
2. Bestimmte Mikroben arbeiten nur in bestimmten Geweben.

Aufgrund dieser Daten stellt sich uns ein völlig anderes Bild dar. So wie die Natur sich in allen uns sichtbaren Bereichen selbst reguliert und in biologischen Lebensräumen niemals Krieg und Ausrottung, sondern nur Symbiose, also gegenseitiger Nutzen, vorkommt, gibt es auch in unserem Körper keine kriegerische Auseinandersetzung.

Mikroben sind Symbionten, also Mitarbeiter der Natur, die ihnen zugewiesene Aufgaben erfüllen. Und dies nicht nur in unserem Verdauungstrakt, was ebenfalls lange geleugnet wurde, sondern auch im Abbau von überschüssigem Gewebe.

Löst das vom Verhungerungskonflikt betroffene Individuum also den Konflikt, findet es wieder Nahrung und hat somit diese wichtige Pflicht erfüllt, ist das zugewachsene Lebergewebe überflüssig geworden und kann zurückgebaut werden. Und für diesen Rückbau, für die Renovierung des Organs, sind jeweils ganz bestimmte Mikroben zuständig, in diesem Falle die Tuberkel.

Haben wir allerdings keine Tuberkel in uns, kann nicht renoviert werden. Das neu gewachsene Lebergewebe wird eingekapselt und verbleibt an Ort und Stelle. Findet man diesen Knoten zu einem späteren Zeitpunkt zufällig, nennt man ihn „gutartig", „in situ" oder „stationär" und glaubt an einen Glücksfall.

Tatsächlich ist das SBS abgeschlossen und trotz nicht optimalen Endes – fehlender Abbau des zusätzlichen Gewebes – schadet es nicht. In anderen Organen ist ein optimaler Verlauf oft überlebenswichtig. So z.B. im Darm oder in der Nähe von Blutgefäßen und Nerven. Hier wäre der Rückbau des Gewebes sinnvoll und notwendig, da der verkapselte Tumor durchaus mechanische Probleme z.B. in Form eines Verschlusses machen kann.

Während Pilze und Pilzbakterien den Abbau von überschüssigem Gewebe erledigen, erfüllen Bakterien und die sogenannten Viren, bei deren Nachweis man sich schwer tun kann, aufbauende Funktionen in Geweben, wo zuvor abgebaut wurde. Aber alle diese Mikroben haben eins gemeinsam. Sie treten erst in der Vagotonie in Aktion, auch wenn sie zuvor schon im Körper waren.

Die gewebsmäßigen Zusammenhänge während des Konfliktverlaufes, die Ausprägung des Vegetativums, sowie die sichtbaren Veränderungen im Gehirn stellen sich zusammenfassend folgendermaßen dar (siehe Tabelle nächste Seite).

-notiz-

Das untenstehende Schaubild stellt schematisch die Auswirkungen des Konfliktverlaufes in den verschiedenen Keimblättern, auf der Gehirnebene und auf die Hauttemperatur dar. Kommt es nicht zur Lösung des Konfliktes, bleibt der Körper in Sympathicotonie, auf allen Ebenen. Die Länge der Phasen entsprechen sich in Dauer und Intensität, ausgenommen die Programme des Nierenparenchyms und des interstitiellen Bindegewebes der Hoden sowie der Eierstöcke, bei denen die Vagotonie in etwa 9 Monate anhält, unabhängig von der Dauer des Konfliktes.

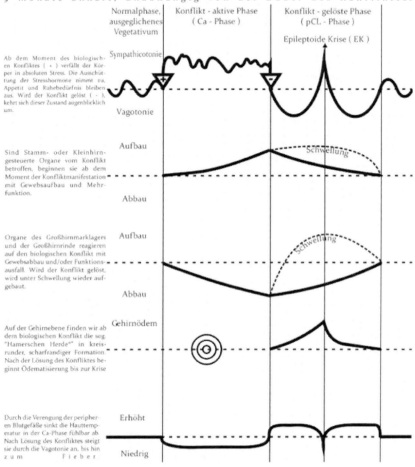

Außer der konfliktiv bedingten Beeinflussung des Vegetativums liegt noch der natürliche Tag-Nacht-Rhytmus vor. Dies bedeutet, dass sowohl Sympathicotonie als auch Vagotonie in ihren jeweils üblichen "Zeiten" verstärkt vorkommen. Tagsüber ist der Stress noch stärker als nachts, nachts ist das Fieber noch höher. Sehr intensive Konflikte von hoher Dramatik können den natürlichen Tag-Nacht-Rhytmus jedoch überlagern und so zu permanentem Stress oder anhaltender Abgeschlagenheit führen.

43

Alles Kopfsache?

Eine völlig neue Dimension in der Therapie stellen die neu entdeckten Verläufe der Steuerungsrelais im Gehirn dar. Während wir für die Dauer des Konfliktes völlig unproblematische elektrophysische Veränderungen vorfinden, mit deren Hilfe eine sehr exakte Diagnose der momentanen Situation möglich ist, verändern sich diese Steuerzentren für die Dauer der Regeneration und können dadurch allein neue Probleme hervorrufen.

Wie jedes Organ, an dem eine Reparatur stattfindet, geschieht dies auch im Gehirn mit den den Gegebenheiten entsprechenden Mitteln. Direkt nach Lösung des Konfliktes beginnt das betroffene Zentrum, im Gehirn Wasser einzulagern, genauer gesagt, die dem Gehirn eigene Nährlösung, den Liquor. Diese Einlagerung von Flüssigkeit bedeutet eine Raumforderung in der geschlossenen Schädelkapsel, was den Hirndruck erhöht und somit zu Schmerzen, Ausfällen und in schweren Verläufen zu Organversagen oder Tod führen kann. Die Größe des Gehirnödems wird einerseits durch die Dauer und Intensität des ursächlichen Konfliktes bestimmt und kann andererseits durch parallel laufende Organgeschehen beeinflusst werden.

Neigt der Patient aufgrund eines „Flüchtlingskonfliktes" zu Wassereinlagerung bzw. Niereninsuffizienz, kann das Hirnödem sehr groß und problematisch werden. Die Kontrolle dieses Ereignisses, die durchaus möglich ist, spielt eine zentrale Rolle in der Symptomtherapie.

Während der ersten Hälfte der Vagotonie, deren Gesamtdauer der Sympathicotonie entspricht und somit vorbestimmt ist, nimmt das Hirnödem stark zu. Gleichzeitig wird Gehirnbindegewebe, sogenannte Neuroglia, eingelagert. Wird zu diesem Zeitpunkt, in dem Glia eingelagert wird und gleichzeitig starkes Hirnödem vorliegt, eine Diagnose gestellt, lautet diese meist „Hirntumor".

Etwa in der Mitte der Vagotonie (der qualitativen, nicht der quantitativen), wird für kurze Zeit eine Krise durchlaufen. In oftmals dramatischer Auswirkung schaltet der Körper auf stärkste Sympathicotonie, wobei das Gehirnödem förmlich ausgepresst und dem harnableitenden System zugeführt wird.
In dieser sogenannten „Epileptoiden Krise", die auch „Epikrise" oder „Heilkrise" genannt wird, entscheidet sich der weitere Verlauf auf Gedeih und Verderb.

Sämtliche uns in der Medizin bekannten Akutfälle wie der Herzinfarkt, das Leberkoma oder der epileptische Krampfanfall (wovon die Benennung kommt), sind solche Krisen. Genau wie die Vagotonie selbst, wird auch die Dauer und

Intensität dieser Krise durch die Dauer und die Intensität der konfliktaktiven Phase bestimmt. In extremen Fällen kann die Konfliktverlaufsphase sogar so lange und intensiv gewesen sein, dass der Konflikt ungelöst bleiben sollte. Denn die zu erwartende Krise wäre mit den momentan verfügbaren Methoden nicht beherrschbar und würde den sicheren Tod des Patienten bedeuten.

Wird die Krise jedoch gut überstanden, weil der Konflikt nicht zu lange oder zu stark war, oder die Krise selbst medikamentös oder anders gut beherrscht werden konnte, gelangt der Organismus in die zweite Hälfte der Vagotonie, in der das Gehirnrelais vernarbt, der Organprozess zu Ende gebracht wird und der Körper regeneriert. Wird auch diese Phase ohne Konfliktrückfälle überstanden, kehrt der Organismus zur Normalität zurück.

Im Großteil aller Fälle bemerkt man erst die vagotone Phase, da man sich hier müde und schwach fühlt und eventuell Schmerzen hat. In diesem Falle ist es wichtig zu wissen, welcher Konflikt konkret abgelaufen ist. Denn daraus ergibt sich, welches Organ auf welche Weise einen Prozess vollendet und wie lange der zugrunde liegende Konflikt angedauert hat. Aus dem Wissen dieser Daten ergibt sich eine sehr sichere Vorausschau auf Dauer und Ausprägung kommender Symptome.

-notiz-

Mensch und Biologie

Betrachten wir allein die Fakten der einzelnen Sonderprogramme, erkennt man sehr schnell, was diese Sonderprogramme eigentlich sind. Es sind Überlebensrezepte der Natur, die eigens für die jeweiligen Situationen konzipiert sind, um genau diese zu überstehen.

Aber warum werden wir krank? Warum beobachten wir bei Tieren in freier Wildbahn so unverhältnismäßig weniger Krebserkrankungen?

Berücksichtigen wir auch unsere ständige Vergiftung und Über- oder Falschernährung, ist die Kenntnis der Neuen Medizin die Antwort auf diese Frage. Die Sonderprogramme, die in jedem Lebewesen seit Jahrmillionen codiert sind, sind für ein biologisches Umfeld geschaffen.

Das Tier erlitte z.b. den Verhungerungskonflikt auf die reale Abwesenheit von Nahrung. Als logische Folge dieses Verhungerungskonfliktes beginnt die Leber, unser Verdauungsorgan Nummer eins, sofort, Gewebe aufzubauen, um die wenige, noch kommende Nahrung, effektiver zu verwerten, bis wieder Futter gefunden wird.

Wie lange kann dieser Konflikt also etwa aktiv bleiben?

Je nachdem um welches Tier es sich handelt, wenige Wochen bis Monate. Ein Mensch würde nach etwa 40 Tagen ohne Nahrung verhungern.

Nach ca. 40 Tagen würde sich also entscheiden, was geschieht. Und würde man das verhungerte Tier später untersuchen, wäre in den 40 Tagen kein leicht feststellbarer Lebertumor gewachsen.

Was geschieht beim Menschen?

In unserer heutigen Gesellschaft, speziell in Mitteleuropa, braucht niemand Angst vor einem Tod durch Verhungerung zu haben. Dennoch werden viele Lebertumore diagnostiziert.

Durch das Übernehmen unserer Gesellschaftswerte haben wir „gelernt", dass z.B. Geld oder weltliche Besitztümer gleichbedeutend mit „Nahrung" sind. Obwohl der Rückschluss, dass man auch zum Erwerb der Nahrung wiederum Geld benötigt, zwar richtig ist, ergibt sich ein anderes Problem. Wenn es um die Nahrung an sich ginge, wäre die Veränderung der Leber sinnvoll, um genau diese Situation zu meistern. Um einen Mangel an Geld zu überbrücken, dafür ist eine Veränderung der Leber aber gänzlich unnötig. Das Kernproblem der Menschen ist also die Missinterpretation der Lebensumstände, genauer gesagt, unser unbiologisches Leben.

Im Menschenfall würde der Lebertumor also wachsen, bis wieder mehr Geld in Reichweite wäre, oder der Patient versteht, dass die Verknüpfung „Geld = Nahrung" nicht wahr ist.

In der konfliktaktiven Phase gibt es auch keine bekannte Handlungsstrategie zum Stoppen des Lebertumors. Man könnte operieren wie man wollte, er würde immer weiter wachsen.

MERKE:

Unbiologisches Leben führt zu Konfliktsituationen, zu deren Lösung das kodierte Sonderprogramm keine Strategie ist. Da wir die Kodierung der Sonderprogramme jedoch nicht ändern können, ist die einzig wirkungsvolle Strategie zur Handhabung dieser Situation das Erlernen eines biologischeren Lebensstils.

-notiz-

Ein anderes Beispiel:

Einer Tiermutter, z.B. einem Schaf, wird das Junge von einem Raubtier gerissen. Sie erleidet einen schweren Verlust-Konflikt. Im Rahmen dieses Konfliktes startet das Sonderprogramm, das die Eierstöcke, besser gesagt, das interstitielle Bindegewebe der Eierstöcke, in welchem das Sexualhormon Östrogen gebildet wird, betrifft. In einem ihrer Eierstöcke bildet sich eine Nekrose, sozusagen ein Loch. Dadurch, dass der Eierstock kleiner wird, sinkt der Östrogenspiegel des Schafes zusehends, wenn der Konflikt nicht gelöst würde.

Die Strategie der Natur ist hier einfach. Entweder sie befindet sich in einer „gesunden" Herdenstruktur, wo sie sehr schnell vom Bock begattet und damit geschwängert werden würde. Das würde den Konflikt lösen, da der Verlust des Jungen ausgeglichen würde. Oder ihre Situation erlaubt keine erneute Begattung und das Schwinden des betroffenen Eierstockes würde, je länger es anhält, zu einer Vermännlichung des Schafes führen. Eine zukünftige Schwangerschaft würde zusätzlich erschwert, da die Überlebenschancen der Jungen bei diesen Bedingungen schlecht wären.

Schafft sie es wiederum, begattet zu werden, was in der Natur, da es hier keine Verhütung gibt, eine Frage von Tagen, maximal Wochen ist, würde der Konflikt sich lösen und eine Reparatur beginnen.

Die Schafdame würde für ca. neun Monate eine Ovarialzyste haben, die im Laufe dieser Zeit verfestigt und am Ende eine vom Eierstock gut abgegrenzte eigene Kapsel bildet. Diese Eierstockszyste wird in Zukunft zusätzliches Östrogen produzieren. Die Schafdame würde also mit einem biologischen Vorteil „belohnt" und könnte noch leichter schwanger werden.

Die Größe der Eierstockszyste ist vorbestimmt durch die Dauer des Konfliktes. Also von der Zeitspanne des Verlustes bis zur Begattung, die im Tierreich meist sehr kurz ist.

Beim Menschen stellt sich dies anders dar:

Eine Frau erleidet z.B. einen Verlustkonflikt um ihren verstorbenen Vater. Die Nekrose am Eierstock ist die Folge. Da sie verhütet, kann sie trotz einer festen Partnerschaft nicht schwanger werden und verschleppt den Konflikt so über viele Monate, vielleicht Jahre. Die Nekrose am Eierstock ist weit fortgeschritten, wodurch das Schwangerwerden zusätzlich erschwert wird. Nach langer Zeit löst sie den Konflikt, z.B. spirituell, weil sie durch Eintritt in eine

Religionsgemeinschaft den Vater nicht mehr als verloren glaubt. Nun beginnt auch bei ihr das Zystenwachstum. Da sie die konflikt-aktive Phase jedoch so lange erhalten hatte, wird diese Zyste riesengroß und macht erhebliche mechanische Beschwerden, vielleicht muss sie operiert werden.

MERKE:

Lange Konfliktphasen bedeuten lange Heilungsphasen. Eine frühestmögliche Lösung des Konfliktes ist anzustreben, sofern man ihn kennt. Ist der Konflikt sehr alt, ist von einer Lösung vielleicht abzusehen, da die Heilungsphase zu problematisch werden kann.

Diese beiden Beispiele sind zwei mögliche Charaktere eines Konfliktverlaufes, wie er beim Menschen üblich ist. Das Leber-Beispiel veranschaulicht die Situation eines nicht gelösten Konfliktes. Das Eierstocks-Beispiel hingegen stellt den Fall eines sehr spät gelösten Konfliktes dar.

-notiz-

Fragen und Antworten

Kommen wir auf die anfangs formulierten Fragen zurück:

1. Ist die Neue Medizin eine Therapie im herkömmlichen Sinne?
2. Was ist Therapie überhaupt?
3. Ist eine Gesundung möglich ohne die Neue Medizin?

Antworten:

1. Nein. Denn alle bisher dagewesenen Therapien waren reine Handlungsstrategien. Es waren Erfahrungswissenschaften, deren Inhalte ständigem Wandel unterworfen waren. Die Neue Medizin hingegen ist eine stabile Naturwissenschaft wie die Physik es ist. Sie besteht aus fünf biologischen Naturgesetzen, die in sehr exakter Art und Weise die Ursache, den Verlauf und die zu erwartenden Komplikationen einer „Krankheit" voraussagen. Gleichzeitig lehren uns diese Naturgesetze im Moment des Konflikterlebnisses, was die beste Handhabung dieser Situation wäre und wie unser Leben gestaltet werden müsste, um Konflikte zwar nicht gänzlich, aber teilweise, zu meiden. Die Neue Medizin, bzw. das, was sie beschreibt, ist die Therapie der Natur auf biologisch-konfliktive Situationen. Das, was wir als Krankheit bezeichnen, sind nur die Auswirkungen dieser Prozesse, die wir gegebenenfalls beherrschen müssen.

2. Was ist denn Therapie im Angesicht der natureigenen Regelmechanismen? Jede Form der Therapie ist immer nur Schadensbegrenzung. Das Zusammenfügen eines Knochens nach dem Bruch ist nur die Begrenzung des Schadens, genau wie das Neutralisieren einer Vergiftung. Genauso verhält es sich bei den bio-konfliktiven „Krankheiten". Auch hier bedeutet Therapie den Versuch, den laufenden Prozess zu stützen, zu begleiten, ihn angenehmer zu machen. Genau genommen hat noch kein Mensch einen anderen „geheilt", wie es fälschlicherweise bezeichnet werden kann. Betrachtet man es im Detail, konnten wir stets nur die Regeneration, also die Konfliktlösung ermöglichen, oder, eine bereits laufende Regeneration stützen.

3. Eine Genesung ohne die Kenntnis der Neuen Medizin beobachten wir jeden Tag und jeder Mensch kennt dies vielfach aus seinem Leben. Die biologischen Naturgesetze sind in ihren Auswirkungen nicht davon betroffen,

ob sie dem Patienten als solche bekannt sind oder nicht. In Anbetracht dieser Zusammenhänge muss man klar sagen, dass jeder, der irgendwann, irgendwie gesundet ist, dies nur deswegen konnte, weil er wissentlich oder zufällig den zugrunde liegenden Konflikt gelöst und die folgende Heilungsphase überstanden hat. Ob er zu diesem Zeitpunkt zuhause auf seinem Sofa lag, oder in einer Klinik in vollstationärer Versorgung, spielt hierbei keine Rolle.

Als schwere Krankheitsverläufe, denen trotz moderner Technik nicht geholfen werden kann, treten all jene Fälle in Erscheinung, deren Konflikte ungelöst bleiben oder erst nach langen Zeitperioden gelöst wurden. Und genau in diesem Bereich ist die Kenntnis der Neuen Medizin eine Revolution, die erschütternder nicht sein könnte.

-notiz-

Fünf Gesetze

1. **Die Eiserne Regel des Krebs**
   Sie besagt, dass jeder Krebs und jede krebsähnliche Erkrankung (ohne Zellprozess) durch einen biologischen Konflikt bedingt wird, den Dr. Hamer in Erinnerung an seinen ermordeten Sohn „DHS" (Dirk-Hamer-Syndrom) nennt. Das DHS, also der biologische Konflikt, bestimmt im Augenblick seiner Manifestation den weiteren Verlauf. Der biologische Konflikt ist immer existenziell, unerwartet und isolativ für das Individuum.

2. **Das Gesetz von der Zweiphasigkeit**
   Es besagt, dass alle Krankheiten, die wir kennen, jeweils nur eine von zwei möglichen Phasen ist. Die zweite, die heiße Phase (Vagotonie) erleben wir stets nur nach Konfliktlösung, und oftmals wird erst diese Phase wahrgenommen. Die beiden Phasen lassen sich klinisch gut voneinander abgrenzen und sind somit essentiell zur Beurteilung der momentanen Situation.

3. **Das entwicklungsgeschichtlich bedingte System der Tumoren und krebsähnlichen Erkrankungen**
   Dieses Gesetz erklärt, warum welches Gewebe sich in welcher der beiden möglichen Phasen auf welche bestimmte Art und Weise verhält, welcher Gehirnteil es steuert, und welche Kategorie von Konflikten dieses Gewebe bedient. Es ist das Gesetz der Keimblattzugehörigkeit, aus dem sich alle konfliktiv bedingten Krankheitsbilder ableiten lassen.

4. **Das entwicklungsgeschichtlich bedingte System der Mikroben**
   In diesem Gesetz ist beschrieben, welche Art von Mikroorganismen welchem Gewebstyp zugeordnet sind. Mit Kenntnis dieses Gesetzes lassen sich sämtliche sogenannte „Infektionskrankheiten" einer Konfliktkategorie, somit einem Gehirnteil, zuordnen.

5. **Das Gesetz vom Verständnis einer jeden sogenannten Krankheit als sinnvolles biologisches Sonderprogramm der Natur**
   Dieses Gesetz ist – im Gegensatz zu den vorangegangenen – kein eigens klinisch prüfbares Gesetz, sondern der Konsens, die Zusammenfassung aus der zuvor gewonnenen Erkenntnis. Es erklärt unter anderem, warum Menschen Konflikte auf welche Art und Weise erleiden und warum ein Finden und Lösen dieser Konflikte ungleich schwer ist. Es beschreibt, dass unbiologisches Leben eine hohe

Konfliktdichte mit allen Konsequenzen bedeutet, wie man es in natürlichen Regelkreisen wie in der freien Natur nicht findet.

Beginnt man nun, die eigenen „Krankheiten" zu analysieren, rückblickend zu erkunden und die jeweiligen Konflikte zu finden, stößt man bald auf das Problem, dass sich gerade bei immer wieder auftretenden Wehwehchen nicht immer der passende Konflikt zuordnen lässt.

Denn spätestens seit der Hamerschen Entdeckung muss völlig klar sein, dass ein biologischer Konflikt in einem eindeutig ersichtlichen zeitlichen Zusammenhang zum entsprechenden Krankheitsbild stehen muss.

Anders als in vielen anderen Disziplinen, die „psychogene" Krankheitsursachen benennen, ist es also nicht irgendein Ereignis, das irgendwann geschehen sein musste, sondern eine inhaltlich klar definierbare Situation, die in einem klar festzulegenden Zeitraum geschehen sein muss.

Tatsächlich sind gerade kleinere, oder schleichende Prozesse, die wir über lange Zeiträume betrachten, nicht jedes Mal von einem neuen, inhaltlich gleichen Konflikt bedingt.

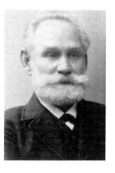

Die Entdeckung, die diese Verläufe ermöglicht, brachte dem Entdecker 1904 den Medizin-Nobelpreis. Die Rede ist von der sogenannten „Konditionierung", die der Arzt und Physiker Iwan Petrowitsch Pawlow (1849 – 1936) im direkten Tierversuch ergründet hat.
(Bildquelle: wikipedia)

In der Neuen Medizin nennen wir diesen Effekt „Schienen", da sie uns wie parallel zu unseren Wegen verlaufende Schienen ständig begleiten und jedes Mal, wenn wir ihre Wege kreuzen, reagieren wir.

Erleiden wir nämlich einen biologischen Konflikt, so prägt sich unser Verstand völlig unterbewusst alle Gegebenheiten exakt ein. Von der ursächlich-konfliktiven Situation können die meisten Menschen sehr detailliert berichten. Und diese Details, also sämtliche Daten, die unser Verstand mit seinen Sinnen aufnehmen kann, können von ihm mit der Konfliktsituation verknüpft werden.

Begegnen wir also irgendwann wieder im Leben einer solchen Situation, wie sie beim vergangenen Konflikt vorhanden war, kann unser Körper nur aufgrund der Schiene den gleichen Prozess starten, wie er beim vergangenen Konflikt betrieben wurde, um vorbereitet oder gerüstet zu sein. In den meisten Fällen löst sich dieser Verlauf dann wieder, wenn die Situationsgegebenheiten sich ändern, und auch das SBS geht in „Heilung". Sämtliche Allergien und fast alle „chronischen Leiden" wie auch viele langsame Prozesse, gründen auf diesem Effekt.

Hierzu drei Beispiele:

1. Allergische Bindehautentzündung

Stefanie L. erlebt im Frühling 2006 den schwersten optischen Trennungskonflikt ihres Lebens. Ihr Verlobter Matthias muss einen Auslandseinsatz als Berufssoldat antreten von dem Stefanie bis zuletzt gehofft hatte, dass es nicht wahr werden würde. In dem Moment, da er aus ihrem Blickfeld verschwindet, als sich die Tür seines Autos schließt und er davon fährt, erleidet sie das DHS „aus den Augen verlieren", welches direkt die Bindehaut des Auges betrifft. Außer dem Organgeschehen, das ihr in wenigen Stunden trockene Augen machen wird, haben sich die Umgebungsdaten mit diesem Konflikt konditioniert.

Für die Dauer des Konfliktes bleibt das Geschehen weitgehend symptomlos. Wenn ihr Matthias jedoch zum ersten Heimaturlaub antritt, wird sie eine schwere Bindehautentzündung erleiden (Conjunctivitis), wie es bei vielen Soldaten und ihren Partnern geschieht.

Für die Zukunft bedeutet dieses Ereignis noch etwas. In Zukunft wird Stefanie jedes Mal, wenn sie eine ähnliche Situation erlebt, wenn wie damals Birkenpollen fliegen oder der Duft einer bestimmten Pflanze in der Luft liegt, diesen optischen Trennungskonflikt nochmals erleiden. Sie wird in Zukunft allergisch auf Blütenpollen und auch auf diesen Duft sein.

2. Langsam fortschreitende Prostatahyperplase

Thomas und Selina B. sind seit einigen Jahren ein glückliches Paar und haben zwei gesunde Kinder im Alter von zwei und sechs Jahren. Eines Tages erwähnt Selina in einem Gespräch, dass sie eine Veränderung in ihrem Leben braucht, die Familie aber nicht zerreißen möchte. Nach langem Hin und Her einigen sich die beiden, getrennt zu leben. Der Vater solle aber volles Besuchsrecht den Kindern gegenüber haben.

Obwohl die ganze Sache nicht leicht für Thomas ist, nimmt er Selinas Entscheidung an. Nach wenigen Monaten des getrennten Lebens sieht Thomas, unbemerkt von ihren Blicken, Selina mit einem anderen Mann in sehr intimer

Pose. Für ihn bricht innerlich eine Welt zusammen, hatte er Selina doch aus Liebe ihren Weg gehen lassen. Sofort vermutet er eine fingierte Situation ihrerseits und erleidet in diesem Augenblick einen „hässlichen halbgenitalen Konflikt", der direkt die Prostata betrifft.

Um nicht einen Sorgerechtsstreit zu entfachen, behält Thomas seine Beobachtung für sich. Durch die neue Situation interessiert auch er sich wieder für andere Frauen und lernt sehr bald eine Partnerin kennen, die ihm seine vergangene Beziehung durchaus liebevoll zu ersetzen vermag. Die Prostata, die für die Dauer des Konfliktes ein Wachstum begonnen hatte, bildet sich nun zurück und Thomas hat für einige Wochen eine schmerzhafte Prostatitis, die er aber tapfer übersteht.

Eigentlich wäre diese Geschichte jetzt erledigt. Wenn Thomas nicht mindestens jedes Wochenende seine Kinder besuchen würde, und dabei auf der alten „Schiene" - seiner Exfrau - landen würde. Bei jedem Kontakt mit Selina, erleidet Thomas ein kleines Rezidiv des Konfliktes, ist unruhig und angespannt, gleichzeitig beginnt seine Prostata, wieder Gewebe aufzubauen.

Durch den ständig laufenden Prozess von Wachstum und Vernarbung spürt Thomas nach einigen Jahren starke Probleme beim Wasserlassen, was ihn zu einem Urologen gehen lässt. Die Untersuchung bringt das Ergebnis: „vergrößerte Prostata".

Die „Schienen" können sehr vielfältiger Natur sein. Es können Menschen, Nahrungsmittel, Farben, Geräusche, Tiere und Gerüche zu Schienen konditioniert werden und somit als Warnsignal für zukünftige, ähnlich gelagerte Konflikte fungieren. Durch unsere naturabgewandte Lebensweise haben die Schienen in vielen Fällen jedoch ihre biologische Sinnhaftigkeit in unserem Leben verloren und sind nunmehr störende Faktoren.

Dies macht die Natur nicht fehlerhaft oder schlecht, es zeigt nur auf, wo unsere Grenzen liegen. Der sogenannte „biologische Sinn" ist die für uns am schwersten nachzuvollziehende Komponente unseres Seins. Wir haben uns und anderen über Jahrtausende hinweg Wertvorstellungen und Ängste anerzogen in der Hoffnung, das Leben dadurch zu erleichtern. Tatsächlich hat diese Erziehung nur eine Schwierigkeit im Verständnis der Natur gebracht, was sich in unserem täglichen Leben dadurch ausdrückt, dass wir ständig versuchen, die Natur zu verbessern zu optimieren etc... Leider wird dabei völlig übersehen, dass erst unser Verbesserungswunsch die verbesserungsnotwendigen Situationen geschaffen hat, die wir im Nachhinein oft schwerlich korrigieren können.

Was Dr. med. Ryke Geerd Hamer entdeckt hat, ist also weitaus mehr als eine medizinische Neuerung, weitaus mehr als ein neues Diagnose- oder Therapiekonzept. Durch Erforschung des natürlichen Regelkreises, der das Überleben an sich erst ermöglicht, hat er zudem die Regeln, um nicht zu sagen die Hausordnung der Natur, entdeckt. Die Anwendung dieser Hausordnung ist aber in unserer Gesellschaft oft schwerer als es erscheint, was nur einen Schluss zulässt: Wir müssen ein anderes Leben erlernen.

-notiz-

Die Therapie

Wie schaut die Therapie im akuten Fall jetzt aus? Gibt es Handlungsstrategien zur Bewältigung von Konflikten oder deren Heilungsphasen?

Die Frage „Was soll ich tun?" brennt vielen Betroffenen auf der Zunge. Der erste Grundstein zum Beginn einer zielführenden Strategie ist die Kenntnis der Gesetzmäßigkeiten. Viele Patienten lösen aktuell laufende Konflikte allein durch die Kenntnis der Neuen Medizin, da ihr eigener Fall ihnen geradezu den Weg zum auslösenden Konflikt weist und die notwendige Lösung praktisch klar benennt. Ob diese Lösung im Leben jedes Einzelnen auch zu realisieren ist, ist eine andere Frage und gegebenenfalls müssen zweitbeste Strategien gewählt werden.

Ist ein Patient bereits in einer Heilungsphase, ist es wichtig zu wissen, wie lange diese Phase anhalten wird und was während ihr alles geschehen wird. Weiß man z.B., dass man in den nächsten Tagen einen epileptischen Krampfanfall erleiden wird, ist dies die beste Strategie um z.B. einen gefährlichen Verkehrsunfall zu vermeiden, indem man nicht mit dem Auto fährt.

Weiß man, dass ein Zystenwachstum unverhältnismäßig groß werden wird, ist die beste Strategie, den Körper ruhig zu halten damit die Zyste nicht platzt, bis sie gut operiert werden kann.

Weiß man, dass ein Knochenprozess Instabilität mit sich bringt, meidet man körperliche Belastung um eine Spontanfraktur zu vermeiden.

Falls ich in den nächsten Tage eine Hepatitis mit Leberkoma in der Krise erwarten würde, wäre eine lebensnotwendige Maßnahme das Stabilhalten des Blutzuckerspiegels und die Abflussermöglichung des Gallensaftes.

Die Liste an helfenden oder symptomlindernden Maßnahmen ließe sich beliebig weit fortsetzen. In der Neuen Medizin zählt hier in erster Linie der gesunde Menschenverstand. Manche Handlungsstrategien, wie z.B. die Chemotherapie, haben so starke Nebenwirkungen, dass ihr Einsatz sehr vorsichtig sein und - wenn möglich – vermieden werden muss.

Ebenso verhält es sich bei der Schmerzlinderung, die in vielen Fällen notwendig ist. Bei langen Heilungsphasen, gerade wenn die Knochen mitbetroffen sind, kommt es zu starken Schmerzen, die für viele Patienten schwer zu ertragen sind. Das erste Mittel im Kampf gegen diese Schmerzen ist die Moral und das Wissen des Patienten. Hat er einen Zeitplan, weiß er, wie lange die Schmerzen anhalten werden, kann er sie viel leichter ertragen.

Viele der heutzutage eingesetzten Schmerzmittel, die auf Opiatbasis aufgebaut sind oder eine chemische Abwandlung derer darstellen, können starke Nebenwirkungen mit sich bringen und sollten deshalb wenn, dann nur mit großem Bedacht eingesetzt werden.

Die Naturheilkunde bietet hier eine Vielzahl an Techniken wie die Akupunktur oder die Neuraltherapie, die durch ihre geringeren Nebeneffekte besser eingesetzt werden können.

Auch in diesem Bereich ist noch viel zu forschen. Die Hypnose gewinnt als schmerzlindernde Maßnahme immer mehr an Bedeutung, und es gibt viele Möglichkeiten, die wir noch nicht kennen. Gerade mit dem Wissen der Neuen Medizin lässt sich nun viel exakter forschen, da man auf allen messbaren Ebenen (Psyche, Gehirn, Organ) nachprüfen kann, ob eine erfolgreiche Maßnahme wirklich als solche zu sehen ist oder nur den Organismus in eine Sympathicotonie gebracht hat, wie es die Chemotherapie tut.

Auch die gezielte Anwendung von Hormonen lässt sich nun weitaus besser handhaben, als es vorher der Fall war.

Die Neue Medizin liefert also eine exakte Voraussicht auf kommende Geschehen, sie lehrt uns, warum wir welche Krankheiten erleiden und wie wir sie meiden könnten. Sie macht den Patienten vom Erdulder zum Chef und schafft damit etwas, was den meisten Menschen nie vergönnt war zu werden: mündige Patienten.

Wie der Bergsteiger, der mit jedem seiner Schritte, mit jedem Höhenmeter, den er dem Gipfel näher kommt, eine größere Aussicht hat, so hoffe ich, dass ich Sie mit dieser Einführung ein paar Schritte weiter den Berg hinauf gebracht habe.

Gebrauchsanleitung
• Ihr Buch • Notizen
• Risiken und Nebenwirkungen

Wer die Neue Medizin kennenlernt und versteht, der wird sich nicht auf den Status eines Konsumenten oder Gläubigen reduzieren lassen. Nie mehr. Deshalb haben wir Freiräume gelassen, die Sie mit Ihren eigenen Gedanken füllen können. In diesem (Ihrem) Buch finden Sie häufig einen solchen Freiraum. Für Ihre Notizen und Anmerkungen. Einer der ersten Schritte, um aus der Isolation herauszutreten.

Sachbücher sind nur dann wertvoll, wenn wir sie interaktiv nutzen. Sonst hat uns die „Sache" nicht erreicht. Wenn mir ein Redakteur eine Buchbesprechung liefert, erwarte ich im Rezensionsexemplar Anmerkungen, Fragen, Kommentare und die Hervorhebung von Textpassagen, die von ihm besondere Aufmerksamkeit verlangt haben. Widerspruch und Zustimmung. Denn das hebt den aktiven Leser aus der Masse der Konsumenten heraus.

Autoren, die es als Frevel ansehen, wenn man in ihren Büchern Spuren hinterlässt, und derer gibt es viele, sollten Bibeln schreiben. Sie setzen auf ihre Unfehlbarkeit. Vermitteln Glauben, den sie nicht kommentiert haben wollen. Nur bedingungslose Zustimmung wird von ihnen akzeptiert. So ein Buch ist das nicht.

Unser Motto lautet: „Wissen hat keinen finalen Aspekt!" Das bedeutet auch, dass wir uns von unseren Lesern, auch von Ihnen, eine ganz persönliche Sicht der Dinge erhoffen, die zur Weiterentwicklung und zur Wissensvermehrung beitragen. Dafür haben wir unter faktor-l.de ein Forum eingerichtet. Denn Wissen ist eines der wenigen Dinge, die wachsen, wenn man sie teilt.

In mehr als vier Jahrzehnten, in denen ich Bücher nicht nur geschrieben, sondern auch rezensiert habe, habe ich in jedem gelesenen Buch diese Technik angewandt. Ganz gleich, ob Belletristik oder Sachbuch. Ein Blick auf meine Anmerkungen und der Inhalt des Buches ist mir auch nach Jahrzehnten wieder gegenwärtig. Anhand der Kommentare kann ich meine persönliche Entwicklung seit dieser Zeit weiterverfolgen. Das ist hilfreich. Auch bei der Auffindung und Lösung von Konflikten, wie die Neue Medizin sie oft fordert.

Nimmt man so ein Buch nach einiger Zeit wieder in die Hand, liest es nochmals, wird man interessante Einsichten in die eigene Persönlichkeit erhalten. Perspektiven haben sich geändert. Fragen sind beantwortet. Neue Fragen stellen sich. Und all das bei gleichem Inhalt. Diese Erfahrungen beugen der eigenen Arroganz vor. Sie bringen uns zurück zu der Erkenntnis, dass Wissen niemals einen finalen Aspekt hat, solange wir aktiv am Leben teilnehmen. Alles, was wir als endgültig deklarieren, ist nur die imaginäre Grenzlinie unseres aktuellen Wissens. Hinterfragen wir es nicht, ersetzen wir Wissen automatisch durch Glauben.

Also nutzen Sie dieses Buch so, dass es einen ganz persönlichen Mehrwert erhält. Denn Ihre ganz persönlichen Erfahrungen und Entwicklungen sind einzigartig. So wie sie durch den Inhalt dieses Buches ergänzt und erweitert werden, so können Sie dazu beitragen, Wissen zu mehren und stabiler zu machen. Was Ihnen helfen wird, Ihre ganz persönlichen Konflikte zu lösen. Oder schulmedizinisch gesagt: Ihre sogenannten Krankheiten auszuheilen und künftig zu lindern und sogar zu vermeiden.

Wie auf jedem Beipackzettel soll auch hier auf Risiken und Nebenwirkungen hingewiesen werden. Wenn Sie die Neue Medizin verstanden haben, werden Ihnen die sogenannten Krankheiten, vom Schnupfen bis zum Krebs, keine Angst mehr einjagen können.

Anfangs werden Sie sich allerdings das eine oder andere DHS einfangen, wenn Sie Ihrer Umwelt in der ersten Euphorie die Neue Medizin vorstellen wollen. Man wird Sie als Spinner oder Heilsprediger bezeichnen. Häufig. Und auch noch andere wenig schmeichelhafte Bezeichnungen für Sie finden.

Das ist uns allen passiert. Immer wieder. Als wir die NM verstanden hatten, und unser Wissen gerne weitergeben wollten. Da die meisten Menschen jedoch lieber die Verantwortung an Dritte abgeben, statt Eigenverantwortung zu übernehmen, wird sich dies auch immer wieder wiederholen. Man pflegt aus Bequemlichkeit das Vertrauen zu den Schulmedizinern, weil man gerne glauben möchte, dass Medizin so funktioniert wie Autoreparaturen. Man vertraut dem Mechaniker, weil der sich mit unserem Automodell auskennt. Ein paar vorsorgliche Wartungsarbeiten, ein paar neue Ersatzteile, und schon kommt unser Wagen wieder durch den TÜV.

Mit diesem tiefen Vertrauen gehen wir zu unseren Hausärzten. Dort erhalten wir irgendwelche Drogen (Medikamente), die unsere Symptome unterdrücken. Im günstigen Fall, ohne chronische Nebenwirkungen zu erzeugen, die der ursprünglichen sogenannten Erkrankung ebenbürtig oder gar schlimmer sind. Mit Heilung hat das genau sowenig zu tun, wie eine zusätzliche Dämmung im Motorraum, um das Klappern der Ventile zu dämpfen.

Ab sofort, mit der Kenntnis der Neuen Medizin, wissen wir das. Wir werden also aktiv in das Geschehen eingreifen, statt auf pharmazeutische Wunder zu vertrauen. Nur wenn die Symptome so störend sind, dass wir diese Störung (z.B. Schmerz) nicht ertragen wollen oder können, greifen wir gezielt zu entsprechenden Blockern. Allerdings mit dem Wissen, dass uns die nicht heilen. Oder, um beim Beispiel zu bleiben, dass unter der zusätzlichen Dämpfung die Ventile weiter klappern. Die finale Heilung erreichen wir ausschließlich durch die Lösung des dem SBS zugrundeliegendem Konflikts. Wenn wir uns dieser Aufgabe stellen wollen, und wenn die Konfliktmasse keine bedrohliche Epikrise erwarten lässt, die eine spontane Konfliktlösung nicht zulässt.

Vorbeugen können wir ab sofort, indem wir uns aus der Isolation herausbegeben. Zusätzlich sind Tagesnotizen hilfreich, in denen wir Situationen protokollieren, die geeignet sind, ein DHS zu erzeugen, und anschließend direkt die Konfliktsituation aufzuarbeiten und möglichst zu bereinigen. Gelingt uns das nicht auf Anhieb, haben wir zumindest Art und Zeitpunkt festgehalten. Wesentliche Informationen, die uns bei der Konfliktlösung helfen werden. Auch zu einem späteren Zeitpunkt.

Kennen wir unsere Schwachpunkte, bei denen wir leicht anspringen und auf eine Schiene geraten, können wir das Überraschungsmoment durch ein Aha-Moment ersetzen. Wir wissen um die ganz persönliche Gefahr, in diesen Situationen ein DHS zu erleiden. Durch dieses Wissen können wir den Konflikt vermeiden oder klein halten. Entsprechend schnell sind wir, wenn es uns dennoch trifft, in Lösung, und, aus schulmedizinischer Sicht, geheilt. Genauer: Das Sinnvolle Biologische Sonderprogramm (SBS) wird mit hoher Geschwindigkeit ablaufen.

Machen Sie jetzt eine kleine Pause, in der Sie die Gelegenheit nutzen, Ihre Gedanken über dieses Kapitel festzuhalten. Zeitnah.

-notiz-

-notiz-

Wissen ist Macht
- Souverän im Alltag
- Wissen als Werkzeug
- Mehr Lebensqualität

Zur Erinnerung:

- Kein Darmkrebs ohne unverdaulichen Ärger Konflikt
- Kein Hautausschlag (Epidermis) ohne Trennungskonflikt
- Kein Fieber ohne unmittelbar vorangegangene Konfliktlösung
- Kein Lungenkrebs (Alveolar-Adeno-Ca) ohne Todesangstkonflikt
- Kein Brustkrebs (Knoten) an der linken Brust ohne Sorge/Ärger Konflikt bezüglich eigener Mutter/Kind (bei Linkshänderinnen: rechte Brust)
- Kein Brustkrebs (Knoten) an der rechten Brust ohne Sorge/Ärger Konflikt bezüglich Partner oder anderen Personen (bei Linkshänderinnen: linke Brust)

Wenn wir uns Wissen bewusst machen wollen, sollten wir es hin und wieder wiederholen. Deshalb haben wir hier nochmals diese Kernsätze aus dem Prolog eingefügt. Wenn wir uns daran erinnern, was die sogenannten Krankheiten (besser: SBS) auslöst, erkennen wir diese Auslöser häufig bevor sie in Kraft treten können. Unser Wissen kann den jeweiligen Schalter blocken, bevor er durch ein DHS umgelegt (betätigt) wird. Das macht uns im Alltag souveräner. Unsere Ängste werden relativiert und verschwinden häufig komplett.

Natürlich macht uns das Wissen um die Neue Medizin auch in gewisser Weise gefährlich. Erkennen wir doch anhand der Symptome bei Dritten, welches DHS sie erlitten haben und welches Sinnvolle Biologische Sonderprogramm bei ihnen gerade abläuft.

Wir durchschauen die Menschen. Im wahrsten Sinne des Wortes. Weil wir wissen, auf welche Organe das jeweilige DHS (der Konflikt) wirkt. Wir wissen also um die tatsächliche Befindlichkeit unserer Mitmenschen. Das hilft uns dabei, Verhaltensmuster richtig einzuordnen. Und schon gewinnen wir an eigener Lebensqualität, weil wir erkennen, dass viele Aktionen nicht wirklich gegen uns gerichtet sind. Ersatzhandlungen eben, die mancher Mensch in seiner Umgebung nach Außen richtet, um seine ganz persönliche Last zu mindern. Wenn sich künftig jemand an uns abreagieren will, dann können wir das (mit dem Wissen um die NM) einfach an uns abtropfen lassen. Wir werden kein DHS erleiden, weil wir solche Aktionen nicht (mehr) persönlich nehmen. Also verhilft uns unser Wissen zu deutlich mehr Lebensqualität.

-notiz-

Weiße Magie statt Wissenschaft
Jannis Gelhar

Im herrschenden "Gesundheitswesen" ist kaum ein Arzt wirklich an Mitteln interessiert, die möglicherweise tatsächlich helfen könnten. Die sogenannte Forschung beschäftigt sich stattdessen mit dem Erfinden neuer Krankheiten und Symptome und dem Entwickeln des "Heilmittels", also dem Medikament. Das beginnt bereits im Mutterleib. Ich möchte Ihnen am Beispiel der Immunhistochemischen Untersuchungen während der Schwangerschaft erklären, was hier eigentlich getan wird. Danach können Sie selbst entscheiden, wie relevant derartige Ergebnisse sind.

Ich hole dazu etwas aus. Ich hatte einmal eine Freundin, die als Medizinische Assistentin in mehreren Laboratorien arbeitete. Dort besuchte ich sie mehrmals. Mich beeindruckten die vielen technischen Geräte im Labor, mit denen die ganzen Untersuchungen durchgeführt wurden. Da mein Verstand immer verstehen wollte, wie die Geräte und Testverfahren funktionieren, habe ich jedes Mal Fragen gestellt. Aber selbst im Labor der Uni-Klinik Köln konnte mir kein Labormitarbeiter erklären, wie der Test genau funktioniert, auch der Laborleiter nicht. Damals während meiner Schulzeit hat mir ein Vater von einem Freund einen Techniker-Job angeboten, um die medizinischen Untersuchungsgeräte in den Labors zu reparieren. Aber ich wollte nicht immer mit dem Auto durch die Gegend gurken und lehnte ab. Hätte ich damals zugesagt, wäre ich viel eher auf den Betrug gekommen.

Die Labormitarbeiter konnten mir nur grob sagen, dass sie dafür irgendwelche Reagenzien von den diversen Pharma-Firmen verwenden. Sie konnten mir nicht erklären, woraus diese Reagenzien bestehen. Ich konnte auch nicht nachvollziehen, warum das keiner wissen wollte. Heute weiß ich, was in den verschiedenen Reagenzien enthalten ist und womit sie interagieren.

Ein Beispiel sind eben die bereits erwähnten Immunhistochemischen Untersuchungen bei der Schwangerschaft. Gerade diese Tests verbreiten viel Angst unter den werdenden Müttern. Die Mediziner haben überlegt, ob man nicht mit einem Test pathologische Verlaufsformen in der Schwangerschaft erkennen könne. Zur immunhistochemischen Färbung der Plazenta werden vier polyklonale Enzyme - Immunexperten nennen diese Proteine Antikörper - die aus dem Kaninchen-Organismus gewonnen werden, verwendet. Die gehen nach dem Schlüssel-Schloss-Prinzip mit Kollagen Typ I, Kollagen Typ IV, Laminin und Fibronektin aus dem menschlichen Organismus eine Verbindung ein, wodurch optisch unterschiedliche Farbtönungen auftreten. Für alle Kaninchen-Enzyme werden noch Chromogensubstrate, bei Fibronektin

Diaminobenzidin und bei den anderen Enzymen Nickel-Diaminobenzidin eingesetzt. Dann werden die Plazentaproben zur Kontrastverstärkung gegengefärbt und die gefärbten Schnitte werden anschließend mit Glyzeringelatine eingedeckt.

Die Färbeintensität der Plazenta-Präparate wird dann nach dem Schlüssel-Schloss-Prinzip - je mehr passende Schlösser für die Kaninchen-Enzyme in der Probe, desto dunkler ist die Färbung - mit einem einfachen Färbeindex mit einer Farb-Skala von 0 bis 3 für krankhaft oder gesund durch die Labor-Untersucher beurteilt.

Klartext: Eine vierstufige Färbung mit Kaninchen-Enzymen entscheidet bei einer schwangeren Frau über weitere medizinische Interventionen. Und je nach Testkit wird dann zum Beispiel mit Nachweis von D-Enzym (D-Antikörper) eine Anti-D-Rhesus-Prophylaxe-Impfung angewendet.

Sie meinen, das sei ein Einzelfall? Keinesfalls. Im Folgenden werde ich Ihnen zwei weitere Testmethoden der Schulmedizin näher vorstellen.

Um biologische Proben im Mikroskop deutlicher hervorzuheben und um seine Mikrofotografie voranzutreiben hat Robert Koch mehrere Substanzen aus der damaligen Farbenindustrie verwendet. Damit begann das Zeitalter der Färbetechnik in der Medizin. Aus der Farbenindustrie entwickelte sich später der gigantische Wirtschaftszweig der Pharmaindustrie. Mehrere Wissenschaftler mischten in dieser Zeit unzählige organische und nichtorganische Substanzen mit den zu untersuchenden biologischen Proben. Als man später feststellte, dass verschiedene Proteine aus tierischen Organismen Kreuzreaktionen mit menschlichen Proteinen und Molekülen nach dem Schlüssel-Schloss-Prinzip aufwiesen, entwickelte man daraus diverse medizinische Testverfahren.

Landsteiner und Wiener entdeckten 1939/40, dass mit Molekülen aus Versuchstieren Kreuzreaktionen mit Erythrozytenproteinen von Rhesusaffen hervorgerufen werden. Das gilt auch für menschliche Erythrozytenproteine. Mit diversen tierischen Molekülen wurde ein umfangreiches Blutgruppensystem aufgebaut. Auch heute sind die verwendeten Rhesusaffen-Moleküle in der Wissenschaft unbekannt. Im Pschyrembel (258. Auflage) ist zu lesen, bei den Rhesus-Blutgruppenantigenen handele es sich "wahrscheinlich" um Polypeptide, also Proteine mit weniger als 100 Aminosäuren.

In der Forschung wurde auch immer wieder versucht, die naturgesetzlichen Eigenschaften im Organismus unter Laborbedingungen zu erreichen. Dies gelang nicht. Um einige Reaktionen der Organismus-Proteine hervorzurufen, müssen im Labor teilweise Temperaturen bis zu mehreren Hundert Grad gefahren werden. Die Temperaturen im Organismus für die biochemischen Reaktionen sind aber wesentlich niedriger. Die Küche ist gewissermaßen auch ein Labor. Durch die eingesetzten Temperaturen beim Backen und Kochen werden die biochemischen Reaktionen der Proteine und dadurch unterschiedliche Gar-Zustände in den Lebensmitteln verursacht.

Da ich hier nicht auf alle medizinische Testverfahren eingehen kann, werde ich zwei weitere häufig verwendete biochemische Verfahren vorstellen.

Der Elisa-Test (Enzyme Linked Immunosorbent Assay) wird dazu verwendet, angebliche Krankheitserreger nachzuweisen. Die Reaktionen aller Elisa-Testverfahren katalysieren verschiedene enzymatische Schlüssel-Schloss-Verbindungen.

Proteinenzyme werden in allen Organismus-Zellen aus dem Bauplan des Lebens (DNA) produziert und haben eine tragende biochemische Rolle in allen Lebensformen. Z.B. als molekulare Getriebe der Zellen, um die verschiedenen Stoffwechselreaktionen durch die Nahrungsaufnahme zu bewerkstelligen oder auch um DNA zu kopieren.

Enzyme katalysieren nur mit einem zugehörigen Substrat und können mit nichtzugehörigen Substraten keine Verbindung eingehen. Dadurch existiert für jedes Substrat ein passendes Enzym.

Auf diesen naturgesetzlichen Eigenschaften basieren auch andere Testverfahren in der Medizin. Im Elisa-Verfahren werden die Schlüsselreagenzien (Enzyme) verwendet, um verschiedene angeblich exogene Krankheitserreger zu bestimmen, also angeblich krankheitsverursachende Bakterien oder Viren.

Die verwendeten Elisa-Schlüsselreagenzien binden an andere Proteine. Durch Hinzufügen eines Substrates, das von dem Reagenz-Enzym am Erreger-Protein umgesetzt wird, entsteht eine sichtbare Farbreaktion, die anschließend fotometrisch ausgewertet wird. Diese Verfahren sind heute zu einem weit verbreiteten Messwerkzeug der Medizin geworden.

Da bis heute keine exogenen Krankheitserreger naturwissenschaftlich nachgewiesen wurden, werden mit dem Elisa-Test nur menschliche oder tierische endogen produzierte Proteine nachgewiesen. Im Klartext: Weder das angebliche Vogelgrippe-Virus H5N1 noch das HI-Virus, das Aids auslösen soll, wurden bis heute gesehen. Was die sogenannten Wissenschaftler präsentieren, sind die Ergebnisse ihrer Färbetests, die lediglich etwas über körpereigene Proteine aussagen.

Den immunhistochemischen Färbetest in der Schwangerschaft habe ich bereits dargestellt. Jetzt komme ich zu einer Testmethode, die in der Schulmedizin als angeblicher Virusnachweis verwendet wird. Der Erfinder Kary Mullis erhielt für seine PCR-DNA-Kopiermethode 1993 den Nobelpreis. Mit der PCR[2] (Polymerase Chain Reaction) lassen sich kleine Mengen DNA in kurzer Zeit sehr oft kopieren, um sie mit den üblichen Labormethoden untersuchen und z.B. sequenzieren zu können.

Die Schritte:

1. Denaturierung:
In der DNA-Lösung werden Primer (Start-DNA aus dem Bakterium Thermus aquaticus, hält unbeschadet 100°C aus) und Nukleotiden (Kleinster Baustein von Nukleinsäuren, welche an den Primer angehängt wird) auf 95°C erhitzt. Dadurch trennen sich die beiden komplementären Stränge, die DNA denaturiert.

2. Hybridisierung:
Die Temperatur wird auf 55°C herabgesetzt. Dadurch verbinden sich die Primer mit der DNA. Das funktioniert nur wenn Primer und DNA-Abschnitt zwischen ihren Bausteinen Basenpaare bilden können. Genau an dieser Stelle beginnen die Polymerasen damit, weitere komplementäre Nukleotide anzubauen, um damit die Verbindung zwischen Primern und DNA zu stärken.

3. Verlängerung:
Jetzt wird die Temperatur wieder erhöht, diesmal auf 72°C. Das ist die ideale Temperatur für die Polymerasen, welche weitere Nukleotide an die entstehenden DNA-Stränge anbauen.

Jedes Mal, wenn die drei Schritte wiederholt werden, verdoppelt sich die Anzahl der kopierten DNA-Moleküle. Dadurch kann der Wissenschaftler beliebig viele DNA-Stränge herstellen. Viele behauptete Viren besitzen angeblich keine DNA, sondern RNA als Erbgut. In diesem Fall muss die RNA vor der PCR noch übersetzt werden. Dafür wird die RT-PCR-Methode (Reverse Transkriptase-Polymerase Chain Reaction) zum Zurückschreiben in DNA verwendet.

Jetzt ist auch nachvollziehbar, dass man mit der PCR-Methode kein Virus nachweisen, sondern nur ein kurzes Stück DNA verdoppeln kann. Natürlich kann man mit der RT-PCR-Methode auch angebliche Viren-RNA verdoppeln. Aber ein Virus kann niemand sehen. Deshalb kann auch andere DNA oder RNA in der Probe sein. Um das auszuschließen, muss der Wissenschaftler das Virus erst einmal isolieren, rasterelektronenmikroskopisch sichten und anschließend aus dem zentrifugierten Virus-Isolat die Vermehrung in Zellen nachweisen.

Selbstverständlich muss auch nachgewiesen werden, ob das Virus tatsächlich eine Krankheit im Organismus auslösen kann. Erst nach diesen naturwissenschaftlichen Nachweisen kann die DNA bzw. RNA aus der isolierten Bande im Röhrchen analysiert werden. Erst wenn die exogene Virus-DNA/RNA wiederholt naturwissenschaftlich analysiert wurde, kann die PCR-Methode zum Virus-DNA/RNA-Nachweis verwendet werden.

In keiner wissenschaftlichen Primär-Literatur sind jemals Krankheiterzeugende Viren nachgewiesen worden. Auch nach mehrfachen Anfragen an die zuständigen Behörden wie das Robert-Koch-Institut oder die Gesundheitsämter fehlen bis heute entsprechende naturwissenschaftliche Publikationen.

Der Hauptgrund: Es gibt sie nicht. Und nicht ich muss Ihnen das beweisen. Fragen Sie die sogenannten Wissenschafter. Forschen Sie selbst nach. Wenn behauptet wird, dass es krankmachende Viren gibt, muss der, der das behauptet, seine Behauptung beweisen.

Tatsächlich machen uns Konflikte "krank". Wie bereits in diesem Buch genau dargelegt, sind die sogenannten Krankheiten Sinnvolle Biologische Sonderprogramme, hervorgerufen durch biologische Konfliktschocks. Diese muss man aufspüren um sie schließlich zu lösen. Das Aufspüren der Konflikte ist die eigentliche Herausforderung.

Viele Konflikte, die man ständig im Alltag erfährt, werden von uns regelmäßig unbewusst gelöst und brauchen auch nicht näher erläutert zu werden. Aber wie löst man Konflikte, die sich nicht von alleine lösen? Das kann man natürlich nicht allgemein beantworten, aber es gibt in der Neuen Medizin Grundvoraussetzungen dafür. Wichtig ist, dass bei älteren Konflikten immer ein CCT (Craniale Computertomographie) angefertigt wird. Ein neumedizinischer Therapeut sollte das auswerten. Es kann nur das letzte DHS gelöst werden, dann erst das nächste. Der Verlauf ist also chronologisch umgekehrt zum ersten DHS.

Man kann es nicht genug wiederholen, denn es bedeutete ein völlig anderes Verständnis von Krankheiten, Heilung oder Medizin an sich: Biologische Konflikte sind keine negativen Launen der Biologie.

Die Natur hat diese Programme in der Evolution der höheren Organismen für das Zusammenleben in einer Gruppe und als sinnvolle Schutzprogramme für das symbiotische Leben in der Umwelt eingerichtet. Iwan Petrowitsch Pawlow (1849-1936) nannte es das Prinzip der Konditionierung und erhielt dafür 1904 den Nobelpreis für Physiologie und Medizin.

Der Versuch des Klassischen Konditionierens (bewusste Konflikterzeugung) beim Mensch wurde erstmals 1920 vom Zoologen John B. Watson (1878 - 1958) durchgeführt. Für das Experiment^3 hat er einen elf Monate alten Jungen ausgesucht. Das Kind hatte zu diesem Zeitpunkt noch keine Angst vor Ratten. Watson versuchte mit dem Gesetz der Konditionierung beim Kind eine Phobie hervorzurufen. Jedes Mal wenn das Kind den Blick auf die Ratte warf, wurde hinter dem Kopf mit einem Hammer auf ein Stahlrohr geschlagen. Das Kind reagierte darauf mit ängstlichem Weinen. Anschließend wollte Watson testen, ob das Kind jetzt ohne Hammerschläge vor der Ratte Angst hatte. Dabei stellte er fest, dass das Kind nicht nur eine Phobie vor der Ratte entwickelt hatte, sondern vor allem, was Fell oder fellartige Haare hatte. Dazu gehörten zum Beispiel Kaninchen, Pelzmantel, eine Nikolausmaske, usw.. Heute wissen wir durch die Neue Medizin, dass dem Kind durch dieses Konfliktschockerlebnis eine biologische Schiene gelegt wurde.

Bei einer Konfliktbewältigung muss die eigene psychische Verfassung mitbeachtet werden. Oftmals befindet man sich - je nach Konflikt- in einem Tunneldenken. Selbst wenn man versucht, alleine aus diesem Tunnel raus zukommen, werden die Gedanken durch den Konflikt immer wieder in den Tunnel gezogen. Deshalb muss man immer Partner, Familie oder Freunde zur Konfliktlösung hinzuziehen. Dadurch wird es wesentlich einfacher, die Konfliktursache zu finden.

Wie macht sich so ein Konflikt überhaupt bemerkbar? Nehmen wir einmal an, dass Sie beim Lesen dieses Buches entspannt auf der Couch liegen und keine lauten Geräusche zu hören sind. Plötzlich hören Sie einen lauten Knall. In diesem Augenblick bekommen Sie sofort einen Konflikterlebnisschock, der synchron im ganzen Körper zu spüren ist. Das haben Sie sicher schon mal erlebt. Weil Sie sich nach so einem Knall sofort umschauen und dabei bemerken, dass die Ursache eine zugefallene Tür war, kommen Sie sofort wieder in die Lösung.

Wenn man weiß, wie sich so ein Konflikterlebnisschock im eigenen Körper bemerkbar macht, ist die Konfliktsuche in die Vergangenheit schon um einiges einfacher. Eine Ausnahme stellt das Konflikt-Ereignis dar, das aus gesellschaftlichen Gründen bewusst verdrängt worden ist, z.B. eine Vergewaltigung. Nicht immer dürfen zudem "alle" biologischen Konflikte unbedingt gelöst werden, weil sie ja auch in unserer Gesellschaft einen Sinn haben. Übrigens leben Menschen mit zwei Konflikten im Revierbereich, einer sogenannten Konstellation, länger als Menschen mit nur einem Konflikt. Auch die Hormonlage wird sich nach einer Konfliktlösung ändern. Anschließend reagiert man biologisch männlich oder weiblich.

Die verschiedenen Konstellationen erzeugen besondere psychische Charakter-Eigenschaften, die dem Menschen eine individuelle Persönlichkeit geben und es treten keine gravierenden Organ-Geschehen auf. Würde z.b. ein Science-Fiction-Bestseller-Autor seine Konstellation lösen, wäre er nicht mehr in der Lage, einen Science-Fiction Roman zu schreiben. Das ist auch der Grund, warum einige Romanautoren Schaffenskrisen durchmachen. Den Autoren fällt bei einer anderen Betonung der Konstellation nichts mehr ein, obwohl noch vor Wochen die Roman-Ideen nur so dahingesprudelt waren.

Das betrifft auch Fähigkeiten bei der eigenen Arbeit oder in der Freizeit. Einige dieser Fähigkeiten könnten bei Lösung verloren gehen. Nicht das, was man gelernt hat, geht dabei verloren, sondern die psychischen Fähigkeiten, die durch die Konstellation ausgeprägt wurden. Anschließend könnte es, wenn dadurch die Arbeitsleistung herabgesetzt wird, auch zu einer Kündigung kommen, was wiederum gerade bei der heutigen Arbeitsmarktsituation einen neuen Revier-Konflikt hervorrufen könnte.

Konflikte, die unangenehm sind und gelöst werden sollten, sind für jeden Menschen andere. Denn jeder Mensch empfindet sie anders. Der eine leidet unter einem Revier-Konflikt, weil der Partner weg ist, während ein anderer aus dem gleichen Grund – sein Partner ist weg - erleichtert reagiert. Auch die Konfliktmasse ist bei gleichem Revier-Konflikt-Inhalt verschieden. Die Entscheidung, ihn zu lösen, ist also eine ganz individuelle. Es gilt abzuwägen, ob der Konflikt das Leben beeinträchtigt oder vielleicht hingenommen werden kann, manchmal sogar wegen der dadurch zu Tage tretenden besonderen Talente sollte.

Ich halte es bei der Konfliktsuche so, dass ich mir erst einmal einige Fragen aufschreibe. Wann ist die Veränderung aufgetreten? Seit wann kann ich nachts nicht schlafen? Habe ich psychische Gefühlsschwankungen? Ist den anderen etwas an mir aufgefallen? Was geht mir ständig durch den Kopf?

Kann ich den Konflikt lösen, stelle ich das sofort auf allen Ebenen fest. Denn alle biologischen Reaktionen wirken sich gleichzeitig auf Psyche, Gehirn und Organ aus. Tritt die Lösung ein, läuft einem sofort ein kribbelnder Schauer durch den ganzen Körper. Das sind die elektrochemischen wechselnden Spannungspotentiale, die durch den Frequenzwechsel im Hamerschen Herd über die Nerven der Wirbelsäule weitergeleitet werden. Dadurch wird die dynamische Heilungsaktivität eingeleitet. Zusätzlich spürt man eine große

Beruhigung. Anschließend bekommt man noch warme Hände und Füße, großen Appetit, starkes Wohlbefinden, Fieber und große Müdigkeit. Auch die Psyche ändert sich.

Wichtig ist das Verständnis der Psychosen in der Neuen Medizin. Wenn man sie verstanden hat, bekommt man ein völlig neues Verständnis von den psychischen Reaktionen der Menschen. Es ist ein langwieriger Prozess, bis man das im Alltag ständig vor Augen hat. Das ist, als würde einer mit Tourette-Syndrom und Koprolaliezwang (Ausstoßen obszöner Worte in der Öffentlichkeit) Ihnen in der Bahn gegenüber sitzen und im Abteil seinen verbalen Ausstoßzwang bekommen. Weil man aber weiß, dass die obszönen Worte einem psychischen Zwang unterliegen, wird man auch nicht auf diese Worte biologisch reagieren.

Genauso ist das mit verbalem Mobbing auf dem Arbeitsplatz. Durch das bewusste Wahrnehmen der psychischen Reaktionen der Kollegen bekommt man kein Rezidiv mehr. Wenn man das tagtäglich realisiert, ist man auch vor vielen anderen Konflikten geschützt, die durch Worte ausgelöst werden. Es gibt dann keine biologischen Reaktionen mehr.

Man sollte allerdings bei wiederkehrenden Konflikten versuchen, rein biologisch zu antworten. Bei einem Beißkonflikt (nicht zubeißen können) liegt der biologische Lösungshintergrund im Zubeißen. Hat man zum Beispiel einen Beißkonflikt mit dem Chef, sollte man sich nun nicht auf ihn stürzen und beißen. Tatsächlich sollte man das aber mit etwas tun, das für den Chef steht. Das kann etwas sein, das ihm persönlich gehört, ein Kleidungsstück, ein Stift, ein Notizbuch, aber auch eine Abbildung des Chefs.

Eltern sollten ihren Kindern schon sehr früh die biologischen Hintergründe ihrer Reaktionen erklären, damit die biologischen Erkenntnisse in die Entwicklung der Kinder einfließen können. Entscheidenden Einfluss hat dabei der biologische Lernprozess im Verlauf der Kindheit, dadurch bekommen unsere Kinder ein völlig anderes Bewusstsein zur Konfliktbewältigung als die vorherigen Generationen und können somit auch in der Schule Konfliktsituationen vermeiden oder besser lösen.

Die Lösung des Konflikts ist die eine Sache, die zweite ist die, mit den Folgen umzugehen. Da im Alltag der Menschen ständig Konflikte unbewusst oder bewusst in Lösung gehen, treten viele verschiedene mehr oder weniger bemerkbare Symptome auf. Diese Symptome werden in der Gesellschaft als "Krankheiten" angesehen. Der Heilungsverlauf nach einer Konfliktlösung löst im Organismus eine Kaskade von präzisen hochkomplexen molekularen Stoffwechsel-Symbiosen zwischen Zelle, Molekül und Bakterie aus. Dieser selbstständige Wiederherstellungsprozess in den Ursprungszustand ist eine der faszinierendsten Errungenschaften der Natur. Der Organismus ist dabei sogar in der Lage, mehrere unterschiedliche Heilungsgeschehen biochemisch parallel zu verarbeiten.

Während der vagotonen Heilungsphase wird vermehrt Insulin für den Hunger produziert und auch die Verdauungsaktivität nimmt zu, damit das Individuum mehr Nahrung zu sich nimmt, um den Organismus mit den notwenigen Substanzen (Vitamine, Mineralien etc.) für die erhöhten molekularen Stoffwechselvorgänge zu versorgen. Da die molekularen dynamischen Interaktionen im Organismus mit einer extrem fehlerfreien Präzision ablaufen, sind keine weiteren Maßnahmen als nährstoffreiche Nahrung (für die vielen Stoffwechselreaktionen während der Heilungsvorgänge), Ruhe und sonstige vagotone Annehmlichkeiten (z.B. Lesen, Musik hören) notwendig.

Bei kurzer Konfliktdauer und dadurch wenig Konfliktmasse ist in den meisten Fällen überhaupt keine unterstützende Therapie nötig. Allerdings treten während der Heilungsperioden je nach zeitlicher Konfliktmasse auch unangenehme Symptome wie starke Schmerzen oder eine Epi-Krise, eine Heilungskrise, auf. Diese muss gemildert werden, denn sie kann tödlich verlaufen.

Die meisten Menschen verlangen bei Schmerzen oder Krankheiten eine von außen herbeigeführte Linderung oder Heilung. Und das auch, wenn die Einnahme, die Operation oder die Bestrahlung teilweise massive lebenzerstörende Veränderungen im natürlichen Heilungsverlauf des Organismus einleiten. Durch Werbung, Sponsoring, Medizin-Soaps und Zeitschriften ist der Bevölkerung mit allerlei "medizinischer Errungenschaft" Heilung durch Wissenschaft suggeriert worden. Dieser manipulierte Wunsch nach Hilfe von außen hat heute einen gigantischen Gesundheitsmarkt entstehen lassen, der sich immer weiter verselbstständigt. Jeder möchte von diesem Wirtschaftskuchen etwas ab haben. Wenn der Behandlungskuchen für die wachsende Zahl der Beteiligten nicht mehr ausreicht, müssen neue schulmedizinische Zutaten bereitgestellt werden.

Doch auch in der Bevölkerung sind Begehrlichkeiten nach medizinischen Interventionen bei "krankhaften" Unannehmlichkeiten entstanden. Je kostspieliger die Medikamente sind, meinen sie, desto wirksamer sind sie. Diese Begehrlichkeiten sind auch mit der Kenntnis der Neuen Medizin noch teilweise im Bewusstsein vorhanden. Hier ist Vorsicht angesagt. Ausgerechnet die großen Heilungsversprechen der Pharma-Industrie haben in der Medizin zu einem unkontrollierten Verabreichen von mehreren verschiedenen Medikamenten geführt mit dem Ziel, den Patienten in ein Medikamenten-

Dauer-Abonnement zu führen. Denn das fördert nach Ansicht der Schulmedizin die Gesundheit. In den meisten Fällen führt es allerdings nur zu abhängigen Patienten.

Jegliche medikamentöse Behandlung mit biologisch interagierenden Substanzen löst eine enorme Störung in dem hochkomplexen elektrochemischen Heilungsverlauf aus. Je nach Wirkung und Heilungsphasen-Zeitpunkt der Einnahme, verlängert oder verändert sich die dynamische Heilungsperiode und die Epi-Krise. Eines der größten Probleme während des Heilungsverlaufs sind die zum Teil enormen Schmerzen, die hierbei auftreten. Oftmals werden die starken Schmerzen in unserer Gesellschaft als "Anfang vom Ende" angesehen. Aber auch hierbei können die absehbaren biologischen Abläufe helfen. Wenn man weiß, was genau im Körper abläuft, kann der zeitlich begrenzte Schmerz wesentlich besser psychisch verarbeitet werden. Dadurch entsteht beim Patienten ein reduziertes Schmerzempfinden, weil er sich bewusst mental auf diese kommende Schmerzphase vorbereitet.

Bei Schmerzen durch Schwellungen helfen z. B. kalte Kompressen oder kalte Duschen. Diejenigen, die sich für eine medikamentöse Behandlung entscheiden, sollten nur Präparate mit geringen Nebenwirkungen nehmen. Dazu gehört zum Beispiel Paracetamol, das auch bei höherer Dosierung wegen der fehlenden Hemmung der Zyklooxygenase (Enzym) im Organismus keine gastrointestinalen Nebenwirkungen, keine Gerinnungsstörungen und auch keine akuten Nierenfunktionsstörungen verursacht. Trotzdem sollte Paracetamol nur gezielt eingesetzt werden, um die Ödembildung zur Auspressung (Epi-Krise) nicht zu behindern und um den Heilungsverlauf nicht zu sehr in die Länge zu ziehen.

Bei Revier-Konflikten, die länger als neun Monate aktiv waren, ist nach der Konfliktlösung ein Überleben der Epi-Krise, die nach ca. vier bis sechs Wochen eintritt, ohne medikamentöse Behandlung nicht mehr möglich. Der Herzinfarkt muss schnell und nachhaltig durch Kortison oder Strophantin gemildert werden. Laut Statistischem Bundesamt haben Herz-Kreislauf-Symptome in der Bevölkerung die höchste Mortalität. Fast jeder zweite Deutsche stirbt dabei.

Erstaunliche Überlebensergebnisse wurden hier mit Strophanthin[4] erzielt. Das ist eine pflanzliche Reinsubstanz, die aus dem Samen einer afrikanischen Kletterpflanze (Strophanthus gratus) gewonnen wird und auch als endogenes Hormon (Oubain) im Organismus produziert wird. Vor dem Zweiten Weltkrieg war Strophanthin in Deutschland das am meisten verabreichte Mittel in der Schulmedizin bei Angina Pectoris und Herzinfarkt - mit beeindruckenden therapeutischen Erfolgen und ohne Nebenwirkungen. Selbst während eines akuten Herzinfarkts ist dieses Mittel erfolgreich einsetzbar. Mittlerweile lehnt die

Schulmedizin Strophanthin allerdings häufig ab. Bei näherer Betrachtung zeigen sich deutliche Parallelen zur Ablehnung und Unterdrückung der Neuen Medizin durch die Schulmedizin. Obwohl die wissenschaftlichen Veröffentlichungen und praxisnahen Erfahrungen in Krankenhäusern und Arztpraxen mit keiner anderen Substanz solche therapeutischen Erfolge wie mit Strophanthin aufweisen, wird es bestenfalls ignoriert. In einer Umfrage (Herbert Pharma 1984) mit 3.645 Ärzten, die orales Strophanthin bei herzkranken Patienten einsetzten, konnte keiner der Ärzte negative Komplikationen während und nach der Behandlung feststellen.

Da sich Strophanthin, wie alle hormonelle Substanzen, nur an zugehörige (Schlüssel-Schloss Prinzip, Strophanthin + Na-K-ATPase) Proteinrezeptoren der Zellmembran bindet, um die elektrochemischen Potentialdifferenzen der Zellmembranen im Organismus zu regeln, ist hier ein gezielter Einsatz im Heilungsverlauf möglich. Auch der Zeitpunkt bis zur eintretenden Wirkung im Organismus nach oraler Einnahme ist mit fünf bis zehn Minuten äußerst schnell. Dadurch erzielt man selbst während der Epi-Krise noch eine gute Überlebens-Chance. Zudem wurde festgestellt, dass durch die Normalisierung der elektrochemischen Gradienten (Na-K-ATPase), die in allen Zellmembranen der Organe mehr oder weniger je nach biologischer Aktivität vorhanden sind, die vagotonen Nerven stärker aktiviert werden. Hiermit kann Strophanthin auch die rapide steigende sympathicotone Spitze in der Epi-Krise und dadurch den anschließenden lebensgefährlichen Wechsel in die tiefe Vagotonie abmildern.

Seit 1975 ist Strophanthin rezeptpflichtig und darf nur durch den Arzt verschrieben werden. Das ist eigentlich unverständlich, da doch Strophanthin auch bei höherer Dosierung keine Nebenwirkung hat. Etwas, das zum großen Teil noch nicht einmal rezeptfreie Medikamente erreichen. Wann und in welcher Dosierung Strophanthin verabreicht werden soll, ist mit dem Therapeuten inklusive CCT abzuklären, weil durch die variablen Heilungszustände der Patienten unterschiedliche Dosen erforderlich sind.

Es gibt noch eine Reihe anderer beeindruckender Erfolge mit Strophanthin bei anderen Heilungsverläufen, wie z.B. bei Demenz, Multipler Sklerose. Allerdings gibt es hier nur wenige Dokumentationen, die zum großen Teil aus Tierversuchen stammen. Wenn man weiß, dass der Mechanismus im Zentralen Nervensystem durch biochemische (Hormon Oubain) Aktivierung und Hemmung der Na-K-ATPasen alle organischen Geschehen reguliert und ca. 40 Prozent der Energie aus den dynamischen Na-K-ATPase Aktivitäten holt, versteht man, warum Strophanthin alle Symptome reduziert.

Ich selbst habe für mich aus dem Wissen um die biologischen Vorgänge bei sogenannten Krankheiten einen Weg völlig ohne Medikamente gewählt. Diese

Entscheidung muss aber jeder selbst treffen. Zuvor sollten Sie jedoch das, was Ihnen als Wahrheit vorgesetzt wird, genau prüfen. Denn nur Sie können für sich selbst entscheiden.

Meine Entscheidung hat ihre Wurzeln bereits in meiner Kindheit. Als ich feststellte, dass jeder Mensch eine eigene Wahrnehmung von Wissen hat, die nur eine ungeprüfte Meinung widerspiegelt, überprüfte ich dieses vermeintliche Wissen intensiver. Dabei stellte sich heraus, dass die Menschen auch bei gegenteiligen wiederholbaren Beweisen nicht von ihrer Meinung - "Ich habe Recht" abweihen. Die wiederholbare beobachtbare Überprüfung hat für den Recht-haben-wollenden Menschen keine Relevanz. Der Mensch will nicht der Blöße eines Irrtums überführt werden, der Mensch ist in dieser Gesellschaft nicht bereit, Denkfehler einzugestehen, außer natürlich einige wenige.

Natürlich konnte ich nicht alles überprüfen, aber sobald verschiedene menschliche Vermutungen aufgestellt wurden, habe ich keine der vielen Meinungen angenommen und stattdessen versucht, selber eine Antwort zu finden. Wenn ich keine fand, legte ich die Frage als zurzeit nicht eindeutig beantwortbar ab.

Ich habe zum Beispiel von vielen Menschen erzählt bekommen und gelesen, dass sie schon kurz vor dem göttlichen Paradies gestanden haben. Dieser sogenannte Scheintod wurde von allen mit einem Tunnel-Licht aus der Ferne und totaler angstfreier Manie beschrieben. Viele dieser Menschen hatten in diesem Augenblick keine Angst mehr vor dem Tod. Wenn so viele Menschen die gleiche Wahrnehmung haben, muss das auch eine bestimmte Ursache haben. Als Erklärung haben mir die Menschen den Zugang zum göttlichen Paradies gegeben.

Als ich dann in den 70ern ein Wissenschaftsmagazin gelesen habe, wurden diese Wahrnehmungen auch bei Piloten festgestellt, auf die hohe G-Kräfte wirkten. Durch die Pilotenzentrifugen konnte diese Wahrnehmung bei Erreichen des G-LOC bei jeden Piloten immer wiederholt werden. Die Wissenschaftler haben festgestellt, dass die arterielle Sauerstoffversorgung im Gehirn durch die G-Kräfte nicht mehr gewährleistet ist, weil die Herz-Pumpleistung nicht mehr in der Lage war, das Gehirn mit sauerstoffreichem Blut zu versorgen. Jetzt wusste ich, dass dies eine wiederholbare Schutzfunktion der Natur für alle Menschen war und absolut nichts mit den Menschen-Meinungen einer Eintrittspforte zum göttlichen Paradies zu tun hatte.

Ich hatte einmal einen doppelten Bandscheibenvorfall nach einem Kopfsprung-Unfall vom Felsen ins Meer. Ich litt unter starken Schmerzen. Die zwei austretenden Bandscheiben drückten auf den rechten Ischias-Nerv. Da ich einen anderen Bezug zu Schmerzen habe als die meisten Menschen - ich habe absolut keine Angst vor Schmerzen, ich kann sogar mit starken Schmerzen einschlafen - habe ich jede Schmerz-Therapie abgelehnt. Leider musste ich mir in den vier Monaten bis zu drei Spritzen vom behandelnden Arzt geben lassen, weil er mich sonst wieder gesund geschrieben hätte. Mit solchen Schmerzen konnte ich zwar einschlafen, nicht aber arbeiten.

Meine Partnerin, eine Heilpraktikerin, hat mir dann diverse Magneten gegeben und ich fragte, was diese Magneten denn im Organismus für eine Wirkung haben. Wie kann ein Permanentmagnet den Schmerz lindern? Sie gab mir Bücher, in denen die Wirkung mit Magnetenergie beschrieben wurde. Diese Magnetenergie soll gegen viele Beschwerden helfen.

Leider konnte ich keine präzise molekulare Erklärung finden, nur vielfältige, nicht nachgewiesene interpretierte Behauptungen. Aber ich dachte, "was soll's, probiere doch einfach diese Permanentmagneten aus". Ich habe ja auch schon viele andere Behauptungen in meinem Leben überprüft und dadurch sind einige Behauptungen wie Seifenblasen zerplatzt. Dann habe ich auch noch auf einer genoppten Permanentmagnet-Matratze gelegen und das habe ich dann mehrmals mit und ohne diese Matratze wiederholt, Feststellung: Keine Wirkung auf den dynamischen Organismus, der Schmerz war immer gleich.

Danach hat meine Partnerin von einer Freundin eine aktive elektronische Magnetmatte - 2.000 Euro teuer - mit verschiedenen Frequenzen mitgebracht. Dazu gab es auch wieder ein Buch. Vielen soll diese Matte tatsächlich geholfen haben. Leider wurden im Buch nicht die genauen Frequenzen angegeben. Dort wurden nur die verschiedenen einstellbaren Stufen für die unterschiedlichen Symptome beschrieben.

Ich wollte erst einmal überprüfen welche Frequenzen dieses Gerät ausspuckt. Sofort habe ich den Frequenzzähler und das Oszilloskop angeschlossen. Als ich dann die unsaubere Rechteckspannung in der Strahlenröhre vom Oszilloskop gesehen habe, konnte ich diesen 2.000-Euro-Betrug einfach nicht fassen. Wie soll ein Rechtecksignal, dass in der Digitaltechnik zum Schalten von Transistoren benutzt wird, im menschlichen Organismus eine Wirkung haben? In der Natur gibt es keine Rechtecksignale.

Ich habe sodann eine Zufallsschaltuhr angeschlossen, damit ich nicht wusste, wann die Matte eingeschaltet war und auch nach mehreren Tagen keine Veränderung gespürt, kein Nachlassen, nicht einmal Unterschiede in den Schmerzen. Nach vier Monaten war die Heilung der Bandscheiben beendet und das trotz der Unheilbarkeit laut Schulmedizin. Ich habe nach der Heilung bis heute keine Schmerzen mehr, obwohl von vielen Betroffenen jahrelange

Schmerzen prophezeit wurden. Es wurde auch kein zweites CT zur Überprüfung der Heilung gemacht. Der Schulmediziner meinte nur: "Bei Bandscheibenvorfällen gibt es keine Heilung."

Ein anderer Fall. Ich verletzte mich vor Jahren am Arm, trug eine tiefe Schnittwunde davon. Meine damalige Freundin und meine Mutter redeten auf mich ein, die Wunde zu behandeln. Weil ich es leid war, mir immer wieder diese gut gemeinten Ratschläge anzuhören, machte ich einen Vorschlag. Da die Wunde 15 Zentimeter lang war, unterteilte ich den Schnitt, ließ eine Hälfte unbehandelt und die andere mit Schwedenkräutern behandeln. Das Ergebnis war, dass die unbehandelte Hälfte schneller verheilte, als die mit Schwedenkräutern behandelte. Seitdem hatte ich meine Ruhe.

Bei den Eltern meiner damaligen Freundin konnte ich die Unwirksamkeit der Homöopathie beobachten. Die Eltern hatten immer um die neun bis 14 Katzen, einige mit schweren Symptomen. Sie gaben ihnen täglich homöopathische Mittelchen ins Futter, verabreichten Spritzen. Nach einigen ausgegebenen 100 bis weit über 1.000 Euro für die Mittelchen starben die Katzen trotzdem. Heute weiß ich warum. Sie überlebten die Epi-Krise nicht. Die Katzen kamen aus Tierheimen, es hatte sich ordentlich Konfliktmasse angehäuft.

Bei Therapien, die eine Wirkung auf den Organismus haben, wird die eigenständige biologische Heilung gestoppt, weil diese in der Natur nicht isoliert vorkommenden konzentrierten chemischen Substanzen das Milieu für den eigentlichen Heilungsverlauf (durch Mikroben und Proteine) im Organismus massiv verändern. Der Organismus wird diese Milieu verändernden konzentrierten chemischen Substanzen ausscheiden und das eigentliche Heilungs-Milieu für die Proteine und Mikroben wiederherstellen, um den Heilungsverlauf dynamisch zum Abschluss zu bringen.

Die biologischen Heilungsverläufe im Organismus bestehen aus hochkomplexen dynamischen Interaktionen, die hauptsächlich durch die Wechselwirkungs-Werkzeuge (Proteine und Mikroben) im Organismus bei allen Lebewesen bewerkstelligt werden. Wie soll eine statische Therapie positiv in den dynamischen biologischen Heilungsprozess eingreifen können? Natürlich braucht der Organismus bei einer biologischen Heilung laufend Nährstoffe, um diesen Prozess auch ungestört ausführen zu können. Fehlt z.B. einem Enzym (Präzisions-Protein im molekularen Getriebe der Zellen; ist ausschließlich zu einer einzigen [Heilungs-]Reaktion in der Lage; für jede [Heilungs-]Reaktion werden die passenden Enzyme verwendet) das passende Substratmolekül - z.B. Vitamine - kann keine vollständige Heilung eintreten.

Wichtig ist also eine ausgewogene Ernährung. Und wenn in der Zukunft reale Wissenschaft betrieben wird, kann man vielleicht mit erhöhter Zugabe von benötigten Substratmolekühlen den Heilungsverlauf beschleunigen. Es nutzt nämlich nichts, dem Organismus diese Zugaben zu geben, wenn in den Zellen nicht genügend passende Werkzeuge, also Proteine, hergestellt werden. Die Entdeckung der biologischen Heilungsverläufe durch Dr. Hamer ist eine von der Natur selbstständig durchgeführte hochkomplexe dynamische Heilungs-Therapie, die mit allen nötigen Heilungswerkzeugen (Mikroben+Proteine) im Organismus seit Millionen von Jahren erfolgreich das Leben auf diesem Planeten ermöglicht.

Beeindruckend ist dabei nach wie vor der Placebo-Effekt. Der Glaube versetzt hier tatsächlich Berge. Ich habe das selbst ausprobiert. Es ist faszinierend, wie einfache Brause-Drops in Sekunden Kopfschmerzen zum Verschwinden bringen - und das nur durch den von mir projizierten Glauben dies sei eine Kopfschmerztablette. Ich hatte unter anderem einmal eine Diskussion über die Nackenprobleme meiner Partnerin bei Zugluft. Sie war der Meinung, dass Zugluft eine andere Luft sei als "normaler" Wind. Sie bekam im Büro immer bei Zugluft Nackenschmerzen. Im Gehirn war die Verknüpfung Zugluft = Nackenschmerzen abgespeichert. Immer wieder habe ich ihr erklärt, dass Wind und der Wind, der von den Menschen als Zugluft bezeichnet wird, völlig identisch sind. Eines Tages fiel ihr dann auf, dass sie bei Zugluft keine Nackenschmerzen mehr bekam.

Ein Experiment, das jeder übrigens selbst machen kann, hier noch zum Abschluss. Ich wollte einmal den Placeboeffekt genauer testen. Ich klebe auf Bierflaschen ohne Alkohol die Etiketten von Flaschen mit Alkohol. Alle Freunde glaubten, normales alkoholhaltiges Bier zu trinken. Nach einigen Flaschen lallten sie, umarmten sich und sangen Lieder. Sie waren völlig betrunken.

Therapie und Praxis
- Dr. Hamers Neue Medizin
- Was wirklich zählt

Die Neue Medizin ist keine Therapie. Sie hat auch keine anzubieten, in dem Sinne, wie Therapie verstanden wird, nämlich als Heilmethode. Doch hat man die Neue Medizin begriffen und wendet sie konsequent an, gibt es verschiedene Behandlungsmethoden. Das ist nicht falsch zu verstehen. Hier wird keine Krankheit behandelt. Denn auch diese gibt es in der Neuen Medizin nicht. Es gibt Sinnvolle Biologische Sonderprogramme, die im Körper nach einem biologischen Konflikt ablaufen.

Es gilt also nicht, angebliche Krankheitserreger zu töten, scheinbar bösartige Wucherungen zu entfernen und zu vergiften oder wegzustrahlen. Der Sinn einer solchen Behandlungsmethode ist der, den Körper lebend durch die vagotone Heilungsphase zu bekommen. Denn diese ist gefährlich. Während der konfliktaktiven Phase fühlt sich der Mensch meist nicht krank. Die Probleme beginnen für ihn erst danach.

Je länger der Konflikt gedauert hat, umso heftiger und länger verläuft die Heilungsphase. Umso dramatischer wird auch die epileptische Krise etwa in der Mitte der vagotonen Phase verlaufen. Diese Krise gilt es zu überstehen. Dann ist man im wahrsten Sinne des Wortes über den Berg. Ohne das neumedizinische Wissen kann man gerade hier auch die größten Fehler machen.

So werden häufig Patienten, die wegen der Heilung ohnehin schon viel Wasser in den Hamerschen Herden im Hirn eingelagert haben, das in der Epikrise herausgepresst wird, zusätzlich an einen Tropf gehängt. Damit werden die Ödeme regelrecht aufgepumpt. Die Folgen können dramatisch sein. Der Hirndruck wächst, die Schmerzen nehmen zu. Häufig endet diese Maßnahme mit dem Tod des Patienten. Genauso sicher schläfern Ärzte ihre Patienten ein, wenn sie ihnen in der tiefvagotonen Phase, in der sie sich befinden, zusätzlich ein morphinhaltiges Schmerzmittel geben. Der Körper hat keine Chance. Der Patient schläft regelrecht ein, allerdings für immer.

Vor allem diese beiden Fehler sind es, die heute immer wieder beobachtet werden und die Leben kosten. Würden Ärzte hier die Neue Medizin anwenden, wüssten sie, dass die Vagotonie auf keinen Fall verstärkt werden darf. Sie wüssten auch um die Zusammenhänge von Heilungsphase und Hamerschen

Herden im Hirn. Da sie das aber in den allermeisten Fällen tatsächlich nicht wissen - die Neue Medizin gehört nicht zum wissenschaftlichen Konsens im Abendland und wird deshalb nicht gelehrt - muss der Betroffene es wissen. Und er muss dieses Wissen anwenden.

Dass das gar nicht so schwer ist, wie es klingt, beweisen immer mehr Menschen. (Einen entsprechenden Erfahrungsbericht eines der Autoren finden Sie in diesem Buch.) Sie lassen sich nicht von Ärzten entmündigen, verweigern Behandlungen, die ihnen nicht nützen oder sogar schaden können und entscheiden selbst, was gut für sie ist. Denn um das zu tun, muss man nicht Medizin studiert haben. Im Gegenteil. Das würde die Sache bestenfalls erschweren.

Das Motto darf also nicht Therapie, sondern muss Verständnis lauten. Und gemeint ist hier das Verständnis der biologischen Zusammenhänge. Um einen biologischen Konflikt zu überleben, sollte der Mensch am besten vorbeugen. Gelingt ihm das nicht - und das ist zu fürchten, da die Konflikte am Bewusstsein vorbei einschlagen - muss er versuchen, die drei Kriterien - hochdramatisch, unerwartet, isolativ - zu vermeiden oder zumindest abzuschwächen.

Vor allem der isolative Charakter eines Konflikts ist hier ein guter Ansatzpunkt. Wer spürt, dass ihn ein Konflikt erwischt hat, sollte unverzüglich darüber reden, schreiben, singen oder malen, oder was immer ihn aus seiner Isolation herausbringt. Denn: Er muss aus der Isolation heraus und sich mitteilen. Zwar wird der Konflikt dadurch selbst nicht mehr verhindert. Doch kann er dadurch so kurz aktiv gehalten werden, dass das SBS kurz und schwach verläuft, selbst also nicht mehr gefährlich werden kann.

Dabei spielt es nicht unbedingt eine Rolle, ob man einen direkten Vertrauten hat. Hauptsache, man wird die Sache los. Hier bewähren sich durchaus zum Beispiel Weblogs und andere Internettagebücher. Sehr persönliche Sachen können hier der Welt mitgeteilt werden, ohne dass der Betreffende sofort identifizierbar ist. In gewisser Weise ersetzen solche Möglichkeiten das andernfalls nötige Vertrauensverhältnis zu einem Menschen.

Die wenigsten haben tatsächlich ein so inniges Verhältnis zu anderen Menschen, dass sie mit ihnen über ihre Konflikte reden können. Das ist nicht erst in unserer Gesellschaft so. Ehepaare sind seit jeher die besten Beispiele. Manche reden seit Jahren nicht mehr wirklich miteinander. Und auch, was Freundschaft genannt wird, entpuppt sich häufig bestenfalls als Kumpelei. Würde der Fußballfan seinem Kumpel tatsächlich erzählen, dass er seine Freundin mit einem anderen erwischt hat? Würde die Frau, die mit ihrem Mann seit Jahren nur noch den Namen und das Konto teilt, ihm mitteilen, wenn sie im Job von einer Kollegin, der sie bisher vertraute, hintergangen und beim Chef angezinkt würde? Vielen Menschen fällt es schwer, ihre Konflikte zu besprechen, sie mitzuteilen, darüber zu reden. Häufig halten sie sie auch für banal und es ist ihnen peinlich, sie zum Thema zu machen. Stattdessen beschäftigen sie sich selbst ständig damit, denken an nichts anderes mehr. Dauernd geht ihnen diese eine Sache durch den Kopf. Sie finden keinen Ausweg, sind gestresst und hoch konfliktaktiv. Je länger dieser Zustand dauert, umso länger wird später die Heilungsphase dauern und umso dramatischer wird sie ablaufen.

Woran merkt man aber, dass man tatsächlich einen biologischen Konflikt erlitten hat? Diese Frage ist für jeden anders zu beantworten. Ich selbst merke es zum Beispiel daran, dass mir regelrecht der Atem stockt, ein kurzer Schauer über die Haut läuft und ich fast unverzüglich nichts anderes mehr denken kann. Hat es mich "erwischt", hilft nur der schnelle Weg aus der Isolation.

Diesen Weg muss jeder für sich selbst finden. Menschen, die allein leben, haben hier möglicherweise ein größeres Problem, als Menschen in Familien. Das muss aber nicht sein. Denn wie schon geschrieben, gibt es gerade in Familien nur selten echte Kommunikation. Statt eines desinteressierten Verwandten können beispielsweise ein Hund, eine Katze oder ein Wellensittich zuhören. Interessanterweise tun sie das meist auch wesentlich aufmerksamer. Was von alledem sie verstehen, darf dabei ihr Geheimnis bleiben.

Anderen hilft es, ihre Gefühle in Bildern auszudrücken. Gerade dann entstehen häufig wahre Kunstwerke. In konfliktarmen Zeiten fehlt es dagegen an Inspiration. Schreiben ist ein oft sehr wirksamer Weg, aus der Isolation herauszufinden. Dabei ist es auch nicht unbedingt wichtig, dass jemand das Geschriebene liest. Häufig reicht es, nur für sich selbst zu schreiben. Man lässt es dadurch heraus.

Unter diesem Aspekt gewinnen auch die Psychotherapien, die besonders in den USA beliebt sind, aber auch bei uns immer öfter genutzt werden, an Bedeutung. Sie sind ein wirksamer Weg, die Isolation aufzubrechen. Im Gegenzug bekommt man einen guten Zuhörer, der verpflichtet ist, über das Gehörte zu schweigen.

Allerdings ist es ein Irrtum zu glauben, allein das Reden und Veröffentlichen sei bereits der Weg aus der Isolation. Es muss auch ohne Abstriche und konsequent erfolgen, ehrlich ohne Wenn und Aber. Denn sonst bleibt der Betreffende dennoch in seiner Isolation. Vielleicht, weil er nicht wagt, zu gestehen, wie sehr ihn die Angelegenheit tatsächlich verletzt hat. Weil er den ganzen Groll verschweigt und den Schock tief in sich begraben hat. Vielleicht ist es ihm peinlich. Das passiert häufiger, als man glaubt. Unser Freund, der Erfinder Frank Stelzer, ist letztlich an einem solchen schweren Konflikt gestorben. Nachdem er seinen genialen Motor erfunden hatte, wurde er wegen Betrugs verurteilt, ohne dass die Staatsanwaltschaft tatsächlich Beweise vorlegen konnte, ohne dass das Gericht tatsächlich aufgrund von Fakten entschied.

Kapitalanlage-Haie hatten Schindluder mit ihren Anlegern getrieben. Frank Stelzer selbst hatte nichts weiter getan, als Lizenzrechte an die Anwälte dieser Finanzierungsgruppe abzutreten, um sich bessere Arbeitsbedingungen zu schaffen. Ein weltweit üblicher Vorgang. Mit dem Vertrieb hatte er nichts zu tun. Auch das ist bei solchen Beteiligungen üblich. Wenige Monate vorher hatte Frank Stelzer Angebote aus USA und Japan abgelehnt, bei denen man ihm zwar bis zu 20 Mio. US-Dollar geboten hatte, aber seine Patente in der Schublade verschwinden lassen wollte. Wenn es Frank Stelzer um Geld gegangen wäre, statt um seine Vision, dann hätte er es einfach haben können. All das hat die Staatsanwaltschaft ignoriert. Inmitten von Deutschland wurde ein Mann verurteilt, der durch und durch anständig und großherzig war und nicht wusste, wie ihm geschah. Ein Justizskandal, wie er immer wieder geschieht. Und wie er immer wieder hingenommen wird.

Frank Stelzer veröffentlichte in der Folge ein eigenes Magazin, in dem er der Justiz Vorwürfe machte, seine Unschuld darlegte und auf die Missstände, die zu diesem Fehlurteil geführt hatten, hinwies. Doch auch das Schreiben half ihm nichts, er blieb hochkonfliktaktiv. Parallel dazu versuchten immer wieder große Firmen seinen Motor aufzukaufen, um ihn in der Schublade verschwinden zu lassen. Frank Stelzer hatte einen Revierkonflikt erlitten, den er in all diesen Jahren nicht lösen konnte.

Erst mehr als 30 Jahre später machte er seinen Frieden. Er hatte eine Entscheidung getroffen, die seinen Motor auf den Weg und ihn in seine Heimatstadt Görlitz zurückbringen sollte. Die Epikrise - einen Herzinfarkt - überstand er nicht. Und tatsächlich hätte selbst ein Arzt mit neumedizinischem Wissen den Tod vermutlich nicht verhindern können. Der Konflikt hatte zu lange gedauert. In einem solchen Fall sollten Konflikte - nach momentanem Wissenstand - besser ungelöst bleiben.

-notiz-

Ursachensuche
- SBS und Konflikt
- Schiene auflösen

Wer die Neue Medizin kennt, kann viele "Krankheiten" vermeiden. Das Wissen um die Konflikte, um die Voraussetzungen, solche zu erleiden, versetzt uns in die Lage, sie im Vorfeld zu vermeiden. Nicht immer klappt das. Und gerade alte Konflikte, die möglicherweise bis in die Zeit vor unserer Geburt zurückreichen, sind nur schwer aufzuspüren. Gelingt uns das dennoch, bedeutet das nicht, dass der Konflikt gelöst ist. Hier sind häufig Ideen, Kreativität und Fingerspitzengefühl gefordert. Bleiben wir vorerst bei der Suche nach der Konfliktursache. Nicht immer ist es so einfach, wie im folgenden Fall.

Der beste Freund eines Mannes stirbt plötzlich. Der Mann nimmt an der Trauerfeier für seinen Freund teil, der Trauerredner jedoch entpuppt sich als grottenschlecht. Er rasselt seinen Text herunter, entlarvt sich dabei als einer, der im Vorfeld nicht zugehört hat, baut heftige Fehler in seine Rede ein und sorgt zunehmend für Unruhe unter den Trauergästen. Der Freund sitzt da, traut seinen Ohren nicht, kann aber nichts tun. Am liebsten würde er aufspringen und selbst die Rede halten. Doch er muss sitzen bleiben und sich das Unglaubliche anhören. Während dieser Zeit erleidet er ein DHS. Diese Rede trifft ihn unvorbereitet und auf dem falschen Fuß. Er kann mit keinem darüber reden, ist in diesem Moment isoliert und zugleich hoch konfliktaktiv. Sein Denken und Fühlen dreht sich nur um diese Rede, die er nicht wahrhaben möchte.

Er erleidet einen Hörkonflikt, einen Konflikt des "Nicht-hören-Wollens". Der Inhalt: "Ich höre wohl nicht recht? Das darf doch wohl nicht wahr sein, was ich da gehört habe."

Nach der Trauerfeier redet er sofort mit seiner Partnerin darüber. Er spricht sich den Konflikt von der Seele, der isolative Charakter geht verloren. Zudem erkennt er, dass sein bester Freund über das Geplapper dieses Redners vermutlich nur gelacht hätte. Er kommt also recht schnell in die Lösung.

Dennoch - er hat ein DHS erlitten und das erfordert ein SBS. Der Mann bekommt noch am gleichen Abend Hörprobleme. Er hat das Gefühl, Wasser im rechten Ohr zu haben. Drei Tage behält er dieses unangenehme Gefühl, dann ist die Sache ausgestanden. Die Hörprobleme sind vorbei.

Bei einem solchen Hörkonflikt bekommt man während der konfliktaktiven Phase einen mehr oder minder schweren Tinnitus. Aufgrund der kurzen

Konfliktaktivität hat der Mann den Tinnitus kaum bemerkt, wohl aber das Heilungsödem im Innenohr. Es ist regelrecht zugegangen. In einem schwereren Fall hätte er einen Hörsturz erlitten.

Die Ursache ist schnell gefunden, der Konflikt schnell gelöst, das SBS schnell ausgestanden. Das ist die Ausnahme. Viel öfter suchen Menschen nach der Ursache und finden sie nicht. Selbst wenn sie sie scheinbar gefunden haben, entpuppt sich das vermeintliche Ur-DHS als Schiene. manchmal kommt man mit Gesprächen, Nachdenken, Spurensuchen weiter. So wie im Fall eines 60jährigen, der regelmäßig über heftige Knieschmerzen klagt. Die Knie schwellen an, die Schmerzen sind unerträglich.

Der Neumediziner weiß, dass es sich dabei um einen Selbstwerteinbruch handelt, und zwar einen Unsportlichkeits-SWE. Nun hat dieser Mann weder sportliche Ambitionen noch droht ihm in dieser Hinsicht ein Konflikt. Er befindet sich auf einer Schiene. Die Spurensuche ergibt, dass die Knieschmerzen häufig auftreten, nachdem er Fahrrad gefahren ist. Dabei spielt es keine Rolle, wie weit und wie lange er fährt oder wie anstrengend es ist. Tatsächlich muss er ein Fahrrad nur sehen und schon geht es los.

Das Ur-DHS wird schließlich gefunden. Es reicht in seine frühe Kindheit zurück. Als Fünfjähriger hat er von seiner Mutter ein Fahrrad geschenkt bekommen. Zu dieser Zeit war das ein unglaubliches Geschenk, zumal die Familie nur wenig Geld hatte. Leider war das Fahrrad viel zu groß. Der Junge konnte beim besten Willen nicht damit fahren. Er reichte nicht bis zu den Pedalen. Die Mutter verkaufte das Fahrrad daraufhin wieder. Ersatzlos.

Das DHS, das er damals erlitt, war so heftig, dass seine Knie später so stark anschwollen, dass er nicht mehr laufen konnte. Aus heiterem Himmel begannen die Beine anzuschwellen, wenn er zum Beispiel aus der Schule nach Hause lief. Laufen konnte er gut und sehr schnell. Er sah es als Ersatz. Wozu brauchte er ein Fahrrad. Hier erlebte er offenbar eine Lösung des Unsportlichkeitskonflikts, die sich sofort mit der entsprechenden Ödematisierung äußerte.

Mehrere Schienen haben sich seither erhalten und führen ihn regelmäßig zu einer kurzzeitigen Konfliktlösung mit den entsprechenden Knieschmerzen. Dazu gehören unter anderem Fahrräder oder auch das Laufen bzw. Zuschauen bei Laufwettkämpfen. Könnte er den Ur-Konflikt lösen, würde er auch die Schienen auflösen. Künftig wären die Knieschmerzen verschwunden.

Was kann man nun aber tun, wenn man das Ur-DHS partout nicht findet? Hier bieten sich vor allem drei Wege an. Der erste ist das Lesen einer

Computertomografie des Hirns durch einen ausgebildeten Neumediziner. Anhand der Hamerschen Herde, also der Ödeme im Hirn, kann dieser nicht nur feststellen, welches Organ betroffen und was die Konfliktursache ist. Er kann auch genau sagen, wie lange dieser Konflikt bereits zurückliegt. Nur wenige beherrschen dieses Lesen von Computertomografien. Hamer selbst, der diese Methode entwickelt hat, hat in seiner Praxis immer wieder Menschen mit seinen genauen Erkenntnissen aus deren Leben verblüfft.

Die zweite Möglichkeit ist die Hypnose bzw. Rückführung, die dritte die Kinesiologie. Beide sollen jetzt etwas näher vorgestellt werden.

Bei der Rückführung wird mit Hypnose in einer leichten Trance gearbeitet. Die Bilder aus der Vergangenheit werden in einem Zustand zwischen Wachsein und leichter Trance erlebt und wahrgenommen. Alte Gefühle von Schmerz und Verletzung können erkannt werden. Bei dieser Art der Rückführung geht es nicht um die Rückführung in frühere Leben, sondern in die eigene Kindheit, die Zeit als Säugling, auch das Leben als Embryo. Sich rückführen heißt, sich zu erinnern und die Bilder anzuschauen, die man verdrängt hat.

Anfang der 70er Jahre entwickelte Leonard Orr in den USA eine neue Methode der Psychotherapie. Sie nannte sich Rebirthing. Mit bestimmten Atemtechniken sollte es möglich sein, in eine Art Trance zu verfallen und unter Führung eines Therapeuten seine eigene Geburt nachzuerleben.

Jim Morningstar, Ph.D., der mit Rebirthing arbeitet, schrieb in einem Artikel mit dem Titel "Discovering your own Rebirthing" (Seine eigene Geburt erleben): "Ich hatte das Geschenk, fast jede Woche während der vergangenen sechzehn Jahre meines Lebens bei den Geburtserlebnissen mutiger und herausragender Männer und Frauen anwesend gewesen zu sein. Dies waren für mich besonders beeindruckende Erlebnisse. Jedes dieser Geburtserlebnisse war etwas Einzigartiges. Jede Person nutzte die Gelegenheit, die Wahrheit über sich selbst auf eine neue Weise zu erfahren."

Rückführung bedeutet also, dass ein Patient unter Hypnose in einen früheren Lebensabschnitt zurückversetzt wird. Es handelt sich dabei nicht um eine Auffrischung der Erinnerungen, sondern um das tatsächliche Erleben einer früheren Situation. Durch die Hypnose können sämtliche Erinnerungen wieder abgerufen werden. Sie können sogar wieder real erlebt werden und der Hypnotisierte wird in die gewählte Zeit zurückversetzt. Sein Verhalten, seine Sprechweise und seine Handschrift passen sich dem erreichten Alter an. Mit Hilfe dieser Methode kann man direkt zum ursprünglichen Konflikt gelangen, ihn finden, erkennen und später entsprechend versuchen zu lösen.

Erfahrene Therapeuten kommen mit der Kinesiologie genauso weit. Kinesiologie ist ursprünglich die Lehre von den inneren und äußeren Bewegungen und dem Bewegt-Sein des Menschen (kinein = bewegen, Logos = Lehre). Kinesiologen arbeiten mit dem Wissen um die Zusammenhänge und Resonanzen zwischen Muskeln, Organen, Emotionen und Denkstrukturen. Sie spüren Schwächen in diesen speziellen Bereichen auf. Mit Hilfe von reflektorischen Muskeltests (Bio-Feedback-Methode) werden individuelle Blockaden gefunden. Dabei wird das Unterbewusstsein des Menschen befragt.

Der Betreffende hebt seinen Arm etwa in Kopfhöhe. Der Therapeut legt seine Hand auf den Arm und übt leichten Druck aus. Der Patient leistet ebenfalls Widerstand. Nun kann der Therapeut Fragen stellen. Stößt er dabei auf eine Schwachstelle im Organismus, so kann der Patient trotz des leichten Drucks nicht mehr gegenhalten. Sein Arm sinkt herab. Ein einfaches Beispiel sind Ja- und Nein-Aussagen. Bei Ja bleibt der Arm stark, bei Nein fällt er herab.

Wichtig ist, dass Therapeuten die Kinesiologie beherrschen. Sie müssen es verstehen, ihren Geist leer zu machen, um nicht ihr eigenes Unterbewusstsein zu befragen und dadurch zu falschen Ergebnissen zu kommen. Häufig müssen die Kinesiologen ihre Fragen nicht laut stellen. Es genügt, sie in Gedanken zu stellen. Erst wenn der Patient eine Schwachstelle erkennen lässt, wird näher darauf eingegangen. Auf diese Art vermeiden erfahrene Therapeuten es, die Menschen in eine bestimmte Richtung zu drängen und womöglich ihr Bewusstsein antworten zu lassen. Wichtig bei dieser Ursachenforschung ist, dass das Unterbewusstsein zu Wort kommt.

Ein Beispiel: Der 18-jährige Felix hat seit kurzem an Händen und Armen Neurodermitisähnlichen Ausschlag. Er selbst schiebt das auf seine Arbeit. In seiner Ausbildung zum Koch kommt er mit vielen Reinigungsmitteln in Berührung. Nur selten trägt er Handschuhe. Bei einer kinesiologischen Sitzung befragt ihn die Therapeutin laut aber auch im Stillen. Schließlich sagt sie ihm, dass er im Alter von acht Jahren einen heftigen Trennungskonflikt erlitten haben muss, und zwar habe dieser mit seinem Vater zu tun. Tatsächlich hatte seine Mutter sich zu diesem Zeitpunkt von ihrem Partner getrennt. Zwar war dieser nicht der leibliche Vater von Felix, für ihn war er aber der Vater, da er schon seit seiner frühen Kindheit in der Familie lebte und Vaterstelle vertrat. Dieser Mann ließ sich nie wieder bei dem Jungen blicken.

Dass nun die Symptome zehn Jahre später auftraten, hing direkt mit Felixs Lehre weit weg von zu Hause zusammen. Er war auf sich allein gestellt, erstmals ohne Familie, hatte ab und zu Ärger mit dem Chef und bedauerte sich selbst. Das Finden der Ursache half in diesem Fall recht schnell auch beim

Verschwinden der Symptome. Nachdem sich Felix auch an seinem Ausbildungsort besser eingelebt hatte, verschwand der Ausschlag.

Die Suche nach der Konfliktursache ist nicht immer leicht, der Konflikt häufig kaum zu finden. Mit Hilfe detektivischer Suche bzw. einer der drei anderen Möglichkeiten - CT, Hypnose, Kinesiologie - ist sie aber machbar. Anders sieht es bei der Lösung der Konflikte aus. Diese ist nicht nur manchmal sehr schwer, fast unmöglich. In einigen Fällen ist sie auch gefährlich. Und - Lösung bedeutet nicht gleich Gesundheit. Häufig ist die anschließende Heilung das schwierigste Problem überhaupt. Mit Möglichkeiten der Konfliktlösung und der Symptomlinderung wollen wir uns auf den folgenden Seiten näher beschäftigen.

-notiz-

Angst

- Angst im Alltag
- Schutzmechanismus
- Überlebensmechanismus

Wir leben in einer Zeit, in der Angst zum Alltag gehört. Politiker beschwören die Furcht vor Terroristen, Verschwörungstheoretiker beschäftigen sich mit kaum etwas anderem als ihren Verschwörungstheorien. Die Medien singen einstimmig das Lied der Klimakatastrophe, nur unterbrochen von Schreckensmeldungen über angeblich steigende Aids-Infektionszahlen, eine drohende Vogelgrippeepidemie oder - in diesem Jahr besonders beliebt - die wachsende Gefahr durch Zecken.

Der Arzt teilt uns betroffen mit, wir hätten Krebs und in seinen Augen lesen wir: "Tut mir leid, dass Du so jung sterben musst." Dazu kommt die Angst, den Arbeitsplatz zu verlieren, seine Miete nicht bezahlen zu können, den Kindern nichts zu bieten zu haben usw.

Der Mensch der heutigen sogenannten zivilisierten Welt steckt voller Ängste. Er steht ständig unter Stress. Sein Körper schüttet Cortisol aus, um sich in Fluchtbereitschaft zu halten. Immerhin droht von allen Seiten Gefahr. Da ist man besser vorbereitet. Kaum einer kommt noch zum Verschnaufen. Das Leben eines solchen Menschen ist im Ungleichgewicht. Denn um leben zu können, muss sich das Leben nicht nur schützen, es muss auch wachsen können. Auch nach der Kindheit setzt sich der Wachstumsprozess fort. Unsere Zellen erneuern sich ständig. Die gesamte zelluläre Innenoberfläche des Darms wird alle 72 Stunden ausgetauscht.

Doch nicht nur diese. Die Überzeugung, man nutze seine Gelenke ab, weil man Sport treibe, ist Unfug. Der Körper ist keine Maschine, bei der Teile abgenutzt werden. Tatsächlich wird er durch Beanspruchung stärker. Ein Muskel, der gefordert wird, wächst. Das Bindegewebe wird stärker, der Knochen dicker, die Sehnen elastischer. Zellgewebe wird aufgebaut, erneuert. Die Phase des Wachstums ist für den Menschen ebenso überlebenswichtig wie die Schutzreaktion. Problematisch wird es, wenn der Mensch in der Schutzreaktion verharrt. In diesem Moment wird das Wachstum verhindert. Denn die Energie wird anderweitig gebraucht. Die beiden Phasen können nicht parallel zueinander ablaufen. Geschieht das Eine muss das Andere warten.

Bei einer Schutzreaktion wird das System geschlossen. Der Organismus wird gegen die Gefahr abgeschottet. Im Gegensatz dazu erfordert Wachstum einen offenen Organismus. Der Körper ernährt sich, scheidet Abfälle aus. Ein Mensch, der aus dem Schutzmechanismus nicht mehr herausfindet, kann sich regelrecht zu Tode fürchten. Der andauernde Stress verhindert dauerhaft das Wachstum. In der Neuen Medizin ist das eine ständige Konfliktaktivität ohne Heilungsphase. Hamer bezeichnet das Ende als Kachexie, Auszehrung.

Was passiert im Menschen, wenn er Angst empfindet, er sich schützen will? Der Hypothalamus setzt Corticotropin-releasing factor frei, das wandert zur Hypophyse, aktiviert dort Zellen, die Adrenocorticotropes Hormon ins Blut ausschütten. Dieses wandert zu den Adrenalindrüsen und signalisiert, Adrenalin-Hormone freizusetzen. Mit Hilfe dieser Stresshormone werden wir schneller und stärker. Denn die Blutgefäße im Verdauungstrakt kontrahieren, das Blut fließt bevorzugt in Arme und Beine.

Diese Reaktion ist ein wichtiger Überlebensmechanismus, sobald der Mensch mit einer akuten Gefahr konfrontiert wird. Steht er beispielsweise plötzlich einem hungrigen Löwen gegenüber, kann ihn sein Schutzmechanismus davor retten, dessen nächste Mahlzeit zu werden. Auch wenn ein Haus brennt, ein Schiff untergeht oder ein Autounfall geschieht, ist dieser Mechanismus unverzichtbar. Er kann jedoch gefährlich werden, wenn man nicht mehr aus ihm heraus findet. Das aber geschieht heute andauernd. Die Menschen leben in ständigem Stress.

Bleiben wir beim Löwen. Sie haben ihn entdeckt und er schaut Sie an, macht sich bereit zum Sprung. Sie haben nur einen Gedanken: Weg hier! Ihr Körper setzt Adrenalin frei, um Sie stark und schnell zu machen. Es ist dieser winzige Moment, bevor Sie loslaufen. Er dauert normalerweise nur Bruchteile von Sekunden. Stellen Sie sich vor, Sie bleiben in dieser Phase. Sie bleiben statt Sekunden Minuten, Stunden, Tage, Wochen und Monate, sogar Jahre in diesem Moment gefangen. Auge in Auge mit dem Löwen, vollgepumpt mit Adrenalin, auf dem Sprung. Doch Sie laufen nicht. Und der Löwe springt nicht.

Bruce H. Lipton[5] hat in seinem Buch "Intelligente Zellen" einen, wie ich finde, noch besseren Vergleich gefunden. Nehmen Sie eine Gruppe ehrgeiziger Läufer, die alle für dieses eine Rennen trainiert haben. Am Start heißt es "Auf die Plätze!" und sie positionieren sich an den Startblöcken. Ihre Muskeln sind gespannt. Jetzt kommt das Kommando "Fertig!" und ihr Körper wird mit Adrenalin vollgepumpt. Ihre Muskeln sind aufs Äußerste angespannt. Sie warten auf das erlösende "Los!". Vergeblich. Es kommt nicht. In dieser Position bleiben sie. Was meinen Sie, wie lange ein Mensch eine solche Belastung aushält? Scheinbar länger als man denkt. Wir leben in einer Welt des "Auf die Plätze - Fertig".

Angst hindert am Wachstum und am Leben. Vor allem aber macht sie dumm. Die Aktivierung des Schutzmechanismus schränkt die Fähigkeit, klar zu denken, ein. Denn der Mensch reagiert reflexartig. Stresshormone verengen die Blutgefäße im Vorderhirn, das für bewusstes Handeln zuständig ist, zugunsten des Hinterhirns, aus dem die lebenserhaltenden Reflexe stammen, die unser Kampf- und Fluchtverhalten steuern.

Diese ganz normalen biologischen Vorgänge zeigen, wie gefährlich dauerhafte Angst ist. Ein Konflikt, den wir erleiden, ist zweiphasig. Nach dem Konflikteinschlag ist der Mensch konfliktaktiv. Sobald er seinen Konflikt gelöst hat, kommt er in die Heilungsphase. Das ist der normale Verlauf. Was aber, wenn der zweite Teil fehlt? Ein Organismus, der ständig auf höchstem Stresslevel funktionieren muss, wird bald versagen. Denn er hat keine Chance, zu wachsen, sich zu regenerieren, Müll loszuwerden und Energie aufzunehmen. Er zehrt sich selbst aus, er vergiftet sich und er wird so lange schwächer, bis er stirbt.

Fragen Sie sich angesichts dieser Tatsachen, warum Ihnen von allen Seiten ständig Angst gemacht wird. Wem nützt es? Nein, vergessen Sie die Verschwörungstheorien. Es ist viel einfacher. Hinter allem stehen Menschen. Menschen wollen vor allem Geld und Macht. Sie in Angst zu versetzen, bringt einigen beides. Der Pharmaindustrie, die ein neues Impfmittel gegen angeblich von Zecken übertragene Krankheiten oder gegen Gebärmutterhalskrebs entwickelt hat, obwohl sie bis heute nicht weiß, wodurch dieser verursacht wird, bringt es Geld.

Einigen Politikern bringt es Macht. Denken Sie an den ängstlichen und offenbar in einer Konstellation steckenden Innenminister Wolfgang Schäuble. Seine Paranoia ist unter dem Gesichtspunkt der Neuen Medizin leicht zu erklären. Immerhin hat er ein Attentat überlebt. Seither sitzt er im Rollstuhl. Und doch kann er als einzelner CDU-Politiker eine seit Jahren bestehende Verfassung in diesem Land ins Wanken bringen. Sein Hilfsmittel ist die Angst. Angst vor Terroristen, Kriminellen, vor Gewalt.

Befreien Sie sich von dieser Angst. Lassen Sie sich nicht ständig Angst einjagen, von wem auch immer. Versucht es wieder jemand, schalten Sie zuerst ihr Vorderhirn ein und unterdrücken Sie den Schutzreflex. Denn den brauchen Sie nur, wenn Sie wirklich akut bedroht werden. Nur so können Sie gesund bleiben oder werden. Angstfreiheit ist die Grundvoraussetzung für das Leben.

Fragen Sie nicht Ihren Arzt oder Apotheker
- Chemotherapie
- Geldmaschine Pharmazeutika
- Perspektive Quantenphysik
- Placebos und ihre Wirkung

Haben Sie sich eigentlich auch schon einmal gefragt, wieviel eine Chemotherapie tatsächlich kostet? Die Kosten liegen für eine achtwöchige Behandlung zwischen 10.000 bis 30.000 Euro. Der Preis variiert von Mittel zu Mittel. Nach acht Wochen gelten Sie aber noch lange nicht als geheilt. (Außer Sie heißen Kylie Minogue. Dann genügt den Ärzten eine zweiwöchige Chemotherapie...) Vielmehr dürfen Sie dann pausieren.

Sobald die Wirkung, die allgemein als Nebenwirkung bezeichnet wird - nämlich die normalen Vergiftungserscheinungen wie Übelkeit, Haarausfall, Schmerzen, Sensibilitätsstörungen und ähnliches - etwas abklingt, wird die Behandlung fortgesetzt. Je nachdem wie zäh Sie sind, kann eine solche Behandlung bis zu drei Jahre dauern. Länger überlebt allerdings kaum jemand eine solche Tortur. Die Gesamtkosten dürfen Sie sich jetzt selbst ausrechnen. Und? Zu welchem Ergebnis sind Sie gekommen? Fragen Sie sich eigentlich angesichts solcher Zahlen auch manchmal, weshalb Sie nicht ein eigenes Pharmaunternehmen gegründet haben?

Was die Schulmedizin Krebs nennt, ist weltweit ein Riesengeschäft. In unserem Land kommt hinzu, dass wir aufgrund unserer Zwangsgesundheitsversicherung dafür sorgen, dass die Krankenkassen genügend Geld haben, um die Patienten mit Chemo vollpumpen zu können. Das so genannte Solidaritätsprinzip führt also dazu, dass wir alle mit unserem Geld sicherstellen, dass Menschen mit Senfgasderivaten vergiftet werden können, weil sie angeblich todkrank sind, tatsächlich aber die Schulmedizin bis heute zugeben muss, dass sie keine Ahnung hat, wodurch Krebs ausgelöst wird.

Nehmen wir noch einmal die Chemotherapie. Dabei werden Zytostatika in den Menschen gepumpt, die seine Zellen vergiften und nach und nach abtöten. Vor diesem Gift sind alle Zellen gleich. Die Wirkung ist für den Menschen verheerend. Die Wirkung so ziemlich aller Medikamente ist das. Das wissen manche Ärzte, manche Patienten, manche Angehörige und fast immer die sogenannten Forscher, die die Medikamente entwickeln.

Medikamente sind eine der häufigsten Todesursachen weltweit. Konservativen Schätzungen zufolge, die im Journal of the American Medical Association veröffentlicht wurden, sind Medikamente die dritthäufigste

Todesursache in den USA. Jedes Jahr sterben dort 120.000 Menschen durch die schädliche Wirkung von Medikamenten. Einer neuen Studie[6] zufolge sterben sogar 300.000 Menschen in den USA an ärztlicher Behandlung. Nicht umsonst gibt es die Beipackzettel. Placebos helfen in den meisten Fällen viel besser. Auch das ist untersucht worden. Doch mit ihnen ist kein Geld zu verdienen.

Warum aber helfen Placebos besser als Medikamente? Warum sind Medikamente so schädlich und warum sollten Sie sehr genau darüber nachdenken, ob Sie tatsächlich die verschriebenen Arzneien einnehmen? Und warum werden Sie von Ihrem Arzt dennoch nach dem nächsten Termin wieder mit neuen Medikamenten versorgt?

Schuld ist das Newtonsche Weltbild. Und die vorherrschende Lehrmeinung, die noch immer an diesem festhält. Und das, obwohl seit fast einem Jahrhundert klar ist, dass Einstein mit seiner Quantenphysik Newton ins Aus gestellt hat. Theoretisch jedenfalls. Praktisch kann Newton noch immer frohlocken. Lassen Sie mich dazu etwas ausholen.

Der US-amerikanische Zellbiologe Bruce H. Lipton erklärt in seinem Buch "Intelligente Zellen, Wie Erfahrungen unsere Gene steuern", wieso die Newtonsche Weltsicht der Biologen und Mediziner überholt ist und dringend durch die Quantenphysik Einsteins ersetzt werden muss. In der Quantenphysik besteht die Materie aus Energie, es gibt nichts Absolutes. Auf der atomaren Ebene ist noch nicht einmal gesichert, dass es die Materie überhaupt gibt. Es gibt sie nur als Tendenz.

Lipton schreibt[7]: "Natürlich hatte ich über solche Dinge nicht nachgedacht, als ich noch an der medizinischen Fakultät war. Meine Kollegen und ich hatten unsere Studenten dazu ausgebildet, Heilungen zu ignorieren, die auf Akupunktur, Chiropraktik, Massagen, Gebete oder Ähnliches zurückgeführt wurden. Wir gingen sogar noch weiter. Wir beschuldigten diese Therapien der Scharlatanerie, weil wir an den alten Glauben der Newtonschen Physik gebunden waren." Doch alle diese genannten Heilweisen beruhen auf der Annahme, dass es Energiefelder gibt, die Physiologie und Gesundheit beeinflussen.

Die Quantenphysiker haben entdeckt, dass physische Atome aus Energie-Wirbeln bestehen, die sich ständig drehen und schwingen. Jedes Atom ähnelt einem taumelnden Kreisel, der Energie ausstrahlt. Jedes hat sein eigenes Muster, seine eigene Schwingung.

Der Zusammenschluss von Atomen hat demzufolge ebenfalls ein eigenes identifizierbares Energiemuster. Jedes Lebewesen hat seine eigene energetische Signatur. Ihre ist anders als die Ihres Nachbarn. Und auch Ihre Katze hat ihre unverwechselbare eigene Energiesignatur.

Angenommen, man könnte die kleineren Bestandteile eines Atoms, die Quarks und Photonen, sichtbar machen, dann würde man einen tornadoähnlichen Wirbel erkennen. Nichts Festes, nichts Greifbares, von weitem eine Form, je näher man herankommt, desto diffuser wird sie. Steht man dicht davor, ist das Gebilde nicht mehr zu sehen. Statt greifbarer Materie bleibt unsichtbare Energie. Alles, was Sie sehen, besteht daraus. Das Buch, das Sie jetzt lesen, können Sie halten, zuklappen, weglegen. Unter einem Atom-Mikroskop aber wären Ihre Hände leer. Energie und Materie sind dasselbe. Einstein hat es $E=mc^2$ genannt. Energie ist gleich Materie mal Lichtgeschwindigkeit im Quadrat.

Nimmt man diese grundlegende Erkenntnis, wird deutlich, wie falsch die gesamte Vorstellung über unsere Körper, seine Wehwehchen oder seine Signale ist. Da werden Hormone gemessen, Botenstoffe registriert, Zytokine untersucht. Wie die Revisoren in Terry Pratchetts Büchern sind die heutigen Biologen in ihrer Mehrzahl Reduktionisten. Fein säuberlich nehmen sie den Körper Zelle für Zelle auseinander, zerlegen diese in ihre Bestandteile und versuchen, anhand dieses Sammelsuriums den Mechanismus von lebenden Körpern zu verstehen.

Allerdings sind die Revisoren auf der Scheibenwelt ihnen ein Stück voraus. Während sie die Gemälde eines Museums auseinandernehmen, ihre Farbpartikel auseinanderreißen und fein säuberlich geordnet häufchenweise aufschichten, erkennen sie doch, dass sie dem Geheimnis der Bilder kein Stück näher gekommen sind. Sie sind ratlos und gestehen es ein. Nicht so unsere heutigen Wissenschaftler. Sie halten an ihrem Glauben fest, dass die fürs Leben notwendigen biochemischen Reaktionen linear ablaufen. Eine Reaktion führt zur nächsten, diese wiederum zu einer folgenden. Gibt es Probleme, muss eine Fehlfunktion vorliegen, die man mit einem Ersatzstoff beheben kann - zum Beispiel mit Nahrungsergänzungsstoffen oder, eine Stufe weiter, mit Medikamenten.

Ganz anders die Quantenphysik. Das Universum ist ein Netzwerk von Energiefeldern, die voneinander abhängen. Die Information geschieht nicht linear sondern ganzheitlich. Deshalb wirkt auch ein bestimmter zugeführter Stoff eben nicht nur an der speziellen Stelle sondern er wirkt auf weitere Teile dieses Energiemusters. Wenn der Körper ein Medikament erhält, um die scheinbare Fehlfunktion eines Proteins auszugleichen, tritt dieses Medikament mit mindestens einem aber wahrscheinlich vielen weiteren Proteinen in Wechselwirkung.

Der Biologe Lipton erklärt das am Beispiel des Histamins, ein chemischer Signalstoff im Körper, der Zellen auf Stress reagieren lässt. Wird es im Hirn freigesetzt, fördert es Funktionen der Neuronen und steigert die Aktivität des Gehirns. Der Mensch kann besser mit einer Gefahr umgehen. Beim Kontakt mit Brennnesseln reagiert nur der Teil der Haut, der betroffen ist und setzt Histamin frei.

Nimmt man nun ein Antihistamin, um das Jucken erträglicher zu machen, wird das Medikament im ganzen Körper verteilt und dockt an allen Histamin-Rezeptoren gleichermaßen an. So wird zwar das Jucken gelindert, zugleich aber die Nervendurchblutung im Hirn verändert. Der Mensch wird unkonzentriert.

Statt hier die entsprechenden Schlüsse zu ziehen, steckt die Pharmaindustrie Milliarden in die Forschung nach neuen Medikamenten. Denn nur mit diesen lässt sich Geld verdienen. Was hat ein solches Unternehmen davon, wenn Menschen feststellen, dass die Wirkung von Medikamenten schädlich, oft tödlich ist? Über kurz oder lang wahrscheinlich nur eine Pleite.

Mit Hilfe der Quantenphysik lässt sich auch der von Hamer entdeckte Zusammenhang zwischen Hirn, Psyche und Organ eindeutig erklären. Bereits primitive Einzeller bedienten sich verschiedener Botenstoffe wie Hormone oder Neuropeptide. Im Laufe der Evolution sammelten sich die Zellen in Kolonien und später in Zellgemeinschaften, um durch die höhere Zahl ihrer Wahrnehmungsproteine ihre Überlebenschance zu erhöhen.

Die mehrzelligen Organismen teilten ihre Funktionen spezialisierten Zellverbänden zu, die später Organe und Gewebe des Körpers bildeten. Die intelligente Informationsverarbeitung wird dabei vom Nervensystem übernommen. Die zentrale Informationsverarbeitung übernimmt das Gehirn. Diese Zellgemeinschaften nennen wir Pflanzen, Tiere oder Menschen.

In den Menschen, Tieren und Pflanzen kann jede einzelne Zelle erkennen, was unmittelbar außerhalb ihrer eigenen Haut vor sich geht, nicht aber im gesamten Organismus geschweige denn außerhalb davon. Das Gehirn koordiniert den Austausch zwischen den Signalmolekülen. Und dem Gehirn ordnet sich jede Zelle unter.

Candace Pert[8] hat in ihrem Buch "Moleküle der Gefühle" dargelegt, dass die gleichen neuralen Rezeptoren in allen Körperzellen auftreten. Sie bewies mit Hilfe von Experimenten, dass der menschliche Geist nicht nur im Kopf sitzt, sondern durch Signalmoleküle im ganzen Körper verteilt ist. Emotionen werden zudem vom Gehirn selbst in Form von Gefühlsmolekülen erzeugt und können das gesamte System überlagern. Diese Erkenntnis erklärt, weshalb ein schwerer Konflikt gleichzeitig in Hirn, Psyche und Organ einschlägt und dort auch erkennbar ist.

Konstruktive und destruktive Interferenz kann zudem die Gedankenenergie die Proteinproduktion der Zelle mit allen ihren Funktionen aktivieren oder hemmen. Lässt man einen Stein in einen Teich fallen, wird die Energie auf das Wasser übertragen, die entstehenden Wellen sind Energiewellen. Lässt man mehrere Steine ins Wasser fallen, kann zwischen den sich ausbreitenden Wellen eine Interferenz entstehen. Wo sich die Wellen begegnen, entstehen zusammengesetzte Wellen. Diese Energie kann konstruktiv, also energieverstärkend, oder destruktiv, also energieabschwächend sein.

Hat man all das verstanden, erklärt sich der Placebo-Effekt fast von allein. So berichtet Lipton über eine Untersuchung des amerikanischen Gesundheitsministeriums. Demnach haben sich in einer Studie mit depressiven Patienten 32 Prozent nach Einnahme von Placebos besser gefühlt. Als der amerikanische Psychologe Irving Kirsch bei der Untersuchung der Wirksamkeit von Antidepressiva Daten klinischer Untersuchungen anforderte, wurde er massiv behindert. Erst nachdem er sich auf die verfassungsmäßige Informationsfreiheit berufen hatte, gaben ihm die Gesundheitsbehörden die Daten. Sein Ergebnis: 80 Prozent der Wirkung von Antidepressiva können dem Placebo-Effekt zugeschrieben werden. Der Unterschied zwischen der Reaktion auf das Medikament und der Reaktion auf das Placebo, so sein Fazit, sei klinisch bedeutungslos.

Interessant ist auch: Im Laufe der Jahre wirkten die Medikamente immer besser, obwohl sie selbst nicht verändert wurden. Durchaus aber das Marketing für sie. Geschickte Kampagnen schufen offenbar die Überzeugung, dass diese Medikamente besser helfen würden.

Noch interessanter ist der Fall des Chirurgen Bruce Mosley[9]. Er wollte wissen, welche Knieoperation seinen Patienten tatsächlich am besten helfen würde. Er teilte seine Patienten in drei Gruppen auf. In der ersten wurde der Knorpel abgeschliffen, in der zweiten das Gelenk gespült und in der dritten tat er nur so, als würde er operieren. Die Patienten wurden betäubt, der Arzt machte die üblichen Schnitte, ein paar passende Geräusche und nach 40 Minuten nähte er die Wunde wieder zu. Den Patienten aus allen drei Gruppen ging es anschließend besser. Mitglieder der Placebo-Gruppe konnten wieder wandern oder Basketball spielen. Einer ging vor der scheinbaren OP am Stock, später spielte er Fußball. Erst zwei Jahre nach der Operation sagten die Ärzte den Patienten, dass sie in Wahrheit gar nicht operiert worden waren.

Sind also Medikamente immer und auf jeden Fall falsch? Eine solche Schlussfolgerung wäre es mit Sicherheit. Denn tatsächlich kann man - mit dem Wissen um die Neue Medizin - Medikamente gezielt zur Hilfe einsetzen. Allerdings sollte man hier einen erfahrenen neumedizinisch geschulten Therapeuten zur Seite haben.

Ein Medikament greift massiv in das Energiemuster des Körpers ein. Es behindert das Sinnvolle Biologische Sonderprogramm. Manchmal stoppt es das, was der Neumediziner als Heilung und der Schulmediziner als Krankheit bezeichnet, sogar völlig. Beides kann manchmal erwünscht sein. Gerade eine sehr heftige Heilungsphase nach einem sehr langen und schweren Konflikt kann sonst tödlich verlaufen. Der Betroffene übersteht dann die epileptoide Krise, zum Beispiel einen Herzinfarkt oder einen schweren Asthmaanfall, häufig nicht. Hier könnte man den alten zynischen Spruch abwandeln: "Heilung optimal verlaufen, Patient tot."

Medikamente wirken auf alle Zellen im Körper ein. Ihre erwünschte Wirkung im speziellen Fall ist die auf das Gehirn. Der gewollte Effekt ist die Stressverstärkung. Der Körper muss aus der vagotonen Phase in die sympathicotone geholt werden. Hier helfen unter anderem Adrenalin, Noradrenalin, Cortison oder Penicillin. Neben der stressauslösenden Wirkung haben diese Mittel auch eine ödemmildernde Wirkung. Das Hirnödem wird kleiner. Die Gefahr, dass durch ein übergroßes Ödem das Hirn geschädigt werden kann, wird verringert.

Penicillin ist zum Beispiel ein sympathicotones Zytostatikum. Es wirkt nur wenig auf Bakterien - zumal diese sich als sehr lernfähig erwiesen haben und schnell anpassen - sondern vor allem auf das Hirnödem des Stammhirns. Hier hat es sich als sehr erfolgreich erweisen. In allen anderen Hirnbereichen ist laut Hamer Cortison das bessere Mittel der Wahl. Zusätzlich empfiehlt er je nach Schwere alle Antibiotika, Kopfschmerz- oder andere Mittel.[10] Zumindest in seinen Frühwerken, den sogenannten „Goldenen Büchern".

Selbst eine kurze und gering dosierte Chemotherapie kann hier den Patienten aus der gefährlich tiefen Vagotonie holen. Wohl gemerkt - diese Medikamente helfen nicht bei der Heilung. Aber sie helfen, die schwere Heilungsphase zu überstehen. Gewusst, wieso und warum, und richtig eingesetzt, können sie Menschenleben retten. Völlig falsch wären in dieser Phase allerdings beruhigende Mittel, besonders Morphium und ähnliches. Damit schläfert man die Betroffenen regelrecht ein.

Ernährung als Therapie
- Leben ohne Brot
- Wir haben das Fettsein dicke
- Wir haben das Hungern satt

Jedes Lebewesen hat, wie im vorhergehenden Kapitel gezeigt, seine eigene Energiesignatur. Jedes Lebewesen ist Energie. Kann es unter diesem Aspekt eine Rolle spielen, woraus diese Energieansammlung ihre Energie speist? Ist es egal, was Mensch, Tier oder Pflanze isst und trinkt? Über Ernährung werden seit Jahrhunderten Bücher geschrieben. Die verschiedensten Theorien treffen aufeinander, werden "bewiesen", empfohlen, propagiert. Die einen leben vegetarisch, die nächsten schwören auf Rohkost, die Industrie verkauft die fettarme Ernährung als Allheilmittel, ein wieder anderer schwört auf Möhrensaft.

Wir wollen uns diesem Reigen hier so nicht anschließen. Wir wissen, dass es eine Rolle spielt, woraus Mensch und Tier ihre Energie beziehen. Doch ist es uns kein Glaubenskrieg wert. Unter dem Blickpunkt Therapie gesehen ist die Ernährung allerdings einer der wichtigsten Aspekte. Dabei spielen die Beobachtungen eine Rolle, die der österreichische Arzt Wolfgang Lutz bereits in den 60er Jahren machte und in seinem Buch "Leben ohne Brot"[11] beschrieb. Ausgehend von einer kohlenhydratarmen Ernährung stellte er fest, dass viele Krankheiten "geheilt" wurden, verschwanden oder sich zumindest besserten.

Er selbst wurde auf diese Art und Weise seine Hüftarthrose, chronische Polyarthritis und Erschöpfungssyndrome los. In seinem Buch "Kranker Magen, kranker Darm" führt er dutzende weitere Krankheiten auf, die mit Hilfe der kohlenhydratarmen Ernährung "geheilt" werden konnten.

Die Deutsche Morbus Crohn/Colitis ulcerosa Vereinigung führte 1996 mit der Lutz-Diät die sogenannte Crohn-V-Studie durch, die diese Beobachtungen bestätigte. Und auch bei der Behandlung der sogenannten Epilepsie wird diese Ernährung erfolgreich angewendet. Tatsächlich hat Wolfgang Lutz etwas sehr Wichtiges beobachtet und entdeckt. Würde er die Neue Medizin kennen, würde er allerdings nicht glauben, dass er jemanden mit Hilfe der Ernährung "heilen" kann. Immerhin aber würde er erkennen, dass man mit Hilfe dieser Ernährung die Heilungsphase lindern kann, teilweise so stark, das sie kaum noch bemerkt wird.

Eine Erfahrung, die auch die Autoren dieses Buches seit mehr als vier Jahren selbst machen bzw. bei anderen Betroffenen beobachten. Tatsächlich verlaufen schwere Krankheiten, also heftige Sinnvolle Biologische Sonderprogramme, sanfter. Schmerzen nehmen ab oder verschwinden völlig. Heftige Blutungen,

Epikrisen oder Vereiterungen werden gemildert oder geschehen gar nicht mehr. Einzelne Vermutungen, dass die Heilungsphase durch diese Art der Ernährung gestoppt werde, können nicht bestätigt werden. Wäre das der Fall, würden Verletzungen nicht so schnell und problemlos verheilen, wie sie es häufig unter dieser Form der Ernährung tun.

Tatsächlich scheint das normale Level des SBS wesentlich niedriger zu liegen, als das heute in der Mehrheit der Fall ist. Die schweren Heilungsverläufe, die es gibt, sind unnatürlich. Geht man in die Geschichte der Erde zurück, müssen unsere Vorfahren wesentlich seltener an Magen- und Darmbeschwerden, Kopf- und Zahnschmerzen, Gelenk- und Knochenkrankheiten gelitten haben.

Zur Erinnerung: Das Wort Krankheiten ist hier schulmedizinisch gesetzt. Denn wir wissen dank der Neuen Medizin, dass das Konfliktgeschehen zweiphasig ist. In der konfliktgelösten Phase, die in der Schulmedizin als Krankheit bezeichnet wird, befinden wir uns in der Heilung.

Was ist nun die kohlenhydratarme Ernährung? Wolfgang Lutz propagiert nicht mehr als sechs Broteinheiten am Tag, das sind 72 Gramm Kohlenhydrate. Unserer Erfahrung nach braucht man sogar noch weniger. Kohlenhydrate sind nichts anderes als Zucker. Und Zucker stand den Menschen in der Steinzeit kaum zur Verfügung.

Überlegen wir, wovon sich diese Menschen ernährten. Sie sammelten Wurzeln und wildes Obst und Gemüse, aßen Nüsse und Fleisch. Das Obst aus dieser Zeit ist nicht mit dem unsrigen heute zu vergleichen, das über Jahrzehnte so gezüchtet wurde, dass es besonders viel Zucker enthält. Ihre Nahrung bestand somit ausschließlich aus Proteinen und Fetten. Die Menge an Kohlenhydraten muss so gering gewesen sein, dass sie sich in einem ständigen ketogenen Stoffwechsel befanden, dem Fettstoffwechsel.

Nehmen wir einen Menschen heute: Sofern er sich nicht seine gesamte Nahrung selbst zubereitet und auf Fertigprodukte ganz verzichtet, dabei dennoch nicht übermäßig Süßigkeiten isst, dürfte er auf eine Menge an Kohlenhydraten kommen, die bei etwa 300 Gramm am Tag liegt. Mindestens. Von den sogenannten Experten werden erwachsenen Frauen 343 Gramm pro Tag empfohlen, den Männern sogar 426. Mit einer solchen Menge lässt sich locker ein Marathon durchstehen. Die wenigsten laufen allerdings täglich einen Marathon. Jemand, der viele Fertignahrungsmittel kauft, wird übrigens unweigerlich noch mehr Kohlenhydrate aufnehmen. Selbst in jeder Wurst steckt heute eine Menge Zucker.

Nun sind wir zugegebenermaßen aus der Steinzeit heraus. Doch allein die Beobachtungen des Arztes Wolfgang Lutz, die sich mit unseren decken, zeigen, dass der menschliche Körper an diese Kohlenhydratmast offenbar nicht angepasst ist. Er verträgt sie schlichtweg nicht. Dass vor allem Gemüse und Obst für die Energieaufnahme nötig sind, ist übrigens ein bis heute nicht bewiesener Glaube, mehr nicht. Gegenüber dieser immer wieder heruntergebeteten Formel sollte man ähnlich kritisch sein, wie gegenüber den Rate-Diagnosen der Schulmediziner.

Bestes Beispiel hierfür sind die Inuit. Sie lebten und leben immer noch im ewigen Eis. Wenige siedeln in Gegenden, in denen für ein paar Wochen das Eis wegtaut. Kaum ein Grashalm kann in ihrer Heimat wachsen.

Nach den vorherrschenden Ernährungstheorien hätten sie ausgestorben sein müssen. Eine Ernährung, die ausschließlich aus Fleisch und Fisch besteht - und zwar aus sehr fettem, denn die Beutetiere verfügen alle über eine fette Speckschicht - müsste sie schwächen. Tatsächlich waren die Inuit eines der gesündesten und stärksten Völker als der Forscher Vilhjalmur Stefansson[12] sie Anfang des 20. Jahrhunderts kennenlernte und dann jahrelang mit ihnen zusammenlebte. Schwere Krankheiten waren völlig unbekannt.

Niemand wird glauben, dass nicht auch diese Menschen ihre Konflikte hatten. Doch die Kombination aus enger Gemeinschaft, die eine Isolation verhinderte, dem gefährlichen Leben, in dem der Tod nichts Unerwartetes war und den Anstrengungen, die ein Miteinander erforderten und gerade Revierkonflikte dadurch bedeutungslos werden ließen, dürften für die strotzende Gesundheit der Inuit eine Ursache gewesen sein. Und sollte dennoch einer dieser Menschen einen Konflikt erlitten haben, dürfte die kohlenhydratarme Ernährung die Heilungsphase so weit abgemildert haben, dass der Betreffende sie entweder gar nicht oder nur als kleine Lästigkeit wahrgenommen hat.

Das ist Vergangenheit. All das änderte sich mit dem Einzug der so genannten Zivilisation. Heute leben die Inuit nicht anders als die meisten Völker von Fertignahrung. Heute sterben sie nur noch selten auf der Jagd, dafür öfter an schulmedizinischer Behandlung ihrer "Krankheiten".

Die Beobachtungen von Lutz und Stefansson wurden bis heute nicht näher untersucht. Wer wirklich wissen will, ob sie zutreffen, muss es am eigenen Leib testen. Unseren Erfahrungen zufolge steht allerdings fest, dass eine kohlenhydratarme Ernährung zur Milderung der Symptome von SBS beiträgt. In vielen Fällen werden Konflikte noch nicht einmal bemerkt. Früher lebensgefährliche Heilungen werden dadurch so verträglich, dass sie keine Gefahr mehr darstellen. Selbst wer seinen Konflikt nicht lösen kann, kann sich mit Hilfe dieser Ernährung wieder wohl fühlen. Also auch, wenn die Ursache nicht verschwindet, so tun es doch die Symptome. Und mehr wollen die meisten Menschen ohnehin nicht. Sie wollen sich wohl fühlen. Was hilft eine "optimale Heilung" wenn der Patient dabei stirbt?

Kommen wir noch einmal auf die kohlenhydratarme Ernährung zurück. Die Autoren bevorzugen den kompletten Wechsel in einen anderen Stoffwechsel, nämlich den ketogenen oder Fettstoffwechsel. Grund hierfür ist die Erfahrung, dass nur dann auch die wirklich positiven Effekte erreicht werden.[13] Hat der Körper keine oder nur wenige Kohlenhydrate zur Verfügung, stellt er auf die Ketose um. Das heißt, er bildet Ketone. Diese versorgen den Körper mit Energie. Im Gegensatz zur vorherrschenden Lehrmeinung benötigt das Gehirn übrigens kein Zucker. Auch Ketone können die Blutschranke überwinden und das Hirn versorgen. Der Begriff Ketose ist im allgemeinen Gebrauch negativ belegt. Grund ist ein Irrtum. Hierbei werden Ketose und Ketoazidose miteinander verwechselt.

Unter einer Ketoazidose wird eine Stoffwechselentgleisung vor allem bei Diabetes vom Typ 1 bezeichnet. Dazu kommt es aufgrund des Insulinmangels. Aus Kohlenhydraten wird Glukose, also Zucker, gewonnen. Das Insulin macht es erst möglich, den Zucker aus dem Blut zur Energiegewinnung aufzunehmen. Ohne Insulin kann die Energie von den Körperzellen nicht genutzt werden.

Bei Diabetes aber wird kaum noch Insulin produziert. Der Zucker schwimmt ungenutzt im Blut herum, kann nicht vom Körper verwendet werden. Es kommt zu einem schnellen und rasanten Anstieg des Blutzuckerspiegels, einer Hyperglykämie. Der Körper verliert Flüssigkeit, Blutsalze und trocknet aus. Die Folgen können Herz-Kreislauf-Probleme und Bewusstseinsstörungen bis hin zum Koma sein. Dieser Zustand wird schnell lebensbedrohlich.

Eine Ketose[14] ist etwas völlig anderes. Dieser Begriff bezeichnet einen Stoffwechsel, der auf Fett basiert und fast ohne Kohlenhydrate auskommt. Selbst Eiweiß wird eingeschränkt, da der Körper dieses für die Gluconeogenese verwendet, das heißt, wieder Zucker daraus bildet.

Mit Fett kann er das nicht. Das Fett wird vom Körper anders verwertet. Es werden Ketone, Ketonkörper also, gebildet, die der Körper zur Energiegewinnung heranzieht. Das ist die Alternative zu den Kohlenhydraten. Man könnte Kohlenhydrate als Turbobenzin und Ketone als Diesel bezeichnen. Die Umstellung auf Ketone zur Energiegewinnung kann einige Zeit dauern. Das ist bei jedem unterschiedlich.

So wie der Kohlenhydratstoffwechsel für Schnelligkeit sorgt, sorgt die Ketose für Ausdauer. Sportler können plötzlich doppelt so lange laufen oder Radfahren, dabei bekommen sie meistens nicht einmal Muskelkater. Eine Ketose ist somit auch für Diabetiker ein wünschenswerter Zustand. Die einzige Gemeinsamkeit von Ketose und Ketoazidose ist das verstärkte Vorkommen von Ketonkörpern im Blut.

In beiden Fällen entstehen sie aus einem Mangel an Kohlenhydraten als Energiebasis. Doch bei der Ketoazidose ist dieser Mangel durch fehlendes Insulin verschuldet. Da der Diabetiker keines hat, kann er die vorhandenen Kohlenhydrate nicht nutzen. Seine Mahlzeit ist gewissermaßen dicht in Folie eingeschweißt und er hat nichts, um durch die Verpackung zu kommen. Sie ist aber dennoch da. Der Kühlschrank füllt sich und bald passt nichts mehr hinein, um im Bild zu bleiben. Dennoch verhungert man vor dem gefüllten Schrank. Hätte man Insulin - also ein spitzes Messer oder eine Schere für die Verpackung - könnte man die Nahrung essen.

Stattdessen bildet der Körper mit Hilfe der Leber nun in seiner Not Ketone, um eine Alternative bereit zu stellen. Eine kluge Entscheidung, die dem Diabetiker so aber auf die Schnelle nichts bringt, da sein Blutzuckergehalt im Körper deshalb nicht sinkt. Und auch die Verwendung von Ketonen muss geübt sein.

Verzichtet ein Diabetiker also von vornherein in seiner Nahrung auf Kohlenhydrate, kommt er erst gar nicht in diese Zwickmühle. Er muss kein Insulin bereitstellen, das die Kohlenhydrate verwertet, sondern setzt stattdessen auf den Fettstoffwechsel.

Statt in eine Ketoazidose kommt er in eine Ketose. Ein völlig normaler Stoffwechsel. In der DDR war das übrigens normal verbreitetes Allgemeinwissen. Das lag daran, dass es nicht so viel Insulin gab, wie heutzutage. Ärzte stellten ihre Patienten von vornherein auf eine kohlenhydratarme Ernährung um, damit der Körper kein Insulin verwenden musste, das die Bauchspeicheldrüse nicht mehr produzieren konnte, das also hätte durch Tabletten oder Spritzen zugeführt werden müssen. Der heute immer öfter zu hörende Rat "doch nur genügend Insulin zu spritzen" nützt vor allem der Pharmaindustrie.

Noch besser wäre natürlich, den zugrunde liegenden Konflikt eines Diabetikers zu lösen. Laut Hamer handelt es sich hierbei je nach Händigkeit bzw. Geschlecht des Betroffenen um den biologischen Konflikt des "sich Sträubens und sich Wehrens" gegen jemanden oder gegen etwas Spezielles oder einen Angst-Ekelkonflikt. Häufig reichen diese Konflikte weit in die

Kindheit zurück, sind nur schwer zu finden oder noch schwerer aufzulösen. In diesen Fällen dürfte ein Wechsel der Ernährung gegenüber dem Spritzen von Insulin die bessere Lösung sein.

Im konkreten Fall von Diabetes liegt der Zusammenhang zwischen Ernährung und Symptomlinderung klar auf der Hand. Bei anderen Konflikten ist das nicht so deutlich.

Warum verschwinden Magen- und Darmbeschwerden bei kohlenhydratarmer Ernährung, obwohl der Konflikt selbst nicht gelöst wurde oder auf einer Schiene läuft? Weshalb bessert sich Neurodermitis, obwohl der Trennungskonflikt weiter aktiv ist? Wieso spürt man eine Mittelohrentzündung kaum, die in früheren Fällen unerträgliche Schmerzen bereitete?

Hier können wir nur vermuten. Offenbar ist der natürliche Verlauf eines SBS bei weitem nicht so dramatisch, wie er heute tatsächlich in den meisten Fällen abläuft. Die Kohlenhydratmast hat offenbar auch die SBS aus dem Ruder laufen lassen. Der Mensch hat sich in zu kurzer Zeit von seiner natürlichen Art der Energiegewinnung weg bewegt und bezahlt das mit überstarken SBS und heftigen Epikrisen, die teilweise tödlich verlaufen. An dieser Stelle wird die Art der Energiegewinnung zu einem wichtigen Hilfsmittel in der Therapie. Man kann mit der Ernährung zwar nicht Konflikte verhindern oder lösen. Ihre Schwere beim Verlauf ist darüber aber gut zu steuern.

-notiz-

Zeugung, Schwangerschaft, Geburt
- DHS im Mutterleib
- SBS nach der Geburt

Das Leben beginnt lange vor der Geburt. Diese Erkenntnis musste sich - wie so viele - erst mühsam durchsetzen. Siegmund Freud sprach seinerzeit von infantiler Amnesie. Allgemein glaubte man damals, das Gehirn würde erst nach der Geburt seine Funktion aufnehmen. Bis dahin würden Föten weder Schmerzen noch Erinnerungen haben. Tatsächlich hat das Nervensystem des Embryos jedoch eine immense sensorische Kapazität und eine Art Erinnerungsvermögen. Neurologen nennen es implizites Gedächtnis. Mit anderen Worten - auch Embryonen können bereits Konflikte erleiden und sie tun es häufig auch. Viele Sinnvolle Biologische Sonderprogramme, die erst Jahre später einsetzen, haben ihren Ursprung im Mutterleib.

Erzählt sei dazu der Fall eines 16-jährigen Mädchens, das immer dann in Ohnmacht fiel, wenn es Blut sah. Eine kleine Schnittwunde oder Nasenbluten reichten aus, sofort lag sie flach. Ein Nachforschen bei der Mutter ergab schließlich den Ursprungskonflikt. Als sie im siebten Monat mit ihrer Tochter schwanger war, wurde ihr während einer Vollnarkose eine Zerklage gelegt, also der Muttermund mit einem Faden vernäht. Solche Eingriffe sollen Frühgeburten verhindern. Die Ohnmachten entpuppten sich im Nachhinein als Erinnerung an einen künstlichen Schlaf im Zusammenhang mit Blut. Nach dem Aufspüren des Konflikts hatte das Mädchen keine Ohnmachtsanfälle mehr.

Dieses Beispiel ist verhältnismäßig harmlos. Schwieriger wird es für das Ungeborene, wenn die Mutter sich im Dauerstress befindet. Häufig gibt es Probleme mit dem Partner, möglicherweise streiten sich die Eltern. Dazu kommen existenzielle Sorgen oder Trennungsängste. All diese Dinge werden an das Ungeborene weitergereicht. Es schmeckt, fühlt und hört bereits alles.

Es bekommt eine ordentliche Dosis Cortisol ab, wenn die Mutter in Stress oder Angst ist. Es hört unangenehme Geräusche, bei denen es Fluchtreflexe entwickelt und doch nicht entfliehen kann. Es fühlt Schmerzen, wenn seine Umgebung nicht mehr optimal ist, möglicherweise sogar medizinische Eingriffe gemacht werden, wie zum Beispiel das Absaugen von Furchtwasser, um dieses zu untersuchen. All diese Dinge können sich zu Konflikten entwickeln, die das Kind lösen muss.

Mütter, die eine schwere Schwangerschaft haben, sich nicht wohl fühlen, von ihrer Umwelt unter Druck gesetzt werden, haben häufig "kranke" Kinder. Sie haben im Alter von wenigen Wochen schwere Bronchitis, Magenbeschwerden, schreien ständig, leiden an Mittelohrentzündungen. Die Zahl der SBS nach der

Geburt sagt viel über eine Schwangerschaft. Dabei spielt es eine untergeordnete Rolle, ob die Mutter Alkohol getrunken oder geraucht hat. Wichtiger ist, was sie dem Kind vermittelt hat.

Ich erinnere mich an meine erste Schwangerschaft. Ich war viel zu jung, machte gerade mein Abitur und stritt mich zudem ununterbrochen mit dem Vater des Kindes. Es kam sogar zu einer Trennung. Zugleich achtete ich streng darauf, keinen Alkohol zu trinken, keine Zigaretten zu rauchen, sogar auf Kaffee verzichtete ich. Die neun Monate Schwangerschaft sind in meiner Erinnerung eine einzige körperliche und seelische Tortur gewesen. Als ich endlich meinen Sohn zur Welt brachte, glaubte ich, es hinter mir zu haben. Tatsächlich begann das Drama erst. Er hustete ununterbrochen, schlief kaum, hatte Polypen in der Nase und konnte deshalb nicht gestillt werden. Er litt an Bauchschmerzen, eine Mittelohrentzündung folgte der nächsten, dazu kamen diverse Mandelentzündungen und ähnliches.

Heute - im Nachhinein - ist mir die Ursache klar. Ich hatte derartig viele Konflikte während meiner Schwangerschaft an dieses empfindsame ungeborene Wesen weitergegeben, dass es vermutlich froh war, seinem Gefängnis und damit den Dauerproblemen zu entkommen. Als er es geschafft hatte, war die Folge eine schier endlose Reihe von Konfliktlösungen, die mein Sohn erdulden musste.

Doch nicht nur die Konflikte der Eltern, der Umgang der Umgebung, die fehlende Rücksichtnahme spielen hier eine Rolle. Auch äußere Einflüsse wie Geräusche können ein Ungeborenes in Konflikte stürzen.

Eine Ultraschalluntersuchung bedeutet zum Beispiel einen erheblichen Lärm, der im Mutterleib entsteht. Die Flüssigkeit in der Fruchtblase ist für Schall sehr viel leitfähiger, als es Luft wäre. Das Geräusch ist sehr laut. Das Baby kann diesem Lärm nicht entkommen. Es muss ihn erdulden. Wird das Geräusch als ein Konfliktschock mit dem Inhalt "Ich will das nicht hören" empfunden, gibt es Tinnitus. Das Kind kann bei ständigen Rezidiven taub auf die Welt kommen.

Auch andere Konflikte sind denkbar. Möglicherweise sträubt es sich dagegen, empfindet es also als ein Konflikt des "Sich-Sträubens". In diesem Fall heißt die Diagnose Diabetes mellitus. Bei einem Konflikt des "Nicht-Abwehren-Könnens" bekommt das Kind Neurodermitis, häufig an den Außenseiten der Arme und Beine. Bei einem Konfliktschock der "Angst im Nacken" verschlechtert sich die Sehfähigkeit. Bei vielen Rezidiven wird das Kind blind. Wenn man nun weiß, wie häufig viele Mütter eine Ultraschalluntersuchung machen lassen, nur um ihr Kind zu sehen, erklären sich deren SBS viel besser.

Der Wiener Arzt und ehemalige Leiter der Semmelweis-Klinik Dr. Alfred Rockenschaub meint in einem Gespräch, das die Budneszentrale für gesundheitliche Aufklärung veröffentlichte[15]:
"Was den Ultraschall betrifft, gibt es eine schon ältere norwegische Studie, die ergeben hat, dass mit Ultraschall beschickte Kinder vermehrt Lesestörungen haben. Auch bei uns soll fast ein Fünftel der Jugendlichen Schwierigkeiten beim Lesen haben. Angehörige der ersten Generation im Gefolge der geburtsmedizinischen Ultraschallvorsorge? Immerhinw erden bei diesen Untersuchungen auf die sich entwickelnden Hirnzellen Druckwellen losgelassen, die so stark sein müssen, dass die zurückgeworfenen Wellen in ein Bild in ein Bild umgewandelt werden können." Und weiter meint er, es wäre nicht das erste Mal, dass eine mangelhaft erprobte Methode auf breiter Basis routinemäßig in der Geburtsmedizin zum Einsatz komme. Auch den diagnostischen Wert schätzt er als gering ein.

Mütter können ihren Kindern mit angenehmen Tönen dagegen wirklich Gutes tun. Schwangere tun das oft unbewusst. Ist ihr Ungeborenes zu lebhaft, boxt und rumort, streicheln sie über den Bauch, reden sanft mit ihm, singen ihm etwas vor. Die Kinder werden fast augenblicklich ruhiger. Das genaue Gegenteil können sie beobachten, wenn sie zum Beispiel Staubsaugen. Dieser Krach kann ein Embryo in Panik versetzen.

Hamer beschreibt das sogenannte Kreissägensyndrom. Der Klang einer Kreissäge ähnelt demnach dem Schrei eines Löwen. Das Kind im Bauch der Mutter reagiert vielleicht mit einem Konflikt des "Nicht-weglaufen-Könnens" und kommt auf die Welt mit motorischen oder sensorischen Lähmungen der Beine.

Wir leben ständig mit solchen Geräuschen. Da röhrt der Staubsauger, dort knattert ein Moped, hier dröhnen Auto oder Hubschrauber. Wenn solche Ereignisse so massiv sind, dass sie mehrere Konflikte gleichzeitig verursachen, dann sind das bei einer bestimmten Kombination dieser Konflikte die Kinder, die mongoloid geboren werden, also mit dem sogenannten Down Syndrom. Die schulmedizinische Ansicht, dies sei ein "Gendefekt", ist laut Hamer falsch.

Bei Konfliktlösung werden demnach mongoloide Kinder wieder gesund und "normal". Sie wachsen, holen die Reife nach und sehen nach einiger Zeit so aus, als wären sie nie mongoloid gewesen. Tatsächlich beschreibt Hamer selbst einen solchen Fall. Die Tochter einer Ärztin war hier betroffen. Das Kind wurde mongoloid geboren. Nach Herausfinden der Konflikte und Lösung derselben entwickelte es sich allerdings völlig normal. Nur wenige Jahre später hatte das Mädchen nicht mehr das typisch mongoloide Aussehen. Es wurde eingeschult, wie alle anderen Kinder auch und erwies sich als sehr intelligent.

So wichtig die Schwangerschaft für die Entwicklung des Menschen ist, bereits die Zeugung könnte ähnliche Bedeutung haben. So schreibt T. Verny[16]: "Es ist ein Unterschied, ob wir in Liebe, Eile oder Hass empfangen werden, und ob die Mutter schwanger sein will." In vielen Naturvölkern gilt das als Selbstverständlichkeit. Die australischen Ureinwohner, die Aborigines, wenden dieses Wissen seit Jahrtausenden an. Bevor ein Paar ein Kind zeugt, reinigt es rituell Körper und Geist.

Einen ebensolchen Stellenwert hat die Geburt selbst. Gerade hier können viele Menschen sich schier unlösbare Konfliktschocks einfangen. Spielt es wirklich keine Rolle, wie ein Mensch auf die Welt kommt? Wird er mit einer Zange geholt oder per Kaiserschnitt, werden die Wehen gehemmt, weil angeblich Mutter und Kind noch nicht so weit sind? Welche Umstände wirken sich wie auf Mutter und Kind aus?

In Deutschland erblickt fast jedes dritte Kind nicht das Licht der Welt, sondern - nach einem Kaiserschnitt - das einer OP-Lampe. Das berichtet der Bund freiberuflicher Hebammen Deutschlands e.V.. Vor allem prominente Mütter gehen hier mit schlechtem Beispiel voran. Allzu oft werde vergessen, dass es sich beim Kaiserschnitt nicht um einen kleinen Eingriff, sondern um eine große Bauchoperation handele, die nicht nur unmittelbare Risiken berge, sondern auch Langzeitfolgen, die erst nach und nach entdeckt würden.

Auch die Erwartungen der Mütter werden nicht erfüllt. Viele Frauen fühlen sich nicht wirklich als Mütter. Auf gewisse Weise fühlen sie sich sogar betrogen. Die meisten Frauen wünschen sich nach einer Kaiserschnittgeburt, dass ihr nächstes Kind auf normalem Weg zur Welt kommt.

Bei den gesetzlich Versicherten gibt es laut einer Studie der Gmünder Ersatzkasse[17] zwei Prozent Frauen, die den Wunschkaiserschnitt angeben. 3,5 Prozent der Frauen, die einen "sekundären" Kaiserschnitt bekamen (d. h. die Wehen hatten bereits eingesetzt), waren in die Entscheidung nicht mit einbezogen. Diese Frauen hadern vermehrt mit diesem chirurgischen Eingriff.

Die Professorin Beate Schücking[18] von der Uni Osnabrück wertete einige tausend klinische Daten aus. Demzufolge stieg die Kaiserschnittrate in Deutschland von 15,3 Prozent 1991 auf 27 im Jahre 2005. In Skandinavien und Tschechien liegt sie unter 15 Prozent. Dramatisch angestiegen seien die medikamentösen Eingriffe, auch bei gesunden Frauen. Bei 25 Prozent wird die Geburt medizinisch eingeleitet, bei 40 Prozent aller Geburten werden Wehenmittel eingesetzt, 52 Prozent der Gebärenden bekommen einen Dammschnitt. Nur sieben Prozent aller Geburten im Krankenhaus erfolgen ohne geburtshilfliche Interventionen.

Die Primäre Sectio (wenn noch keine Wehen begonnen haben, mit dem das Kind seine Reife anzeigt, und dass es geboren werden will), hat in den letzten zehn Jahren einen steilen Anstieg zu verzeichnen. Indikationen sind Beckenendlage, "sonstige" Gründe (verdeckte Wunschkaiserschnitte, die von den Kassen bezahlt werden), Kaiserschnitt weil beim ersten Kind ein Kaiserschnitt durchgeführt wurde, Missverhältnis zwischen Kopf des Babys und Becken der Mutter.

Die unmittelbaren Risiken eines Kaiserschnittes sind Bauchschmerzen, Thromboemboliegefahr, mögliche Verletzung der Blase und der Harnorgane, mütterliche Todesfälle, Auswirkungen auf Folgeschwangerschaft, (Angst).

91,3 Prozent der Gebärenden wollen die Vaginalgeburt. Nur vier Prozent wollen einen Kaiserschnitt, meist aus Angst vor Schmerzen. 86,4 Prozent der durch Kaiserschnitt entbundenen Frauen wollen keinen Kaiserschnitt für das nächste Kind. Nur 13,6 Prozent würden noch einmal per Kaiserschnitt entbinden wollen.

Nun ist der Kaiserschnitt wohl die drastischste Methode einer "unnatürlichen" Geburt. Was, wenn die Geburt scheinbar natürlich erfolgt, tatsächlich aber subtil beeinflusst wird? Eine Therapeutin berichtet im Forum faktor-l.de von einem solchen Fall. Sie schreibt:

"Nach meiner therapeutischen Erfahrung gibt es sehr viele pränatal neurologisch gelegte Spuren, deren Auswirkungen sich später zeigen. Ich nenne solche Symptome Erinnerungssymptome, was den Hamerschen Schienen entspricht. Warum kann es sehr bedeutsam sein, nach der pränatalen Zeit und Geburt noch einmal zu fragen?

Es lohnt sich sehr, z.B. Geburtsberichte von den Kliniken anzufordern. Neulich hatte eine 38-Jährige Glück, die Akte war noch nicht vernichtet und sie bekam entscheidende Hinweise zu einem bedeutenden Aspekt ihrer Lebensgeschichte."

Der Urkonflikt, so führt sie weiter aus, könne wesentlich früher liegen, als man häufig glaubt. Im konkreten Fall geht es um eine Frau, die gerade durch eine beruflich wichtige Umschulungs-Prüfung gefallen ist. Die Therapeutin schreibt weiter:

"Sie ist niedergeschlagen und wirkt völlig resigniert. Sie beklagt, dass dieses nicht das erste Mal sei. Schon seit der Schulzeit sei es so gewesen: 'Ich strenge mich an und lerne und kämpfe mich vorwärts, und dann, im entscheidenden Augenblick bremst mich etwas, ich verliere den Faden und versage.'

Die Diagnose würde wohl lauten: SWE wegen durchgefallener Prüfung, wahrscheinlich Rezidiv. Wer weiß ob man einen Hamerschen Herd auf dem CT finden würde. Falls die Frau eine Konstellation hat, wäre das die Ursache für ihre seelische Verfassung..., so oder ähnlich.

Die Geburtsgeschichte sieht nun so aus:
Die Mutter der Klientin kommt mit regelmäßigen Wehen ins Krankenhaus. Die Geburt ist in Gang gekommen. Da aber alle Entbindungsplätze belegt sind, verabreicht man der Gebärenden einen Wehenhemmer. Nach mehreren Stunden erst kümmert man sich um die Frau. Jetzt gibt man ihr Wehenbeschleuniger und... nichts passiert. Nach vielen Mühen und weiteren Medikamenten wird das Kind schließlich mit einer Sauggocke ans Tageslicht befördert.

Das Zitat der Patientin von oben lautet: 'Ich strenge mich an und lerne und kämpfe mich vorwärts, und dann, im entscheidenden Augenblick bremst mich etwas, ich verliere den Faden und versage.' Das klingt wie ihr vertrautes Lebensmuster. Durch Kenntnis der Geburtsgeschichte fällt es wie Schuppen von den Augen. So ist es, wenn wir meinen, es bestünden keinerlei Risiken, wenn wir im Zusammenhang mit der Menschwerdung und Geburt hemmungslos manipulieren. Die Folgen trägt der Einzelne, die Verantwortlichen von damals kann niemand mehr haftbar machen."

Dem kann man sich nur anschließen. Ein erster guter Weg hier wäre, die Schwangerschaft und Geburt nicht mehr ins Krankenhaus zu verlegen. Eine werdende Mutter ist nicht krank. Hier geschieht das Natürlichste der Welt - es entsteht Leben. Für diesen Vorgang gibt es Helfer. Seit Jahrtausenden sind das die Hebammen. Ihre Aufgabe ist es, Schwangere, Gebärende und Mütter zu unterstützen.

Immerhin scheint sich diese Erkenntnis allmählich durchzusetzen. Ganz frisch ist ein entsprechender Passus im Rahmen der sogenannten Gesundheitsreform. Eltern müssen demnach in Zukunft die Betriebskostenpauschale für eine Geburt im Geburtshaus nicht mehr selbst zahlen. Im Rahmen der Gesundheitsreform wurde mit der abschließenden Zustimmung des Bundesrates auch die gesetzliche Grundlage für die Übernahme der Betriebskosten in von Hebammen geleiteten Geburtshäusern durch die Krankenkassen geschaffen. Nicht umsonst bezeichnet Karin Alscher vom Netzwerk der Geburtshäuser in Deutschland dies als einen "historischen Tag", der es Eltern endlich ermögliche, eine selbstbestimmte Geburt ihrer Kinder zu sichern.

Bisher waren die Eltern, die sich für eine Geburt im Geburtshaus entschieden hatten, benachteiligt: Während die gesetzlichen Krankenkassen für die Geburt in Kliniken die vollen Kosten übernehmen, konnten sie in Geburtshäusern bisher zwar die Hebammenleistungen erstatten. Die Betriebskosten mussten die Eltern aufgrund der rechtlichen Unsicherheit jedoch oft zum großen Teil selbst tragen.

Der Gang in ein Geburtshaus dürfte ein wichtiger Schritt sein, die Konflikte von Mutter und Kind einzudämmen. Ein liebevoller Umgang der Umgebung mit der künftigen Mutter während ihrer neunmonatigen Schwangerschaft ist mindestens genauso wichtig.

Eine Gesellschaft, die Elternschaft wie eine Krankheit behandelt, die enge Beziehung zwischen Kindern und Eltern nicht akzeptiert bzw. ignoriert, muss mit einer zunehmenden Zahl an "Krankheiten" rechnen. Die Häufung der Konflikte führt zudem mittelfristig zu einer Häufung der Konstellationen. Schizophrenie, Paranoia, Bulimie, Aggressivität - all diese Konstellationen sind biologisch nachvollziehbar, erklärbar und oft auch lösbar. Bei entsprechender Vorsorge müssen sie allerdings gar nicht erst entstehen. Die Vorbeugung beginnt lange vor der Geburt.

-notiz-

Therapie Bürgergehalt
- Massenkonflikte
- Individualkonflikte
- Konfliktlöser Bürgergeld

Wenn wir über Therapie in der Neuen Medizin sprechen, dann müssen wir auch über die Ursachen der Mehrzahl aller sogenannten Krankheiten sprechen. Woher kommen die Konflikte. Was verursacht ein DHS. Wie können wir unsere Konflikte lösen, unsere „Krankheiten" loswerden und künftige „Erkrankungen" vermeiden. „Vorsorge auf höherem Niveau," wie es ein Leser genannt hat. Wir werden dieser Forderung nachkommen. Jetzt und hier. Denn es gab noch nie in den letzten 100 Jahren eine ähnlich große Chance für eine echte „Gesundheitsreform".

Wenn wir die durchsetzen wollen, dann müssen wir uns einbringen. Alle! Denn wer die Neue Medizin verstanden hat, der weiß, der Patient bestimmt das Geschehen. Weit besser ist es, wenn wir das Geschehen bestimmen, bevor wir an Krebs oder sonst einer sogenannten Krankheit „leiden". In genau dieser Situation befinden wir uns jetzt. Unsere Waffe heißt Wissen. Und ich gebe Ihnen diese Waffe in die Hand. Keine Medikamente, schon gar keine Chemo. Unsere Waffen sind die soziale Intelligenz und die Kooperation. Die Kooperation mit denen, die bereit stehen, um die schlimmste Seuche der Menschheitsgeschichte auszumerzen. Die Bedrohung unserer Existenz durch unsere Gesellschaft.

Wenn es jemals eine Pandemie gegeben hat, dann hat sie nichts mit HIV/AIDS, BSE oder gar mit der nicht sehr eindrucksvoll erfundenen Vogelgrippe zu tun. Auch wenn man uns gerne so etwas vormachen will. Wer die Neue Medizin kennt, der wird über kurz oder lang selbst darauf kommen, woran unsere Gesellschaft krankt. Dieses „Virus" läuft unter dem Oberbegriff Hartz IV. Es ist die mangelnde soziale Absicherung und die damit verbundene Diskreditierung und Angst. Existenzangst! Die erleben wir zwar alle, aber dennoch nur in den seltensten Fällen gemeinsam.

Das Phänomen, dass ein Massenkonflikt individuelle Isolation hervorruft, ist bei einem schrumpfenden Arbeitsmarkt ähnlich plausibel, wie bei einem Tripper oder bei Syphilis. Der Faktor Scham treibt uns in die Isolation. Wenn uns die Arbeitslosigkeit, und damit meine ich fehlende Lohnarbeit, trifft, dann führt das in der Regel zu massiven Selbstwerteinbrüchen. Hinzu kommen die Existenzangst und erhebliche Revierkonflikte.

Den sprichwörtlichen Rest gibt uns der erste Kontakt mit dem Arbeitsamt, das jetzt ebenso irreführend Agentur für Arbeit genannt wird. Ein ähnlich treffender Titel, wie Obst- und Südfrüchte-Laden zu DDR-Zeiten. Damals gab es selten Obst und noch seltener Südfrüchte. So wie es bei der Agentur für Arbeit selten Arbeitsplätze gibt. Mit dem kleinen Unterschied, dass man in der DDR nicht in den Obst- und Südfrüchte-Laden gehen musste, obwohl man wusste, dass die Regale in der Regel leer waren. Niemand verlangte, dass man sich zum Deppen macht, indem man dennoch regelmäßig mit zwei Einkaufskörben dort erschien.

Anders ist es bei der Agentur für Arbeit. Trotz leerer Regale muss man dort regelmäßig erscheinen um den berüchtigten Gessler-Hut zu grüßen. Das ist demoralisierend und demütigend. Es macht uns krank. Wir müssen den Brocken immer wieder schlucken, um wenigstens ein Überleben auf niedrigstem Niveau zu sichern. Dieses Problem teilen wir zwar mit vielen Millionen, die ohne Lohnarbeit sind, und mit mindestens 25 Millionen, die um ihren Arbeitsplatz bangen, aber für uns hat es eine ganze Reihe von individuellen Auswirkungen. Diese isolativ erlebten Belastungen machen uns Krank. Wie und weshalb, erklärt die Neue Medizin. Viele von uns werden fett, weil wir einen Existenzkonflikt erleiden, aus der Situation nicht herauskönnen, und uns alles anekelt, was wir dabei erdulden müssen. Schulmediziner interpretieren das gerne als eine Folge von Bewegungsarmut, die aus der vermeintlich Lethargie erzeugenden Arbeitslosigkeit resultiert. Wer die Neue Medizin kennt, weiß es besser. Der „Existenz-/Flüchtlingskonflikt" hat uns voll im Griff, weil wir keinen Ausweg sehen. Zugleich haben wir einen beliebigen anderen Konflikt gelöst. In der neuen Medizin nennt sich das Syndrom. Die Folge: Wir werden scheinbar fett. Der Körper speichert riesige Mengen Wasser.

Herumturnereien, wie die Minister Ulla Schmidt und Horst Seehofer sie anpreisen und diverse Krankenkassen sogar finanzieren wollen, bringen uns während des Syndroms nicht weiter. Kohlenhydratarme Ernährung, die Umstellung auf den ketogenen Stoffwechsel, zeigt dagegen tatsächlich Wirkung. Der Körper leert die Wasser- und Fettspeicher, und reduziert dabei die Symptome des Syndroms.

Anmerkung:
Einen aktiven Flüchtlingskonflikt, der mit einer beliebigen Konfliktlösung zusammenfällt, nennt man Syndrom. Dem Oberbegriff „Angst um den Arbeitsplatz" folgen Individualkonflikte, vom Revierkonflikt bis zum Selbstwerteinbruch. Daraus resultieren, je nach persönlicher Prägung, Partnerkonflikte, Existenzkonflikte bis hin zum Todesangst-Konflikt.

Es gibt kaum ein SBS (Sinnvolles Biologisches Sonderprogramm), welches nicht durch Arbeitslosigkeit und die daraus resultierenden Folgen ausgelöst werden kann. Mit den Worten der Schulmedizin: „Arbeitslosigkeit macht krank!"

Natürlich ist es nicht wirklich das Fehlen von Lohnarbeit, sondern das Fehlen von Einkommen, was uns „krank macht". Und die absurden Blüten, die unsere Verwaltung treibt. Da wird von Amts wegen ein Zimmer der Wohnung versiegelt. Begründung: „Es stehen Ihnen als Hartz IV-Empfänger nur XX Quadratmeter zu. Die Wohnung ist zu groß..."

Mögliches Resultat:
Reviersorgekonflikt, Revierkonflikt, Existenzkonflikt, Brockenkonflikt und Selbstwerteinbruch

Schulmedizinisch:
Asthma, Herzinfarkt, Nierentumor, Magenkrebs/Darmkrebs, Bandscheibenvorfall/Leukämie

Da ist der manischdepressive paranoide Hartz IV Empfänger, dem die Schulmedizin seit zwei Jahren bescheinigt, dass er anfallartige Bewusstseinsstörungen hat. Phasen, in denen er Dinge tut, an die er sich später nicht erinnert. Dazu ein ausgeprägter Verfolgungswahn, der Fluchtreflexe auslöst. Er rennt oder rast (Auto/Rad) dann von Panik getrieben los. Wen verwundert es, dass er von seinem Betreuer bei der Agentur für Arbeit sinnvolle Umschulungsangebote bekommt. Baggerfahrer, Schwertransportfahrer und Stablerfahrer, sollte er nach dem sachkundigen Urteil seines Betreuers werden. Bei Weigerung droht man ihm mit Leistungsentzug. Den ersten Kurs verlässt er völlig verstört nach einer knappen Stunde. Trotz massiver Drohungen durch seinen Betreuer verlässt er den zweiten Kurs ebenfalls innerhalb der ersten Stunde. Den dritten Kurs tritt er nicht an. Stattdessen stellt er sich in der Nervenklinik vor, und wird dort aufgenommen. Jetzt laufen die Bezüge weiter.

Zwischenzeitlich bietet ihm die Agentur für Arbeit einen Job in einem Sägewerk an. Holz zuschneiden. Ein toller Job für Menschen mit der Neigung zu unvorhersehbaren Anfällen. Offensichtlich. Meint die Agentur für Arbeit. Und droht natürlich bei Weigerung mit Leistungsentzug. Automatisch. „Textbaustein!" Sagt der Betreuer.

Dieses Beispiel ist so extrem wie exemplarisch. Wir wollen nicht untersuchen, was dies an DHS'en ausgelöst hat. Nicht nur bei dem jungen Mann. Unsere Recherche ergab, dass sich mehrere arbeitsfähige Männer bei diesem Sägewerk beworben hatten. Zeitgleich. Sie wurden noch nicht einmal zu einem Vorstellungsgespräch eingeladen. Soviel zur Effizienz der Agentur für Arbeit. Besser und genauer: unseres Sozialsystems, dass sich in der Praxis noch immer an den längst vergangenen Zeiten der Vollbeschäftigung orientiert, von dem sich selbst als Hardliner bekannte Unionspolitiker schon vor Jahren verabschiedet haben.

Heinz Eggert (CDU) [19]
Mitglied des Sächsischen Landtags und Ex-Innenminister (FAKTuell-Interview 1999):
"Wer das VW-Werk besichtigt hat, in einer Riesenhalle nur fünf Arbeitern begegnet ist, wo früher 800 arbeiteten, der kann nicht an Vollbeschäftigung glauben. Wir erleben den Abschied vom Industriezeitalter. Das muss endlich realisiert werden. Neue Konzepte, die der Realität gerecht werden, müssen auf den Tisch."

2001 hatte mich eine Partei beauftragt das Konzept für ein „Bedingungsloses Grundeinkommen" zu erstellen. Unter dem Titel **Zeitgerecht – Bürgergehalt** habe ich dieses Konzept zum Buch erweitert und 2002[20] veröffentlicht. Unter Berücksichtigung aller greifbaren offiziellen amtlichen Zahlen, konnte ich nachweisen, dass jeder volljährige Bundesbürger sofort ein Bürgergehalt von 850 Euro beziehen könnte, ohne dass der Staat einen Cent zusätzlich aufbringen müsste.

Natürlich ein unbedingtes Bürgergeld. Deshalb habe ich es damals Bürgergehalt genannt. Denn jeder weiß, dass ein Gehalt nach der gelieferten Leistung bzw. erfüllten Bedingung ausgezahlt wird. Die einzige Bedingung für das Bürgergehalt ist, dass man Bürger dieses Landes ist. Es bedarf also keiner weiteren Bedingungen, die vom Empfänger zu erfüllen wären. Und, das ist wesentlich, jeder Bürger erhält das Bürgergehalt automatisch. Es wird keine weitere Bedingung daran geknüpft.

Knapp vier Jahre später hat Götz Werner, der Inhaber der dm-Drogerie-Kette, sein Bürgergeld-Konzept entwickelt und publiziert. Götz Werner kommt auf ein monatliches Bürgergehalt von 1.500 Euro. Ebenfalls ohne zusätzliche Belastung des Staatshaushalts. Das erreicht er durch einen einheitlichen Steuersatz auf alle Waren und Dienstleistungen. Was ganz nebenbei die Steuererklärung zum Kinderspiel machen würde.

Werner kalkuliert mit einem Steuersatz von 50 Prozent. Das mag sich im ersten Moment hoch anhören, relativiert sich aber nach seiner Rechnung dadurch, dass ein Unternehmer mit allen Lohnnebenkosten und Steuern auch bisher schon auf einen faktischen Steuersatz in dieser Höhe kommt. Bei Benzin und anderen Kraftstoffen wird sogar schon länger ein deutlich höherer Steuersatz berechnet.

2006 startete der CDU-Ministerpräsident Dieter Althaus[21] (Thüringen) die erfolgversprechendste Aktion. Sein Konzept für ein Bedingungsloses

Grundeinkommen, er nennt es Bürgergeld, ist ebenfalls ohne Zusatzkosten zu verwirklichen. Es weist monatlich 500 Euro für Kinder und 800 Euro für Erwachsene aus. Jeweils 200 Euro werden davon als Beitrag für die Krankenversicherung einbehalten. Die Kassen sollen verpflichtet werden, entsprechende Grundversorgungstarife anzubieten. Althaus arbeitet mit zwei Steuersätzen. 50 Prozent für Einkommen bis 1600 Euro, 25 Prozent für das Einkommen über 1.600 Euro im Monat. Pro Person. Ehegattensplitting entfällt. Wer bei Ehepartnern ohne Einkommen bleibt, erhält „sein" Bürgergeld. Unabhängig von der Einkommenshöhe des Partners.

Meldung:
Die CDU-Grundsatzprogrammkommission hat sich am 23. Oktober 2006 intensiv mit diesem Thema beschäftigt. Ministerpräsident Dieter Althaus stieß mit seiner Idee auf großes Interesse und großen Zuspruch. Am 26.März 2007 hat sich die CDU auf einem Symposium auf Einladung des CDU-Bundesvorstands intensiv mit dem Pro und Contra Bürgergeld beschäftigt. CDU-Generalsekretär Pofalla kündigte die Gründung einer Kommission unter dem Vorsitz von Althaus an, die das Thema weiter vertiefen soll.

Zitat:
» Ich streite für das Solidarische Bürgergeld, weil es freie Marktwirtschaft mit sozialer Sicherheit verbindet. Mit dem Solidarischen Bürgergeld gelingt es uns, die Soziale Marktwirtschaft zu erneuern. Freiheit, Gerechtigkeit, Sicherheit und Menschenwürde müssen gelten. Bei der Umsetzung sind die „Baugesetze" der Soziallehre zu beachten, die Oswald von Nell-Breuning geprägt hat: Solidarität, Subsidiarität und Gemeinwohl. Das Solidarische Bürgergeld schafft dafür einen zeitgemäßen und zukunftsfähigen Rahmen. Es ist die bedingungslose Hilfe zur Selbsthilfe. «
Dieter Althaus, Thüringer Ministerpräsident

Auf seiner Website heißt es weiter:

Wissenschaftliche Studien zeigen, dass das Solidarische Bürgergeld finanzierbar und umsetzbar ist. So haben mehrere Wissenschaftler unabhängig voneinander errechnet, dass allein die Einkommensteuereinnahmen ausreichen, um die Bürgergeldausgaben zu finanzieren.

Die wichtigsten Aussagen der Studie[22] von Thomas Straubhaar, Ingrid Hohenleitner, Michael Opielka und Michael Schramm sind hier kurz zusammengefasst:

Thomas Straubhaar, Direktor des Hamburgischen Weltwirtschaftsinstitutes (HWWI) und Ingrid Hohenleitner halten das Solidarische Bürgergeld von Dieter Althaus einschließlich der darin enthaltenen Gesundheitsprämie für solide finanzierbar. Die Studie weist nach, dass unter ungünstigen Annahmen das

Solidarische Bürgergeld kostenneutral zu finanzieren ist, unter realistischen Annahmen führt das Solidarische Bürgergeld zu einem Plus von 46 Mrd. € für die öffentlichen Haushalte.

Die Autoren sehen im Solidarischen Bürgergeld die Chance, den Staatshaushalt nachhaltig zu sanieren und den Sozialstaat auch für künftige Generationen wieder finanzierbar zu machen. In einer Simulation der Arbeitsplatzeffekte weisen sie nach, dass mit dem Solidarischen Bürgergeld bis zu 1,17 Millionen neue Vollzeitstellen geschaffen werden. Die größten Beschäftigungseffekte seien im Niedriglohnbereich zu erwarten.

Damit könnten viele heute arbeitslose Menschen in den Erwerbsprozess zurückkehren. "Durch entsprechende Löhne könnten neue Tätigkeitsfelder in wenig produktiven Bereichen erschlossen werden, etwa bei haushaltsnahen Dienstleistungen." Das Solidarische Bürgergeld mache auch Teilzeitarbeit praktikabler. So werde es einfacher, Beruf und Familie zu verbinden. Neben der Erziehungsleistung würden durch das Solidarische Bürgergeld auch andere Formen von Arbeit und ehrenamtlichem Engagement anerkannt und honoriert. "Das Solidarische Bürgergeld fördert einen Mentalitätswechsel, der sowohl die unternehmerische als auch die individuelle persönliche Freiheit stärkt."

Das Solidarische Bürgergeld wäre ein wichtiger Schritt auf dem Wege zu mehr gesellschaftlicher Solidarität, zu mehr Subsidiarität und zu mehr (sozialer) Gerechtigkeit. Zu diesem Fazit kommt Michael Schramm, Professor für katholische Theologie und Wirtschaftsethik an der Universität Hohenheim. Zudem würde das System der sozialen Sicherung auf eine ökonomisch tragfähige Basis gestellt und eine Belebung des Arbeitsmarktes sowie der unternehmerischen Kräfte bewirkt.

Durch die starke Anreizsetzung sei das Bürgergeld keine Faulenzerprämie, sondern viel stärker als das gegenwärtige Hartz-IV-System ein "aktivierendes Sprungbrett". Es schaffe damit ein "deutliches Plus an subsidiärer Befähigungsgerechtigkeit". Das Konzept ist dem "anthropologischen Realismus verpflichtet": es basiert nicht auf moralischen Appellen, sondern akzeptiert die Wirklichkeit.

Michael Opielka, Professor für Sozialpolitik an der Fachhochschule Jena, sieht in Althaus Modell "eine Art Kombilohn für alle". Ein Teil des Volkseinkommens werde auf alle verteilt. Mit einer "Mischung aus Pragmatismus und Idealismus" schaffe das Solidarische Bürgergeld einerseits einen „echten" Arbeitsmarkt, mache zugleich aber Teilzeitarbeit lohnend und sichere freiwilliges Engagement und Bildungsphasen ab.

Mit dem Solidarischen Bürgergeld führe die Lohndifferenzierung im unteren Einkommensbereich nicht mehr zu Armut.

Für Opielka, der sich seit den 80er Jahren als Vordenker der Grünen mit dem Thema Grundeinkommen beschäftigt, ist das Solidarische Bürgergeld von Althaus solide finanzierbar. Er hält die bisher – auch von ihm – vorgelegten Modellrechnungen für tendenziell zu vorsichtig: "Es gibt eine ganze Reihe von guten Gründen, die Finanzierbarkeit optimistischer zu interpretieren". Das Solidarische Bürgergeld werde eine erhebliche stimulierende Funktion für das wirtschaftliche Wachstum und Arbeitsplätze haben – beginnend mit einem nicht unerheblichen Rückgang der Schwarzarbeit.

Der gesundheitliche Aspekt kommt in diesen Ausführungen nicht zum Tragen. Das wundert uns nicht, denn die Verfasser sind offensichtlich im System der Schulmedizin verankert und springen gerade mit dem Althaus-Konzept über ihren Schatten. Sie sprechen sich durchgängig für die intelligente Lösung aus. Für das Bürgergeld. Das soll uns genügen.

Der Erfolg wird auch im Sinne der Neuen Medizin deutlich werden. Weil die Auslöser vieler DHS'e mit der Einführung des Bürgergelds verschwinden werden. Zwangsläufig. Aus diesem Grund steht dieses Thema in diesem NM-Buch unter dem Label Therapie und Vorsorge. Zumal es sich bestens dazu eignet, die Neue Medizin auch Einsteigern und sogar potentiellen Gegnern bekannt zu machen.

Die Plausibilität der Zusammenhänge zwischen existenziellem sozialem Druck und allen sogenannten Krankheiten ist zumindest auf der psychologisch geprägten Seite der Schulmedizin längst unumstritten. Mit der Neuen Medizin haben wir das Medium in der Hand, die Zusammenhänge zwischen psychosozialer Belastung und organischen Reaktionen deutlich zu machen. Sogar mehr als das. Mit dem Blick auf das sogenannte Bürgergeld/Bürgergehalt sehen wir auch das zurzeit denkbar beste Therapie-Instrument. Sowohl zur Rehabilitation, als auch im Bereich Vorsorge.

Wenn unsere Existenz durch ein unbedingtes monatliches Bürgergeld gesichert ist, mit dem eine (wenn auch bescheidene) Lebensführung ohne den Kampf um die knappen Lohnarbeitsplätze möglich ist, dann sind viele Krankheitsursachen (Konflikte) hinfällig, bzw. gelöst. Insbesondere zählt hier auch die vorsorgliche Vermeidung von DHS'en, weil ein breites „Angebot" von Ursachen entfällt.

Selbstwerteinbrüche, Revierkonflikte und „Angst im Nacken-Konflikte", die mit dem existenziell bedrohlichen Verlust eines Lohn-Arbeitsplatzes einhergehen, entfallen. Daraus bisher resultierende Probleme in der Partnerschaft werden so nicht mehr auftreten. Denn als Paar verfügt man über gesicherte 1.200 Euro monatliches Bürgergeld.

Ohne dafür irgendwo als Bittsteller auftreten zu müssen, der seine persönliche Wertigkeit genommen bekommt. Ohne bisher Erreichtes und Angespartes verbrauchen oder auflösen zu müssen. Ohne dafür die (gewählte) Heimat und seinen Freundeskreis verlassen zu müssen, um in einem anderen Bundesland einen Job antreten zu müssen, der auf Sicht meist ebenso unsicher ist, wie der frühere. Denn die Entwicklung macht vor keinem Standort halt. Das Problem Lohnarbeit ist ein globales.

Lohn reicht nicht –
mehr als 82.000 Menschen in Berlin erhalten für ihre Arbeit so geringe Löhne, dass sie vom Staat zusätzliches Geld als Unterstützung bekommen. Das geht aus einer am Dienstag veröffentlichten Antwort des Senats auf eine parlamentarische Anfrage hervor.
Demnach bezogen im Oktober 2006 mehr als 82.000 Berliner mit sozialversicherungspflichtiger Arbeit oder geringfügiger Entlohnung sogenannte ergänzende Arbeitslosengeld-II-Leistungen. Diese werden gezahlt, wenn das Einkommen nicht zum Lebensunterhalt reicht.
Quelle: FAKTuell.de WiB-News 20.06.2007

Wir sehen also, dass schon ein Großteil der arbeitenden Bevölkerung dem gleichen Druck ausgesetzt ist, wie arbeitslose Hartz-IV-Empfänger. Da funktioniert das Prinzip „Arbeiten um zu leben" ebenfalls nicht mehr. Wir können uns (mit der Kenntnis der Neuen Medizin) ein Bild davon machen, was diese Situation an sogenannten Krankheiten produziert.

LeseTipp:
Im Internet: zeitgerecht.de
Buch: Zeitgerecht – Bürgergehalt * Christopher Ray * ISBN 978-3831130177

Hinweis:
Zum Thema bedingungsloses Grundeinkommen – Bürgergeld/Bürgergehalt - erscheint im Herbst 2007 ein faktor-L Special im FAKTuell-Verlag.

-notiz-

Krankenhausreport
- Neumediziner als Patient
- Druck und Gegendruck
- Ein Fallbericht

Dass ein SBS in der Epikrise die Hilfe von Medizinern notwendig werden lassen kann, ist kein Geheimnis. Nur weil Neumediziner über ein anderes Wissen verfügen, bleiben sie nicht symptomfrei. Das Problem im akuten Fall ist, dass man als Patient mit sogenannten Schulmedizinern konfrontiert wird, die ihre ureigenste Interpretation und Behandlung sogenannter Krankheiten einbringen. Die Kompromissbereitschaft gegenüber Menschen mit einem anderen Wissensstand ist in solchen Situationen nicht sehr ausgeprägt.

„Wir arbeiten Basics ab", erklärt die Leiterin einer ‚Inneren Abteilung' eines Krankenhauses, „ da machen wir die wenigsten Fehler." Wäre ich mit diesen Basics einverstanden gewesen, dann hätte ich den Krankenhausaufenthalt wohl nicht überlebt. Die „wenigsten Fehler" bedeutet eben immer noch, dass Fehler gemacht werden. Meist sind diese „Basics" die Fehler. Jedes *„das machen wir immer so"*, ist ein Angriff auf das Individuum. Ein Angriff, der auch tödlich ausgehen kann.

Auf jedem Beipackzettel eines Medikaments kann man das in der Rubrik Nebenwirkungen (bekannte) nachlesen. Es gibt kein Medikament, das verlässliche Wirkungen für jeden Patienten verspricht. Und es gibt stets eine gestaffelte Liste von Nebenwirkungen. Dort wird die (bekannte) Wahrscheinlichkeit dieser Nebenwirkungen genannten Vergiftungen aufgeführt. Häufig ist dieses Nebenwirkungsrisiko höher und gefährlicher, als die sogenannte Krankheit und ihre Symptome. Noch häufiger findet man unter der Rubrik Nebenwirkungen genau die Symptome aufgeführt, die das Medikament lindern oder verhindern soll.

Sie glauben das nicht? Klingt ja auch nicht sehr überzeugend. Eher widersinnig und gar bösartig. Sehen Sie einfach mal selbst nach, wenn Sie irgendein verschreibungspflichtiges Medikament im Hause haben.

Ich gebe Ihnen natürlich ein nachprüfbares Beispiel anhand:
SPRIVA 18MIKROGRAMM
- Verkaufsinformationen -

Bereich: Lunge (Asthma, COPD)
Wirkstoff: Tiotropiumbromid
Hersteller: Boehringer Ingelheim Pharma GmbH & Co. KG

Wie wirkt der Inhaltsstoff?

Tiotropiumbromid wird bei der chronisch obstruktiven (verengten) Lungenerkrankung (COPD) eingesetzt.

Eine COPD ist eine Atemwegserkrankung, die durch chronische Atemnot gekennzeichnet ist. Hauptursache der COPD ist das Rauchen. 90 Prozent aller Menschen mit COPD sind Raucher oder Ex-Raucher.

Der Teer im Zigarettenrauch zerstört mit der Zeit die Schleimhaut der Atemwege. Die so geschädigte Lunge verengt sich und die Betroffenen bekommen kaum noch Luft. Ihre Leistungsfähigkeit fällt zunehmend ab. Eine COPD ist nicht heilbar.

In der Lunge regeln außerdem verschiedene Botenstoffe die Bronchienerweiterung oder -verengung. So sorgt zum Beispiel der Botenstoff Acetylcholin an den sogenannten Muscarin-Rezeptoren für eine Verengung der Bronchialmuskulatur.

Tiotropiumbromid ist ein langwirksamer Muskarinrezeptor-Antagonist, auch Anticholinergikum genannt. Er blockiert länger als 24 Stunden die Muskarin-Rezeptoren, sodass der Botenstoff Acetylcholin seine bronchienverengende Wirkung nicht entfalten kann. So bleiben die Bronchien auf Dauer erweitert und die Atmung wird verbessert.

Da der Wirkstoff inhaliert wird, entfaltet er seine Wirkung direkt am Bestimmungsort. Nebenwirkungen an anderen Organen sind deshalb selten.

Der Vorteil dieses Anticholinergikum ist, dass man es nur einmal pro Tag anwenden muss.

Und jetzt aus dem Beipackzettel – Nebenwirkungen:

Wie alle Arzneimittel kann SPIRIVA18Mikrogramm Nebenwirkungen haben. Bei der Bewertung von Nebenwirkungen werden folgende Häufigkeitsangaben zu Grunde gelegt:
- sehr häufig: mehr als bei 1 von 10 Patienten   (>10%)
- häufig: mehr als bei 1 von 100 Patienten   (1 - 10%)
- gelegentlich: mehr als bei 1 von 1000 Patienten   (0,1 bis 1%)
- selten: mehr als 1 von 10.000 Patienten   (0,01 – 0,1%)
- sehr selten: 1 oder weniger als bei einem von 10.000 Patienten (<0,01%) einschließlich Einzelfälle

Hier die Originalreihenfolge:
Gelegentlich: Allergische Reaktion
(z.B. Hautausschlag, Nesselsucht, Juckreiz und Schwellungen der Haut und Schleimhaut)

Sehr häufig: Trockener Mund (ca. 14%)
Die Mundtrockenheit ist meist leichter Natur und verschwindet häufig bei Fortführung der Therapie.
Häufig: Verstopfung
Mit fortgeschrittenem Alter ist ein vermehrtes Auftreten von trockenem Mund und Verstopfung möglich.
Gelegentlich: Beschleunigter Herzschlag, Herzklopfen
Einzelfälle: Herzrhythmusstörungen (starke Beschleunigung des Herzschlages, die von den Vorhöfen ausgeht [supraventrikuläre Tachykardie] und Vorhofflimmern.)
Häufig: Hefepilzinfektion
Häufig: Entzündung der Nasennebenhöhlen, Rachenentzündung, Nasenbluten
Gelegentlich: Harnverhalt, Schwierigkeiten beim Wasserlassen

Als Nebenwirkung der Wirkstoffklasse sind erhöhter Augeninnendruck (Glaukom), unscharfes Sehen und Halstrockenheit bekannt. Ferner wurden bei SPIRIVA18MIKROGRAMM lokal Reizungen der oberen Atemwege beobachtet.

Wie andere Medikamente zur Inhalation kann Tiotropiumbromid inhalationsbedingte Verkrampfungen der Atemwege auslösen.
Nach der Markteinführung erfolgten Berichte über:
Übelkeit, Heiserkeit und Schwindel.

Nur zur Erinnerung:
Tiotropiumbromid wird bei der chronisch obstruktiven (verengten) Lungenerkrankung (COPD) eingesetzt.

Ich erhielt SPIRIVA im Krankenhaus, nach einem diagnostizierten Herzinfarkt währen eines *Status Asthmaticus*, also eines hochdramatischen anhaltenden Asthmaanfalls, neumedizinisch die Epikrise von Bronchial- und Kehlkopfasthma zugleich.. Natürlich ohne Beipack, und als angebliches Cortisonderivat. („*Wie Symbicort – nur besser!*") Wenn Sie sich unter diesem Aspekt nochmals die möglichen Nebenwirkungen durchlesen wollen...

Herzrasen, trockener Mund, Dauerhustenreiz und Rachenentzündung hatten mich gleich erwicht. Die Nasennebenhöhlen folgten. Nachdem ich aus der Intensivstation entlassen wurde, habe ich SPIRIVA abgesetzt. Die Symptome verschwanden innerhalb von 48 Stunden.

Status Asthmaticus

Frühredaktion. Das bedeutet, nach Mitternacht alle eingegangen Meldungen unserer weltweit verteilten Redakteure abzurufen, zu redigieren und dann zu veröffentlichen. An diesem 7. Dezember 2006 kam ich gegen 0:15h in die Redaktion. Schon seit dem späten Nachmittag am Vortag hatte ich in immer kürzeren Abständen auftretende Asthmaanfälle. Das war mehr lästig als bedrohlich. Die Situation war nicht neu.

Vier Jahre ist es her, seit ich den ersten schweren "Asthma-Anfall" hatte. Der Auslöser ist bekannt, die Schiene ermittelt - was die Eskalation nicht verhindern konnte. Ein bekannter Fakt in der Neuen Medizin, wenn der Konflikt nicht aufgelöst werden kann, weil die Ursache weiter besteht. Rein rational ist dann der Konflikt nicht auflösbar.

Rückblick:
Im Mai habe ich während eines Afrikaaufenthaltes mein Cortison-Spray ausgeschlichen. Sollte man nicht tun, bevor die Epikrise aufgetreten und ausgestanden ist. Doch das weiß ich erst mit Sicherheit seit dem 7. Dezember.

Eines der Probleme in der therapiefreien NM:
Konflikte zu lösen reicht nicht (immer) - manchmal ist das nur destruktiv...
...oder sogar tödlich.

Dr. Hamer irrte, als er mir sagte: *"Mutter Natur kann man nicht verbessern..."* Der ist es bei der Vielzahl an Testpersonen nämlich ziemlich egal, ob du überlebst. Es bleiben stets hinreichend viele Einzelexemplare übrig, die den Fortbestand der Art sichern. Die Natur interessiert sich nicht für das Individuum, wenn die Art nicht gefährdet ist.

Ergo: Ich habe jedes Recht (und meinen Freunden gegenüber die Pflicht), Mutter Natur in ihr uninteressiertes Spiel zu pfuschen.
Denn es geht um mich...
...ganz subjektiv um mich! (Alternativ um Sie...)

Wenn Überleben ein Synonym für verbessern der eigenen Situation ist, dann wähle ich diesen Weg. Um der Herr des Verfahrens zu sein, wie die NM es verlangt, muss ich mich gegen alles stellen, was mir diese "Herrschaft" streitig macht - ob "Mutter Natur" oder (SM-)Ärzte! Und das geht.

Donnerstag 7.12. 2006 - 0:40h
Zunehmende Atemnot - Hustenkrämpfe, Schnappatmung mit Sauerstoffunterversorgung.
Kontrollmechanismen/Atemtechniken versagen - Herz stark belastet

Gegen 1:15h Notarzt gerufen
Symptome:
Starke Schmerzen im Brustbereich - unregelmäßiger hoher Puls
Schweißausbrüche - Luftmangel

Notarzt setzt "Krampflöser" (Prednisolon und was auch immer) - recht erfolglos. Atmung steigt von etwa 10% Lungenvolumen auf ca. 20/25%
Nicht gut, aber besser.

Diagnose: Status Asthmaticus
Einlieferung in Krankenhaus ist notwendig. Der Notarzt verlangt, dass ich mich auf die Bahre im Krankenwagen lege.
Begründung: „Das verlangt die Versicherung bei jedem Krankentransport."
Muss mich gegen Liegendtransport-Anweisung durchsetzen.
Jede Verlagerung in die Horizontale verstärkt die Atemnot.
Wir schließen einen Kompromiss. Ich werde auf einen Sitz geschnallt, und in sitzender Haltung transportiert.

Gegen 1:30h : Notaufnahme Carolus-Krankenhaus
Status mit Röntgen - Ärztin vermutet Herzinfarkt (nach EKG).
Einlieferung auf Intensivstation.

Die Einstellung und die Methode der Ärzte

Ein paar Worte vorab zum Thema Symptome bei Status asthmaticus:
Extreme Atemnot - lebensgefährlich!
Patient (auch ich) neigt mit zunehmender Dauer zu Panik...
Panik schaukelt sich in den (fast) unkontrollierbaren Kreislauf
Atemnot-Panik-gesteigerte Atemnot-gesteigerte-Panik etc..

Das Herz wird in dieser Phase, die durch eine rapide Senkung des Sauerstoffanteils im Blut gekennzeichnet ist, übermäßig beim Pumpen angestrengt - ähnlich wie ein makelloser Motor, dem man plötzlich bei Volllast die Ölwanne leert bzw. wegzieht.

Für einen "geübten" Asthmatiker gibt es jetzt nur ein Ziel: Mehr Luft!
Dafür gibt es Notfallmedizin (z.B. Berodual und/oder Prednisolon) plus externe Sauerstoffzufuhr.

Mir erzählt die Oberärztin etwas von *"Sofort einen Herzkatheter legen"* weil *"Sie sonst ihren schweren Herzinfarkt nicht überleben..."*

Anmerkung.
Mehrere EKG in kurzen Abständen sollen den Verdacht eines schweren Herzinfarktes eindeutig belegt haben –
"Zweifel gibt es keine!" (lt. Oberärztin M.)

Ich japse (LUFTMANGEL!):
"Nein! Das Herz spinnt wegen der Überlastung durch den Asthma-Anfall!
Kümmern Sie sich darum, dass ich wieder Luft bekomme - vergessen Sie den Katheter!
Status Asthmaticus und horizontale Lage für Herzkatheter und Transport...
Mit einem Hammer erreichen Sie das gleiche Ergebnis etwas unkomplizierter!"

Oberärztin M.: "Aber Sie überleben das nicht, wenn..."

Irgendwie habe ich das unbestimmte Gefühl meinen Sympathiebonus aufgebraucht zu haben...

Ich: "Doch! Sorgen Sie dafür, dass ich wieder Luft bekomme!
Den Rest bekomme ich geregelt. Wenn Sie über einen Herzkatheter diskutieren wollen, gern, wenn ich wieder Luft bekomme, können wir in ein paar Wochen darüber diskutieren.
Kümmern Sie sich jetzt BITTE darum, dass ich wieder Luft bekomme.
Wie wäre es mit Kortison!?"

Bekomme ich - mit Verzögerung. Prednisolon!

Ein Anfang. Nur mit der Luft funktioniert es noch nicht so...
Die Ärztin lässt Anti-Thrombosespritzen setzen. Ich lasse es zu.

Wenn man in einer etwas atemlosen lebensgefährlichen Situation auf der Intensivstation landet, dann ist man partiell eben nicht "Herr des Geschehens".
Man muss Prioritäten setzen.

Meine lauteten ganz klar: Mehr Luft - weniger SM-Aktionen.

Beim Kampf um mehr Luft und der Abwehr des Herzkatheters sowie diverser Medikamente, konnte ich die harmloseren Anti-Thrombose-Spritzen im Trubel des Geschehens nicht abwehren.

Unsinnigerweise erhielt ich zur Atemhilfe per Dampf-Inhalation Mittel angeboten, die zu starken (schmerzhaften) Herzaktivitäten führten, so dass ich die Anwendung nach wenigen Minuten verweigerte.

Die Reaktion der Ärzte war interessant:
"Das hilft immer bei Asthma, Bronchialdisfunktionen und Lungenkrankheiten..."
"Bei mir nicht", entgegnete ich. "Schauen Sie meinen Puls an (rast!)."
"Immer!!!", entgegnet die Ärztin, und unterstellt mir "subjektive Wahrnehmung".

Ich inhaliere ein paar mühsame Atemzüge, verweise auf die Pulsanzeige am Überwachungsmonitor, atme (sehr mühsam) ohne Inhalator, und verweise auf die (objektiv!) deutlich niedrigere Pulsfrequenz.
"Aber *eigentlich* IMMER...", murmelt die Ärztin, unterstützt von einem kräftigen "IMMER!!!" der Jungschwester.
Ich schalte den Inhalator ab.

Die Schwester erklärt mir die Krankenhausregeln:
"An- und Abschalten, sowie jegliche Handhabung der Geräte ist nur Krankenhauspersonal gestattet...
...überhaupt haben nur die Ärzte und Schwestern hier das Sagen. Auch bei Medikamenten."

Ich bringe einen vertraut-vertraulichen Ton in unsere Diskussion:
"Sorgen Sie einfach dafür, dass ich wieder Luft bekomme. Mit Kortison und Sauerstoff..."

Ich glaube, so richtig mögen mich hier weder Ärzte noch Schwestern...
...bis auf ein paar wenige Ausnahmen - aus der nächsten Schicht.

Ein schnöseliger junger Arzt kommt,
eine nette Schwester folgt ihm kurzfristig.
Während er im "Ruf-mich-an-Ton" permanent repetiert: "Wieso lehnen Sie den Herzkatheter ab?", stellt sie sich freundlich vor. Seinen Namen erfahre ich nicht.

"Akzeptieren Sie es und kümmern Sie sich darum, dass ich wieder Luft bekomme", antworte ich - wiederholt...
"...wir unterhalten uns darüber, wenn ich genug Luft habe um zu diskutieren!"
Er repetiert...
Anonym.
Am Sonntag wird mir Oberärztin M. sagen: "Das war irgendein Diensthabender..."

Nach etwa 10 Minuten gibt er es auf. "Wenn die Luft ausbleibt, dann gibt es eine Ketanest-Narkose," lässt er im Raum stehen, bevor er spurlos verschwindet.

Kenn ich. Ketamin nehmen Narkoseärzte wenn sie high werden wollen. Ich hab's nicht so mit Drogen, wenn es weder Tabak, Alkohol, noch Kaffee sind.

Die Krankenschwester bietet mir eine interessante Alternative an: "Sauerstoffangereicherte Luft, die mit Druck per Maske das Atmen unterstützt. Hilft in vielen Fällen. Auch häufig bei Status Asthmaticus," versichert sie mir - glaubhaft.
Daran halte ich mich die nächsten 15 Stunden fest.
Funktioniert!

Die Sauerstoffsättigung meines Blutes steigt von 82% kontinuierlich auf 98/100%.

Nach etwa zehn Stunden kann ich wieder bis in den Unterbauch atmen. Erstmals seit gut 46 Monaten.

Es gelingt mir, auch ohne Atemhilfe, durch kontrollierte Tiefenatmung auf eine Sättigung von 96% zu kommen. Bei reiner Reflexatmung lande ich bei 86/88%.
Auch eine deutliche Verbesserung.
Ich kontrolliere das am angeschlossenen Vital-Funktions-Kontroll-Monitor.

Freitag - Morgenvisite.
Oberärztin M. bringt Klinikchef Professor B. zur Visite mit.
B.: "Sie müssen unbedingt zum Herzkathetersetzen, sonst sterben Sie in den nächsten Stunden."

Standard-Antwort: "Sorgen Sie dafür, dass ich wieder richtig Luft bekomme, dann können wir uns in ein paar Tagen darüber unterhalten, weshalb ich keinen Herzkatheter setzen lasse."

B.: "Es ist Ihnen schon klar, dass Sie in den nächsten Minuten durch Herzkammerflimmern sterben können, und ganz sicher die 48-Stunden-Frist nicht überleben werden, wenn Sie sich keinen Herzkatheter..."

Ich: "Das passiert nicht. Verlassen Sie sich darauf. Ich kenne die Mechanismen und ich kenne meinen Körper. Ich brauche nur eine stabile Atmung. Also sorgen Sie einfach dafür, dass ich wieder richtig Luft bekomme."

Oberärztin M.: "Sie bekommen aber schon wieder besser Luft...?!"
Ich: "Stimmt! Seit mir die Schwester diese Atmungshilfe gegeben hat.
Richtig eingesetzt bringe ich es auf eine Blutsättigung von 98 bis 100%."

"Subjektive Wahrnehmung", murmelt Prof. B. Oberärztin M. zu.

Ich schalte das Gerät aus. Niemand protestiert mehr, dass ich selbst Hand anlege. Der Monitor sackt auf 84% Blutsättigung ab, innerhalb von wenigen Atemzügen. Ich weise die Ärzte darauf hin. Die schauen sich an. B. murmelt wieder abwertend "subjektiv".

Ich nehme ein paar Züge aus dem Gerät, das momentan nur reine Druckluft ohne Sauerstoffanreicherung liefert. Die Blutsättigung steigt auf 98%. Bleibt dort stabil, steigt während meiner Sprechpausen, währenddessen ich ein paar tiefer Züge nehme, wieder auf 100%.

"Jaja," grinse ich," ganz objektiv subjektiv!"

Professor Dr. B´s. Minenspiel zeigt, dass ich nicht zu seinen Lieblingspatienten gehöre.

Macht nichts. Mir geht es nicht um Sympathiepunkte - nur ums Überleben.

Beide versuchen jetzt massiv meine Frau zu beeinflussen, mich doch zum "lebensnotwendigem Herzkatheter" zu überreden. Sie drohen mit meinem unabwendbaren Tod, wenn sie mich nicht dazu überreden wird.

Meine Frau bleibt gelassen. Ihr: „Machen Sie doch einfach was mein Mann von Ihnen erwartet. Sorgen Sie dafür, dass er wieder Luft bekommt", erstickt jede weiter Herzkatheter-Diskussion.

Resultat der Visite:
Wenn ich nicht bis zum nächsten Morgen abgenippelt bin, dann werde ich auf die "Innere" verlegt.
Aber ich werde jetzt ganz sicher in den nächsten 16 Stunden an meinem Herzinfarkt sterben, versichern beide Ärzte...
...Professor B. mit einem etwas beleidigtem störrischen Unterton.

Ein dritter Arzt, der mich von meinem ersten "Besuch" vor vier Jahren kennt, wiederholt und notiert:
"Wenn der Patient die 48-Stunden-Frist überlebt, kommt er auf die Innere. Ist das OK?"
Keine Antwort.

Er: "Ich schreib das jetzt auf. OK???"
Er erntet ein mürrisches "JA" von den Beiden, und grinst mich kurz an.
Wie gesagt, wir kennen uns, und er erinnert sich an meine Dialoge mit dem damaligen Chef der Inneren. Der ist mittlerweile Chef in einem anderen Krankenhaus. Leider.

Auch die definitive 48-Stundenfrist habe ich überlebt - offensichtlich.
Professor B. scheint mir das zu verübeln - er greift ab sofort zum Handy, wenn wir uns zufällig begegnen...
...dreht ab, und verschwindet in die nächste Nische oder das nächste Zimmer.
Anscheinend bin ich tatsächlich für ihn gestorben...

Ein freundlicher Pfleger holt mich ab, und bringt mich auf die Innere.
Dabei outet er sich als Kenner meiner Poeten-Site.

Auf der Inneren bekomme ich ein nettes Doppelzimmer - zur Einzelnutzung. Schwestern und Pfleger sind sehr freundlich, aufmerksam und unaufdringlich. Meine "Vorgeschichte" auf der Intensivstation ist bekannt - man respektiert mein Verhalten...
...hin und wieder kommt es zu klaren Sympathiekundgebungen.
Das schreibe ich eher dem Hierachiebewusstsein (-gehabe) des Professors, als meiner Person zu. Er hat halt ein positives Umfeld für mich geschaffen...

Man lässt mir Zeit, mich zu erholen.
Sonderangebote, wie Herzkatheter oder Darmspiegelung (weil ich darauf ein Anrecht hätte), werden mir nicht weiter unterbreitet. Unnötige Medikamente, bzw. was ich dafür halte, setze ich ab - ohne Widerspruch des Krankenhaus-Personals.

Sonntag - 10. Dezember 2007
Überraschend besucht mich die Oberärztin M.
Sie kommt alleine, also ist es keine offizielle Visite.

"Sie haben Recht, Sie kennen Ihren Körper tatsächlich. Besser, als das ein Arzt könnte. Gratuliere", geht Sie gleich in die Offensive.

Ich: " Das ist nett, aber weshalb konnten Sie das nicht auf der Intensivstation in Erwägung ziehen?"

Dr.M.: "Wir wenden immer unsere Basics an, da machen wir die wenigsten Fehler. Aber Sie haben sich ja durchgesetzt."

Mit Plaudern oder Smalltalk könnte man die restlichen 20 Minuten treffend beschreiben, in dem sie immer wieder betont, wie gut es ist, dass ich meine "Linie" durchgehalten und durchgesetzt habe. Sie, und alle anderen Entscheidungsträger der Klinik, werden sich dennoch auch in Zukunft an ihre "Basics" halten...
"...da machen wir die wenigsten Fehler!"

Hamers Entdeckung kennt sie schon. Aber eher oberflächlich. Im Klinikbetrieb müsse man sich an Basic halten. Ein Synonym für Schulmedizin. Auch hätte sie den Eindruck, dass Dr. Hamer doch sehr dogmatisch sei.

„Nicht dogmatischer, als Ihr Professor", entgegne ich. Sie schweigt. Entgegnet nach einer längeren Pause: „Wir müssen uns halt an die Basics halten."

„Als Patient bestimme ich die Therapie und die Methode. Das ist mein verbrieftes Recht", betone ich nochmals.

Sie antwortet unerwartet schnell: „Das stimmt. Das ist Ihr Recht. Aber wir müssen Ihnen unsere Basics anbieten. Und dabei alle Konsequenzen aufzeigen, die wir aus unserer Sicht erwarten, wenn Sie nicht einverstanden sind. Wenn Sie dann noch auf Ihrer Meinung bestehen, dann haben wir keine Verantwortung mehr für das Resultat."

Sie vermutet, dass Dr. Hamer seine Approbation entzogen bekommen hat, weil er den Patienten keine Wahl anbieten wollte, nur „seine Neue Medizin".

Meine Vermutung, dass man Professor B. und allen Ärzten, die den Patienten keine Wahlmöglichkeit lassen, sondern nur „Basics abarbeiten, nach dieser Logik ebenfalls ihre Zulassung verlieren müssten, lässt sie unkommentiert.

Wir einigen uns: Montag gehe ich nach Hause.

-notizen-

Hausarzt und Patient
- Selbstbestimmung
- Kooperation

Wenn Sie die Neue Medizin kennen (und verstanden haben), dann wissen Sie, dass es häufig die Notwendigkeit gibt, sich mit einem Schulmediziner auseinanderzusetzen, und mit ihm zu kooperieren. Sei es nur aus dem Grund, dass Sie eine Krankschreibung benötigen, weil die vorhandenen Symptome sie arbeitsunfähig machen. Unser System verlangt dann die von einem niedergelassenen Arzt ausgestellte Arbeitsunfähigkeitsbescheinigung.

Es gibt zwei Wege, um dieser „Pflicht" nachzukommen. Der übliche, und unsinnige, ist der, Medikamente anzunehmen und so zu tun, als würden Sie sie tatsächlich nehmen. Der Weg des geringsten Widerstands. Dabei kann man die erstaunliche Erkenntnis sammeln, dass man unterschiedlichste Medikamente erhält, wenn kein sogenannter *Heilungsfortschritt* festzustellen ist. Medikamente, deren Beipackzettel im Vergleich dem Anspruch der sogenannten Schulmedizin, zu wissen was man tut, nicht standhalten.

Insbesondere, was man bereit ist, an Nebenwirkungen in Kauf zu nehmen, wenn man Ihnen das nächste Medikament zumutet. Wohlgemerkt, Nebenwirkungen, die Sie zu ertragen hätten, weil die Schulmedizin nicht wirklich weiß, was unsere Symptome auslöst.

Wer diesen vermeintlich leichten Weg wählt, verhindert allerdings auch, dass die sogenannte Schulmedizin sich weiterentwickelt. Es fehlt Ihr Widerstand, Ihre Selbstbestimmung, die zu einem Nachdenken bei den Schulmedizinern führen könnten. Sie simulieren den Standardpatienten, der immer noch glaubt, sein Arzt wisse genau was er tut, und er würde Sie sicher heilen.

Der ehemalige US-Vizepräsident Al Gore hat in seinem oskarprämierten Film „Eine unbequeme Wahrheit" („An Inconvenient Truth") sinngemäß gesagt:
Man sollte nicht glauben, wie viel Fehler und Irrtümer Wissenschaftler ignorieren können, wenn sie ihr Gehalt von denen erhalten, die diese Fehler produzieren. Aus welchen Gründen auch immer.

Es ist kein Geheimnis, dass Schulmediziner ihren Lebensunterhalt damit verdienen, dass sie ihre Patienten nach den Basics ihrer Zunft behandeln. Genau das ist ihr Job. Auch wenn das Gesetz ihnen (und Ihnen!) die Wahl von Therapie und Methode freistellt. Da die Krankenkassen genaue Richtlinien haben, welche Medikamente und Methoden sie bezahlen können (dürfen/müssen), ist diese Wahlfreiheit selten das Papier wert, auf dem sie zitiert wird. Wenn Sie sich nicht durchsetzen.

Nun der zweite Weg, der für Sie der einzig gangbare sein sollte. Konfrontieren Sie Ihren Arzt mit der Neuen Medizin. Machen Sie klar, wie Sie das schon in meinem Krankenhausreport lesen konnten, dass Sie der „Herr des Verfahrens" sind. Natürlich auch als Frau...

Dann fordern Sie seine Kooperation ein. Das funktioniert weit besser, als Sie vielleicht befürchten. Machen Sie ihm/ihr klar, dass Sie auf eine Partnerschaft aus sind. Kooperation statt Konfrontation. Wobei Sie ein permanentes Vetorecht haben, und auch ausüben.

Ich hatte seit Jahrzehnten keinen Hausarzt, musste mir also einen auswählen, als ich im letzten Dezember nach meinem Status Asthmaticus und dem Belastungsinfarkt das Krankenhaus verlassen hatte. Der Ärztin, für die ich mich entschied, habe ich zum Erstgespräche die faktor-L Bücher mitgebracht. Ihre Begeisterung war nicht gerade überschwänglich. Insbesondere, nachdem Sie den Bericht aus dem Krankenhaus gelesen hatte.

In unserem Gespräch konnte ich sie dennoch davon überzeugen, dass sie sich die Bücher durchliest und meine Wünsche akzeptiert. Wir haben uns intensiv ausgetauscht, und ich traf die Entscheidungen. Kompromisse machte ich bei dem Einsatz diverser Kortison-Derivate. Ich habe sie (an mir) getestet und ein Protokoll verfasst. Sobald die Erwartungen von unerwünschten Nebenwirkungen übertroffen wurden, habe ich die Mittel abgesetzt.

Zum Beispiel ein hochgelobtes Asthma-Medikament. Nach zwei Tagen konnte ich nicht mehr lesen. Das Medikament wirkte negativ auf meine Sehfähigkeit. Nach 24 Stunden ohne dieses Medikament waren die Nebenwirkungen verschwunden. Beim nächsten Kortison-Derivat stellte sich Harnverhalten ein. Innerhalb von einem Tag. Das Problem verschwand zusammen mit dem Mittel.

Alle Symptome, und jedes Mittel, fasste ich in einem Protokoll mit Tagesnotiz zusammen, und überreichte es beim nächsten Termin meiner Hausärztin. Sie war überrascht, und anschließend begeistert. „So etwas sollte jeder Patient machen, dann wird es für beide Seiten leichter", sagte sie.

Leider ging sie nach vier Monaten in den Ruhestand. *„Die Kassen wollen heute Buchhalter, keine Mediziner",* lautete ihre Begründung. Ihre junge Nachfolgerin erhielt von mir ebenfalls einen Satz unserer Bücher. Allerdings begrüßte sie mich bei unserer ersten Begegnung schon mit einem Lächeln und dem Satz: *„Frau Doktor hat mir schon gesagt, dass Sie hier das Sagen haben, aber sicher mit mir zusammenarbeiten werden."* Und auch das funktioniert. Natürlich bekommt auch sie ein Tagesprotokoll, das lückenlos von Besuch zu Besuch von mir geführt wird.

Dabei überraschte sie mich, als sie an einem Sonntag bei mir anrief, um mir Fragen zu meinem Protokoll zu stellen. Sie riet mir, statt Kortison-Spray lieber auf 20mg Prednisolon auszuweichen, wenn ich spüre, dass ein starker Asthmaanfall bevorsteht. Mit Erfolg. Zumal man eine Einmalgabe von 20mg nicht tagelang ausschleichen muss.

Schulmedizinische Erklärung:
Ausschleichen bedeutet: Mehrere Tage geringere Dosen zu sich zu nehmen, weil der Körper sonst negativ reagiert.

Fazit: Wir kooperieren hervorragend. Nun schon im vierten Monat. Sie macht Vorschläge, die wir diskutieren. Fragt mich nach meiner Meinung und meinen Vorschlägen. Nimmt Ablehnungen an, ohne sich in ihrer Kompetenz beeinträchtigt zu fühlen. Überzeugt mich hin und wieder, ein neues Medikament zu testen, wenn wir es übereinstimmend für angebracht halten. Akzeptiert, wenn ich auf jegliches Medikament verzichte, wenn die Symptome sich in einem Rahmen bewegen, den ich für akzeptabel halte, und dass ich mich bemühe, völlig von den Medikamenten wegzukommen.

Eine bemerkenswerte Begründung von ihr: „Wenn Sie bereit sind, nach Ihrer Methode und Ihrem Wissen die Heilungsphase zugunsten des Symptomabbaus zu stoppen, dann bin ich bereit das Gleiche nach den Kriterien meiner Ausbildung zuzulassen. Es ist Ihre Entscheidung."

Sie sehen, liebe Leser, das Zauberwort heißt Kommunikation, nicht Konfrontation. Um das umsetzen zu können, müssen Sie die Methode Ihrer Wahl allerdings tatsächlich verstanden haben. Denn sonst ist es keine Wahl, sondern Glaube. Wer glaubt, kann allerdings nicht der Herr des Geschehens sein. Glaube ist im Gegensatz zu Wissen immer fremdbestimmt. Wissen kann (und soll) man hinterfragen, immer wieder. Glaube verlangt Unterwerfung. Wissen hat keinen finalen Aspekt – Glaube verhindert Selbstbestimmung.

Und das Märchen, das auch und insbesondere von Dr. Hamer verbreitet wird, die Neue Medizin wäre verboten, sollten Sie wirklich nicht glauben. Fakt ist, dass Dr. Hamer unter fadenscheinigen Umständen die Approbation entzogen wurde. Fakt ist aber auch, dass dies kein Verbot der Neuen Medizin impliziert. Den Beweis finden Sie in unserem folgenden Artikel, der die Stellungnahme der meisten Ärztekammern Deutschlands zu dieser Frage enthält.

Gerüchte über die Neue Medizin

Sie ist angeblich verboten, illegal, steht unter Strafe. Doch das stimmt so pauschal nicht. Diese Behauptungen sind zwar nicht völlig aus der Luft gegriffen, doch sie sind auch nicht wirklich wahr. Es sind Interpretationen, die durch das dogmatische und exzentrische Verhalten ihres Entdeckers als angebliche Tatsachen in der Gerüchteküche präsentiert werden. Wir haben die Freiheit, sowohl Therapie als auch die Methode zu wählen. Dass unser aktuelles System der sogenannten Schulmedizin dominiert, besagt nur, dass es das von den Versicherungsträgern finanzierte System ist. Wer wirklich wählen will, der hat auch eine Wahl. Der Methodenzwang, den Paul Feyerabend anprangert und ablehnt, ist aus wirtschaftlicher Sicht vorhanden. Viele alternative (medizinische) Methoden müssen aus eigener Tasche gezahlt werden. Sie sind allerdings nicht verboten, sondern „nur" vom herrschenden System nicht anerkannt. Das hat ein Test von FAKTuell belegt.[23]

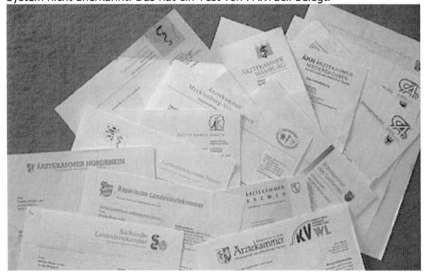

Monika Berger-Lenz hat sich als Patientin ausgegeben und sämtliche Ärztekammern in Deutschland angeschrieben und um Auskunft gebeten. Ist die Neue Medizin verboten? Darf sie nicht angewendet werden? Zugleich bat sie die Kammern, dem Arzt ihres Vertrauens eine Erlaubnis bezüglich der Anwendung der Neuen Medizin nach Dr. Hamer zu erteilen, wenn diese notwendig sein sollte.

Bestandsaufnahme zur Neuen Medizin

Um es gleich vorweg zu nehmen - nur vier der insgesamt 18 Kammern hielten eine Antwort für nicht nötig. Dazu gehört auch die Bundesärztekammer. Auf mein Schreiben fehlt bis heute die Antwort. Die Anfrage ignoriert haben außerdem die Landesärztekammern Baden-Württemberg, Thüringen und Sachsen-Anhalt.

Die Kammern Brandenburg, Hessen und Rheinland-Pfalz antworteten schnell, allerdings verwiesen sie lediglich auf die ihrer Meinung nach zuständige Kammer in Sachsen. Zumindest Brandenburg und Rheinland-Pfalz antworten auf erneute Anfrage etwas ausführlicher.

So stellt der Präsident Dr. Frieder Hessenhauer fest: "Soweit mir bekannt ist Herrn Dr. Hamer in Deutschland die Erlaubnis zur Ausübung des ärztlichen Berufs entzogen worden. Dies hat sicherlich dazu geführt, dass Ärzte die von ihm vertretene Medizinrichtung nicht anwenden."

Diese Vermutung ist naheliegend. Und sie zeigt, wie stark der Entzug der Approbation die Angst unter Medizinern schürt, es könne ihnen ebenso gehen. Ein Allgemeinmediziner bestätigt das so: "Ich kann die Neue Medizin nicht nur nicht bei den Kassen abrechnen, ich fürchte auch Angriffe auf meine Person. Wovon soll ich dann leben?"

Die Antworten der Ärztekammern zeigen noch etwas: Nicht eine einzige erklärt sich wirklich dazu bereit, einem Mediziner die Art der Behandlung vorschreiben zu wollen. Alle berufen sich mehr oder weniger direkt auf die Therapiefreiheit. Indirekt wird allerdings gern gewarnt.

So schreibt die Ärztekammer Bremen: "Es ist nicht die Funktion von Ärztekammern, Ärzten die 'Erlaubnis' oder gar die Maßgabe zu erteilen, die sog. 'Neue Medizin' des Herrn Hamer anzuwenden. Diese ist keine von den Kammern geprüfte Form der Medizinischen Aus- und Weiterbildung."

Und weiter heißt es: "Wir möchten Ihnen jedoch empfehlen, sich - im Interesse Ihrer Gesundheit - sehr genau zu informieren und sich von Ärztinnen und Ärzten behandeln zu lassen, die eine fundierte Aus- und Weiterbildung genossen haben."

Tatsächlich ist der Bremer Kammer zu empfehlen, sich genau über die Neue Medizin und Dr. Hamer zu informieren. In diesem Fall sollten die Verantwortlichen schnell feststellen, dass Hamer nach wie vor und völlig legal seinen Dr.-Titel trägt. Was aber noch wichtiger sein dürfte ist die Erkenntnis über die Gründe der Nichtprüfung der Neuen Medizin. Das Versäumnis liegt eindeutig auf Seiten der Kammern.

Die Bayerische Landesärztekammer nimmt sich etwas mehr Zeit und arbeitet mit etwas größerer Sorgfalt bei ihrer Antwort. Im Auftrag des Präsidenten Dr. Koch antwortet die Sachbearbeiterin:

"Die von Ihnen angesprochene 'Neue Medizin nach Dr. Hamer' ist hier nur aus entsprechenden Presseverlautbarungen bekannt. Eine medizinisch-fachliche Diskussion hat diesbezüglich wohl nicht stattgefunden. Die Bayerische Landesärztekammer ist aber grundsätzlich nicht in der Lage, Therapieverfahren zu bewerten. Vor dem Hintergrund der Therapiefreiheit ist es also nicht möglich, einem Arzt eine Erlaubnis auch für nicht anerkannte Therapieverfahren zu erteilen."

Eine interessante Antwort.
Hier hält sich die Kammer buchstabengetreu an das Gesetz und macht zugleich klar, dass die Neue Medizin nicht wirklich bekannt ist. In Fachkreisen! Sollte man zumindest meinen. Man kennt sie nur aus Presseverlautbarungen. Tatsächlich ist das ein Armutszeugnis für die Fachkreise. Eine fachliche Diskussion hat nie stattgefunden.

An dieser Stelle darf die Frage gestellt werden, weshalb die Neue Medizin dann von vielen Seiten als Scharlatanerie abgetan wird. Wer maßt sich an, darüber zu urteilen, wenn noch nicht einmal eine medizinisch-fachliche Diskussion darüber stattgefunden hat?

Eine Antwort liefert die Ärztekammer Nordrhein in Düsseldorf. Die zuständige Referentin schreibt unverdrossen: "Es gibt keine wissenschaftlich anerkannten Studien, die eine Wirksamkeit der 'Neuen Medizin' belegen. Bekannt ist jedoch, dass die Unterlassung einer konventionellen, wissenschaftlich anerkannten Krebsbehandlung durch Anwender der 'Neuen Medizin' für einige Patienten zum Teil tödliche Folgen hatte. Darüber hinaus handelt es sich nach unserer Kenntnis bei der 'Neuen Medizin' um eine paramedizinische Gruppierung mit sektenähnlicher Vorgehensweise."

Das ist starker Tobak. Da hat also noch keine medizinisch-fachliche Diskussion stattgefunden, es gibt keine Studien über die Neue Medizin aber bekannt ist, dass sie tödlich sein kann. Das trifft allerdings noch weit mehr auf die schulmedizinische Behandlung von schweren Krankheiten zu. Die Diagnose Krebs ruft nicht umsonst bei den meisten Menschen die Assoziation Tod hervor.

So rechnet die Uniklinik Jena damit, dass sich die Zahl der Krebstoten in Deutschland in den kommenden zehn Jahren mit 1,5 multipliziert. Derzeit liegt sie bei 220.000 im Jahr. Nach Auskunft des Robert-Koch-Instituts überlebt nur jeder zweite Mann seinen Darmkrebs (52 Prozent), bei Frauen sind es 55 Prozent. Bei Brustkrebs liegt die Rate bei 76 Prozent und bei Prostatakrebs bei 80 Prozent.

Zahlen, die deprimieren. Tatsächlich dürfte die Bilanz Dr. Hamers erfreulicher aussehen, wenn man sie einmal untersuchen würde. Allein bei der Recherche zu dem Buch Faktor L - Neue Medizin trafen die Autoren auf Dutzende Fälle geheilter oder rekonvaleszierender Patienten, die auf die Neue Medizin vertrauten. Doch offenbar handelt es sich bei ihnen um Sektenmitglieder. Jedenfalls wenn man der Referentin der Ärztekammer Nordrhein glauben darf. Sie verweist für weitere Informationen an "den Sektenbeauftragten Ihrer Landesregierung".

Die Landesärztekammer Brandenburg macht es sich ganz einfach. Sie leitet das Schreiben einfach an die sächsische Kammer weiter. Erst auf eine erneute Anfrage gibt es eine Antwort. Darin heißt es, es sei der Kammer nicht bekannt, ob im Land Brandenburg Ärzte die sogenannte Neue Medizin praktizierten. Und folgert etwas unlogisch: "Aus diesem Grund stellt sich für uns auch nicht die Frage, ob diese Tätigkeit mit einem Verbot belegt werden muss."

Dann besinnt sich der Geschäftsführer allerdings auf die Gesetze: "Im Übrigen ist es nicht Aufgabe der Ärztekammer, eine wissenschaftliche Bewertung bezüglich Außenseitermethoden abzugeben. Ob eine neue Methode den anerkannten Regeln der ärztlichen Wissenschaft entspricht und damit als 'state of the art' gelten kann, ist nicht durch die Ärztekammer zu beurteilen, sondern durch wissenschaftliche Gesellschaften."

Grundsätzlich gelte für die Ärzte, dass sie "mit der grundsätzlich anerkannten Therapiefreiheit nach ihrem ärztlichen Gewissen und den Geboten der ärztlichen Ethik verantwortungsbewusst umgehen müssen und verpflichtet sind, nur Methoden anzuwenden, die dem therapeutischen Nutzen allen Handelns" dienten.

Zwei interessante Punkte werden hier klar.
Erstens sind wir wieder beim Punkt Beurteilung der Neuen Medizin, zu der es bis heute nicht einmal eine medizinisch-fachliche Diskussion gibt. Zweitens wird die ärztliche Ethik angesprochen. Allerdings widerspricht sich der Juristische Geschäftsführer der Kammer auch ein wenig selbst. Er bringt die Anerkennung einer Methode ins Spiel, verweist jedoch zugleich auf die Eigenverantwortung der Ärzte. Interessant ist auch seine Formulierung einer "ärztlichen

Wissenschaft". Man sollte meinen, Wissenschaft sei Wissenschaft. Dass diese in ärztlich und nichtärztlich unterschieden wird, würde allerdings einiges an eigentlich unwissenschaftlichen Methoden in der Schulmedizin erklären.

Auch die Ärztekammer Niedersachsen verweist auf ihre Nichtzuständigkeit, rein geographisch betrachtet. Allerdings geht der ärztliche Geschäftsführer Dr. Krannich dann noch kurz auf die Frage selbst ein. Er schreibt: "Dr. Hamer darf in Deutschland u. W. nicht mehr praktizieren. Damit es zu solch einem einschneidenden Verbot kommen kann, müssen schwerwiegende Gründe vorliegen. Ein Ärztekammerpräsident könnte zudem keinem Arzt 'eine Erlaubnis bezüglich der Ausübung der Neuen Medizin' erteilen."

Die Ärztekammer Hamburg wird da konkreter.
Zwar kann sie nicht wirklich die Anwendung verbieten, ist allerdings mit ihrer Antwort schon sehr nah dran. So schreibt die Referentin: "Die Ärztekammer kann eine Behandlung mit der neuen Medizin nach Dr. Ryke Geerd Hamer nicht befürworten. Die Angelegenheit kann hier nicht weiter verfolgt werden." Man könne sich jedoch an das Institut für Qualität und Wirtschaftlichkeit im Gesundheitswesen wenden, das sich u. a. mit der Bewertung des aktuellen medizinischen Wissensstandes beschäftige.

Die Ärztekammer Schleswig-Holstein zeigt sich recht unaufgeregt.
Sie verweist auf die Therapiefreiheit, Ärzte seien frei in ihrer Behandlungsform. Dabei sei in jedem Einzelfall zu entscheiden, ob die Behandlungsmethode für den Patienten geeignet sei. Und weiter: "Da hier keine näheren Kenntnisse zur 'Neuen Medizin nach Dr. Hamer' bestehen, kann eine konkrete Feststellung nicht getroffen werden."

Ganz einfach macht es sich die Ärztekammer des Saarlandes. Die lakonische Antwort: "...teilen wir Ihnen mit, dass wir keine Kenntnis darüber besitzen, was sich hinter dem Begriff der sog. 'Neuen Medizin nach Dr. Hamer' verbirgt. Ihre Frage kann daher von uns leider nicht beantwortet werden."

Die Ärztekammer Mecklenburg-Vorpommern hat immerhin zwei Monate für eine Antwort gebraucht, dafür die Frage aber auch eingehend besprochen. Das Ergebnis: Bei der Neuen Medizin handle es sich um eine von der klassischen Schulmedizin abweichende Lehre. Das ist und bleibt die einzige fachliche Aussage. Es folgt ein wohlmeinender Rat: "Ohne dieses an dieser Stelle einer genaueren fachlichen Bewertung unterziehen zu wollen, dürfen wir darauf hinweisen, dass Herr Dr. Hamer laut Pressemitteilungen wegen Betrugs und illegaler Ausübung der Medizin zu 3 Jahren Haft verurteilt wurde und derzeit diese Haftstrafe verbüßt."

Ein Argument, das das Pferd von hinten aufzäumt. Und eines, das in Zeiten illegaler Kriege, ebenso illegaler Gefangenenlager und ähnlicher Menschenrechtsverletzungen zumindest Zweifel am aktuellen Informationsstand der Mitarbeiter in dieser Ärztekammer aufkommen lässt. Weiter heißt es in dem Schreiben: Jedem Patienten stehe die Ausübung eines Selbstbestimmungsrechts frei, seine Therapie zu favorisieren. "Den Ärzten sollte jedoch gerade vor dem genannten juristischen Hintergrund die Ablehnung der neuen Medizin überlassen bleiben."

Die Ärztekammer Berlin verweist in ihrem Schreiben zuerst darauf, dass Bewertung von Behandlungsmethoden nicht ihre Sache sei, um dann aber doch noch ein paar Hinweise loszuwerden. Zum Beispiel den, dass die Neue Medizin nicht dem allgemein anerkannten Stand der medizinischen Erkenntnisse entspreche.

Es sei fraglich, ob diese Methode medizinisch empfehlenswert bzw. ärztlich vertretbar sei, da keinerlei Daten vorliegen, dass ein nachweislicher Nutzen mit dieser Methode erreicht werden könnte. Zudem müsse ein Arzt bei Untersuchungsmethoden, die nicht im Leistungskatalog der gesetzlichen Krankenversicherung stünden, einer erhöhten Begründungs- und Aufklärungspflicht gegenüber seinen Patienten nachkommen. "Eine Genehmigungspflicht für die Anwendung dieser Methode besteht jedoch nicht."

Und schließlich sollen noch die beiden sachlichsten Antworten von allen folgen. Die Ärztekammern Sachsen und Westfalen-Lippe folgen dem Gesetz und enthielten sich jeglichen Kommentars. So verweist die Sächsische Kammer auf Paragraph 16 Absatz 1 des Sächsischen Heilberufekammergesetzes und § 2 Abs. 2 der Berufsordnung.

Demnach sei der Arzt verpflichtet, seinen Beruf gewissenhaft auszuüben, die Qualität der Berufsausübung zu sichern, also fortzubilden. "Art, Inhalt und Umfang der ärztlichen Leistungen werden jedoch regelmäßig vom Arzt bestimmt...

Da der Arzt in der Ausübung seines Berufes frei ist, gilt auch der Grundsatz der Behandlungsfreiheit für den Arzt...

Die Wahl der therapeutischen Maßnahmen obliegt damit primär der alleinigen Verantwortung des Arztes. Eine Einflussnahme auf medizinische Entscheidungen wäre ein ungerechtfertigter Eingriff in die Therapiefreiheit des Arztes."

Und die Ärztekammer Westfalen-Lippe meint, die Berufsordnung der Ärzte "beinhaltet keine Verpflichtung auf die sogenannte Schulmedizin, sondern geht von dem von der Rechtssprechung gebilligten Grundsatz der Methodenfreiheit aus".

§ 11 Absatz 2 der Berufsordnung der Ärztekammer Westfalen-Lippe bestimme, dass Vertrauen, Unwissenheit oder Hilflosigkeit der Patienten nicht ausgenutzt werden dürften. Ärzte seien ihrem Gewissen, den Geboten der ärztlichen Ethik und der Menschlichkeit verpflichtet. "Sie dürfen keine Grundsätze anerkennen und keine Vorschriften oder Anweisungen beachten, die mit ihren Aufgaben nicht vereinbar sind oder deren Befolgung sie nicht verantworten können." Somit sei es "nicht Aufgabe der Ärztekammern der Ärztin oder dem Arzt bestimmte Therapieverfahren zu erlauben oder zu verbieten".

Fazit: die Neue Medizin ist in Deutschland nicht verboten!
Ihre Anwendung ist, wie jede andere Methode, jedem Arzt selbst überlassen. Dass er dabei mit Schwierigkeiten rechnen muss, zeigen die wohlmeinenden Ratschläge einiger Ärztekammern. Tatsächlich aber ist es wohl hauptsächlich eine Frage der Zivilcourage, dass kaum ein Arzt sich bereit erklärt, die Neue Medizin offiziell anzuwenden. Damit verstoßen zumindest die Mediziner, die ihre Richtigkeit erkannt haben, gegen ihre eigene ärztliche Ethik.

Anmerkung:
Methodenfreiheit haben wir natürlich nur dann, wenn wir andere Methoden kennen. Um die Wahl zu haben, müssen wir uns mit der bestehenden Auswahl auseinandersetzen. Diesem Anspruch kommen wir nach, indem wir Sie über eine große Zahl von momentan vorhandenen Methoden informieren. Wertfrei. Nehmen Sie sich die Zeit, unser Methoden-ABC zu durchforsten, um dann gegebenenfalls die Methode zur Konfliktlösung oder Symptomreduktion zu wählen, die Ihrer persönlichen Erwartung entspricht.

.

Zum Gutachten von Professor Dr. Hans-Ulrich Niemitz

Seit Jahren melden sich sogenannte Kritiker zu Wort, die das Gutachten von Professor Dr. Niemitz ablehnen, weil sie es entweder nicht gelesen, nicht verstanden oder vorsätzlich falsch interpretiert haben. Ihr sogenanntes Argument: „ Niemitz ist kein Mediziner", unterstreicht das.

Tatsache ist, dass es keine fachbezogene Definition von Wissenschaft gibt. Denn Wissenschaft ist der Konsens, mit dem man sich auf eine Methode geeinigt hat. In der Regel ist das die Definition von Popper, deren sich Niemitz auch in diesem Fall bedient.

Es ist also ein Gutachten über die Wissenschaftlichkeit von Methoden. In diesem konkreten Fall der sogenannten Schulmedizin und der Hamerschen Neuen Medizin. Es steht nicht die Medizin auf dem Prüfstand, sondern ihr Anspruch auf Wissenschaftlichkeit. Wie eng hält sie sich in der Praxis an den Anspruch wissenschaftlicher Methodik. Das nachfolgende Gutachten untersucht genau diese Frage. Nichts anderes.

Um diese Frage beantworten zu können, muss der Gutachter also kein Mediziner sein, sondern jemand, der die Methodik der Wissenschaft als solche kennt. Da er nach den üblichen Standards von Popper prüft, die die Schulmedizin für sich reklamiert, wollen wir Ihnen den Einstieg in dieses Thema mit Hintergrundinformationen erleichtern.

Um die Diskussion um die Wissenschaftlichkeit, die Prof. Niemitz mit seinem Gutachten losgetreten hat, besser verstehen zu können, nehmen wir zuvor das Wissenschaft genauer unter die Lupe. Dabei werden die Sichtweisen der beiden Gegenpole in der Wissenschaftstheorie – Karl Popper und Paul Feyerabend – etwas näher dargestellt.

Wissenschaft - eine freiheitsberaubende Religion?

In unserer heutigen Zeit wird Wissenschaft hochgehalten. Angeblich leben wir in einem wissenschaftlichen Zeitalter. Gehen die Argumente aus, gilt etwas häufig als "wissenschaftlich bewiesen". Besonders gern greifen die sogenannten Wissenschaftler dabei auf Studien zurück. Wissenschaft wird nicht nur in Deutschland fast ehrfürchtig betrachtet. Was wissenschaftlich ist, ist wahr. Und es wird in den seltensten Fällen angezweifelt. Tatsächlich hat die "Wissenschaft" dadurch bereits einen religionsähnlichen Status angenommen. Man glaubt es, weil es wissenschaftlich ist. Doch was ist Wissenschaft? Was kann man als Wissenschaft bezeichnen? Kann man überhaupt den Begriff Wissenschaft eindeutig definieren? Wird der Begriff nicht zunehmend mehr missbraucht? Vor allem, um Grundrechte einzuschränken?

Da werden beispielsweise Behandlungsmethoden vorgegeben, weil sie angeblich wissenschaftlichen Erkenntnissen entsprechen. Tatsächlich werden Menschen gezwungen, diese Methoden hinzunehmen, obwohl sie sie persönlich ablehnen. Das einzige Argument: wissenschaftlich bewiesen. (Jüngstes Beispiel ist die Pflichtvorsorgeuntersuchung von Frauen in Deutschland. Ab kommendem Jahr sollen sie zwangsweise zur Mammographie gehen, andernfalls müssen sie im „Krankheitsfall" doppelt soviel zuzahlen, wie ihre braveren Schwestern.)

Es wäre ein lächerliches Argument, wenn es nicht so ernst wäre. Wenn es nicht persönliche Freiheiten einschränken würde in einem Maße, wie es in unserer Demokratie aufgrund unserer Verfassung nicht möglich sein dürfte. Also untersuchen wir die Wurzeln. Hinterfragen wir konsequent die "Wissenschaftlichkeit".

Tatsächlich gibt es soviele Wissenschaftstheorien wie Wissenschaftler. Doch welcher Laie beschäftigt sich heute damit? Gerade diese Beschäftigung ist aber unverzichtbar, wenn man verstehen will, wieso das sogenannte Gesundheitswesen in Deutschland zum Beispiel nicht funktioniert. Jedenfalls nicht für die Patienten. Auch nur noch selten für die Ärzte. Dafür aber zunehmend für machtgierige Politiker und gewinnorientierte Pharmaunternehmen.

In der Wissenschaftstheorie gibt es zwei Extremvertreter. Karl Popper und Paul Feyerabend stellen die Gegenpole dar. Ihre Standpunkte sollen hier als Eckpunkte dargelegt werden. Sie sollen sehen, dass es auch hier kein endgültiges Wissen gibt, sondern lediglich Auffassungen. Vielleicht bleibt Ihnen demnächst der Satz "Das ist aber wissenschaftlich bewiesen" im Hals stecken.

Vielleicht überlegen Sie sich künftig genauer, was Sie davon zu halten haben, wenn eine "wissenschaftliche Studie" angeblich etwas nachweist. Und möglicherweise ordnen Sie die Wissenschaft dann dort ein, wo sie hingehört: in eine Reihe mit vielen anderen gleichwertigen Traditionen.

Es gibt viele Wege, zu Erkenntnis zu gelangen. Die Methoden, Wissen zu gewinnen, sind so unterschiedlich wie ihre Verfechter. Und so gibt es auch keine allgemeingültige Wissenschaftstheorie. Stattdessen existieren mehrere Thesen, die sich zum Teil ähneln, teilweise sehr voneinander unterscheiden. Neben dem Kritischen Rationalismus Poppers finden wir so zum Beispiel bei Thomas Kuhn den Gedanken des Erkenntnisfortschritts durch den Paradigmenwechsel. Imre Lakatos versucht, Poppers und Kuhns Thesen miteinander zu verbinden und Paul Feyerabend schließlich lehnt jeden Methodenzwang ab.

Stellen wir zuerst unsere Gegenpole vor. Paul Feyerabend wurde am 13. Januar 1924 in Wien geboren. Nach seinem Abitur wurde er eingezogen und während des Krieges verletzt. Er behielt zeitlebens eine Lähmung bei, konnte nur am Stock gehen. 1946 begann er sein Studium. Dabei belegte er neben Physik, Mathematik und Astronomie Theaterwissenschaften, Geschichte und Soziologie. Er promovierte bei Victor Kraft und erhielt anschließend ein Stipendium des British Council in London. Sein Betreuer Ludwig Wittgenstein starb noch bevor Feyerabend 1952 nach London fuhr, so dass er sich einen anderen Betreuer suchen musste. Das wurde schließlich Karl Popper. Zwischen 1955 und 1990 durchwanderte Paul Feyerabend viele Stationen, u.a. Berkeley, Hamburg, Auckland, Kassel, New Haven, London und Berlin, um am Ende zwei Professuren gleichzeitig in Berkeley und an der ETH in Zürich auszuüben. 1990 wurde er in Berkeley wie in Zürich emeritiert. Am 11. Februar 1994 starb Paul Feyerabend im schweizerischen Genolier bei Genf.

Als Feyerabends Hauptwerk gilt sein Buch "Wider den Methodenzwang". Ursprünglich war es als ein Briefwechsel zwischen ihm und seinem Freund Imre Lakatos geplant, in dem Pro und Contra gezeigt werden sollten. Lakatos starb allerdings, bevor er antworten konnte, so dass Feyerabend seine gesammelten Aufsätze ohne ihn veröffentlichte. Feyerabend selbst hat "Wider den Methodenzwang" in seiner Biographie als Collage bezeichnet. Ein weiteres wichtiges Werk ist "Erkenntnis für freie Menschen", das 1980 erschien.

Karl Popper wurde am 28. Juli 1902 ebenfalls in Wien geboren. 1918 verließ der 16-jährige Popper vorzeitig die Mittelschule und wurde Gasthörer an der Universität Wien. Er besuchte Vorlesungen in Mathematik, Geschichte, Psychologie, theoretischer Physik und Philosophie. Er legte sein Abitur als Auswärtiger erst im zweiten Anlauf ab. Von 1920 bis 1922 war Popper Schüler am Wiener Konservatorium, gab den Plan, Musiker zu werden allerdings bald auf. Parallel zur Lehrerausbildung schloss er 1924 eine Tischlerlehre mit dem Gesellenbrief ab. 1920 begann er sein Studium und legte 1924 die Prüfung an der Lehrerbildungsanstalt ab. 1925 wurde er Student am Pädagogischen Institut. 1928 promovierte Popper bei dem Psychologen Karl Bühler. Ab 1930 arbeitete Popper als Hauptschullehrer in Wien.

Sein wissenschaftstheoretisches Hauptwerk "Logik der Forschung" erschien in einer Schriftenreihe des Wiener Kreises. 1937 nahm er das Angebot einer Dozentur am Canterbury University College in Christchurch, Neuseeland, an. Dort entstanden seine beiden Werke "Das Elend des Historizismus" sowie "Die offene Gesellschaft und ihre Feinde". Popper ging 1946 nach London, wo er als Professor sowohl an der London School of Economics and Political Science als auch an der Universität London lehrte. 1965 wurde Popper von Queen Elisabeth II. für sein Lebenswerk zum Ritter geschlagen. 1969 emeritierte er. Popper starb am 17. September 1994 in East Croydon, London.

Paul Feyerabend wird gern als der Anarchist unter den Wissenschaftstheoretikern bezeichnet. Er wendet sich strikt "wider den Methodenzwang". Die wissenschaftliche Methode - so Feyerabend - sei keinesfalls allen anderen überlegen. Dabei vertritt er den Standpunkt "Anything goes". Häufig wird das als seine Methode bezeichnet, was allerdings unsinnig ist. So bestreitet er auch, dass es sich dabei um ein "Prinzip einer neuen von mir empfohlenen Methodologie"[24] handle. Stattdessen sei das genau die Art, wie traditionelle Rationalisten, "die an universelle Maßstäbe und Regeln der Vernunft glauben, meine Darstellung von Traditionen, ihrer Wechselwirkung und ihrer Änderungen werden beschreiben müssen". Für sie sei das "Bild der Wissenschaften, das aus der historischen Forschung hervorgeht und ihre 'Rekonstruktionen' ersetzt, in der Tat ohne Regel, ohne Vernunft und alles, was sie angesichts dieses Bildes sagen können, ist: anything goes."

Feyerabend stellt in Frage, dass es eine universelle wissenschaftliche Methode gibt und versucht anhand von Beispielen zu zeigen, dass der Erkenntnisfortschritt nicht aufgrund einer einzigen solchen festgelegten Methode eingetreten sei. Feyerabend zufolge basiert der Fortschritt auf verschiedenen Ursachen, unter anderem Irrtümern, abgelehnten Theorien, subjektivem Wollen des Forschers. Paul Feyerabend führt den Begriff Tradition ein und verwendet ihn gleichberechtigt für die verschiedenen Kulturen, Anschauungen, Kunst, moderner Wissenschaft. Wissenschaft ist demzufolge eine ebensolche Tradition wie die Astrologie, die Musik oder der Katholizismus. "Der Versuch einer Gesellschaft oder einer Gruppe von Menschen, selbst der Versuch eines einzelnen, 'den Menschen', 'die Wissenschaften', 'die Philosophie' nach vernünftigen Prinzipien zu reformieren, ist nichts weiter als der Versuch, eine Tradition durch eine Instanz zu verdrängen, oder umzuformen, die zwar auch 'nur' eine Tradition ist, die aber wegen der besonderen Perspektive der Reformatoren nicht als eine Tradition erscheint."[25]

Die Wechselwirkung der Traditionen hängt von ihren Umständen ab. Die Traditionen beeinflussen einander und verändern sich dadurch, können einander auch beseitigen. Traditionen sind Feyerabend zufolge weder gut noch schlecht, sie sind einfach vorhanden. Erwünschte oder unerwünschte Züge erhält eine Tradition nur, wenn man sie auf eine andere Tradition bezieht und sie beurteilt. Paul Feyerabend bezeichnet den Umgang mit der modernen Wissenschaft als ein neuzeitliches Dogma, vergleichbar der Einstellung zur katholischen Kirche. Er kritisiert die moderne Wissenschaftspraxis als Ideologie. Er stellt die Wissenschaft als eine Tradition gleichberechtigt neben andere Traditionen, nimmt ihr dabei den überlegenen Status. Paul Feyerabend richtet sich grundsätzlich gegen eine allgemeingültige Methode. Demnach gibt es "keine einzige Prozedur, Regel, es gibt keinen Maßstab der Vortrefflichkeit, der jedem Forschungsprojekt unterliegt und es 'wissenschaftlich' und daher vertrauenswürdig macht". Jedes Projekt und jede Theorie müsse für sich und an Maßstäben gemessen werden, die an die relevanten Prozesse angepasst seien. "Die Idee einer universellen und stabilen Methode und die entsprechende Idee einer universellen und stabilen Rationalität sind ebenso unrealistisch wie die Idee eines Messinstruments, das jede Größe in allen nur möglichen Umständen misst." Will man demnach ein Ergebnis beurteilen oder einen Vorschlag untersuchen, muss man die Sache im Detail studieren "und kann sich nicht auf allgemeine Bemerkungen über ihre 'Wissenschaftlichkeit' oder ihre 'Rationalität' verlassen".

Karl Popper legt seine Ansichten zur Wissenschaftstheorie ausführlich in seinem Werk "Logik der Forschung" dar. Darin vertritt er die These, dass Theorien frei erfunden werden dürfen, statt sie allein von Beobachtungen abzuleiten. Anschließend sollen diese Theorien experimentell widerlegt oder falsifiziert werden können. Dadurch setzen sich Theorien durch, die sich bewährt haben, gegenüber denen, die falsifiziert werden. Popper erhebt dabei keinen Anspruch auf die absolute Wahrheit. Eine Verifizierbarkeit ist demnach nicht möglich. Kann eine Theorie aber nicht falsifiziert werden, sofern sie falsifizierbar ist, gilt sie als sehr nah an der Wahrheit. Wichtig für den Fortschritt ist Popper zufolge demnach das kritische Überprüfen der Theorien. Da sich die Richtigkeit wissenschaftlicher Sätze niemals beweisen lasse, sei die Falsifizierbarkeit zudem das einzige Kriterium für die Wissenschaftlichkeit eines Satzes. Im Gegensatz zu Feyerabends relativistischer Sicht, dass es keine absolute und allgemeingültige Wahrheit geben könne, vertritt Popper sehr wohl die Ansicht, dass eine solche existiere. Sie zweifelsfrei zu beweisen sei aber unmöglich.

Im Gegensatz zu Feyerabend sieht Popper den Erkenntnisgewinn durch das Finden eines Problems und die Suche nach einer Lösung desselben. Dabei beschreibt er das zentrale Problem der Erkenntnistheorie als die Suche nach einer grundsätzlich gültigen Möglichkeit der Bewertung konkurrierender Theorien und Überzeugungen sowie ihrer Rechtfertigung. Popper behauptet, dass es keine Rechtfertigungen oder positiven Gründe für Theorien und Überzeugungen geben könne. Er bezeichnet sogar die Suche danach als wertlos. Zugleich bietet er die Lösung des Problems an, welche Theorie aus welchem Grund einer anderen vorzuziehen sei. Seine Lösung heißt "kritische Gründe". "Sie bestehen aus Hinweisen darauf, dass und wie eine Theorie der Kritik bisher besser standgehalten hat als eine andere."[26] Popper unterscheidet hier genau zwischen Rechtfertigung und Gründen. "Kritische Gründe rechtfertigen eine Theorie nicht, denn die Tatsache, dass eine Theorie bisher der Kritik besser standgehalten hat, als eine andere, ist überhaupt kein Grund für die Annahme, dass sie wirklich wahr ist."

Eines der wichtigsten Werke Feyerabends ist sein Buch "Erkenntnis für freie Menschen". Darin entwickelt er einige Gedanken aus seinem Werk "Wider den Methodenzwang" weiter, vertieft sich in Details. Eine Hauptthese darin lautet: "Eine freie Gesellschaft ist eine Gesellschaft, in der alle Traditionen gleiche Rechte und gleichen Zugang zu den Zentren der Erziehung und andren Machtzentren haben."

Feyerabend zufolge haben die Menschen das Recht, so zu leben, "wie es ihnen paßt, auch wenn ihr Leben anderen Menschen dumm, bestialisch, obszön, gottlos erscheint. Wenn eine Tradition religiöse Gründe hat, bestimmte Formen der medizinischen Behandlung zu verwerfen (Menschen in zentralafrikanischen Stämmen wollen oft nicht geröntgt werden, weil sie den Zustand ihrer inneren Organe für ihre Privatsache halten), dann darf keine Institution sie zur Annahme dieser Behandlungsformen zwingen. Wenn eine Tradition umgekehrt Behandlungsweisen verwendet, die den Methoden der westlichen Medizin widersprechen, dann darf keine Institution sie an der Ausübung dieser Behandlungsweisen hindern, oder ihnen Schwierigkeiten bereiten (keine Krankenversicherung; kein bezahlter Krankenurlaub; etc.)."[27] Die Wissenschaften sind nach dieser Ansicht Produkte, die der Wissenschaftler zum Verkauf anbietet, und die Bürger entscheiden, ihren Traditionen gemäß, was gekauft wird, und was man liegen lässt. "Die Wissenschaften sind nicht Bedingungen der Rationalität, der Freiheit, sie sind nicht Voraussetzungen der Erziehung, sie sind Waren".

In einer freien Gesellschaft, wie sie Feyerabend versteht und propagiert, gelten die Wissenschaften als Tradition, die gleichberechtigt an die Seite anderer Traditionen tritt. Jede Tradition muss demnach den gleichen Zugang zu

Bildung und Geld haben. Keine darf benachteiligt werden. Feyerabend setzt sich zudem für eine Trennung von Staat und Wissenschaft ein, so wie jede Tradition vom Staat getrennt werden soll. In diesem Zusammenhang greift er die Rationalisten scharf an. Sie führen nach Feyerabends Auffassung zu mangelndem Erkenntnisgewinn, verhindern ihn sogar. "Rationalistische Traditionen zeigen eine ähnliche Zerstörungswut. Man führt nicht bloß Dinge ein, man leugnet, daß die alten Dinge je existiert haben: sie sind reine Hirngespinste. Das beginnt mit Xenophanes, der die Volksgötter verlacht und durch sein eigenes Gottesmonstrum ersetzt. Die Beseitigung der Seele in der 'wissenschaftlichen' Psychologie und der realen Außenwelt in der Physik sind jüngere Beispiele. Im allgemeinen sind die sogenannten erkenntnistheoretischen Realisten mehr dogmatisch eingestellt, während die Instrumentalisten noch einem gewissen Opportunismus huldigen."[28]

Gerade durch den Anspruch, wissenschaftlich zu sein, unterdrückten sie Erkenntnisse. "Man fragt nicht, wie die fremden Traditionen von innen aussehen, man untersucht nicht die Werte und die Weltansichten, auf denen sie beruhen, man macht sich keine Gedanken über die greifbaren Verluste, die eine Zerstörung dieser Werte zur Folge hat - man erhebt ganz unverfroren seine eigene Weltansicht zum universellen Kriterium des Menschseins und maßt sich an, das Glück, das Leiden, die Wünsche anderer mit diesem Kriterium zu messen." Feyerabend begründet diese Auffassung mit mehreren Beispielen. Unter anderem führt er aus: "Zum Beispiel - man hält ganz selbstverständlich die 'wissenschaftliche' Medizin für die richtige Behandlungsweise aller Krankheiten in allen Traditionen. Dabei nimmt man an, erstens, daß die westliche Medizin 'Krankheiten' (in ihrem Sinn) besser 'heilt' (in ihrem Sinn) als alle Alternativen; zweitens, daß ihre Ideen von Krankheit, Heilung und vor allem ihre Ideen eines gesunden Lebens die einzig maßgebenden sind, und drittens, daß jeder Widerspruch zwischen den von ihr empfohlenen Eingriffen und traditionellen Werten (Achtung vor der Integrität des Leibes, zum Beispiel) zu ihren Gunsten gelöst werden muß."[29]

An dieser Stelle weist er darauf hin, dass diese Annahme empirisch im Sinne der westlichen Wissenschaften sei und wissenschaftlich untersucht werden könne. "Für solche Untersuchungen braucht man Kontrollgruppen d.h. Gruppen von Menschen, die bei identischer Diagnose des Anfangs- und Endzustandes auf Grund ganz anderer medizinischer Systeme behandelt werden. Die Bildung solcher Kontrollgruppen ist aber in vielen Ländern gesetzlich verboten, und zwar weil man die Menschen 'beschützen' will. Aber wie kann man sie beschützen, wenn man nicht weiß, was sie mehr bedroht - die westliche Medizin oder ältere Formen des Heilens? Schon die einfachste Annahme, die der Bevorzugung der 'wissenschaftlichen' Medizin zugrunde liegt und einer wissenschaftlichen Untersuchung zugänglich ist, wird also nicht untersucht, sondern dogmatisch als wahr hingestellt."[30]

Paul Feyerabend sieht durch das Vorherrschen der Wissenschaften die Demokratie bedroht. Der Grund ist seinen Ausführungen zufolge die rationalistische Denkweise, die allem zugrunde gelegt wird und nicht als eine Tradition unter vielen wahrgenommen wird. Andere Traditionen werden nicht nur nicht ernst genommen. Sie werden verhindert, verboten, lächerlich gemacht. Damit wird die Entscheidungsfreiheit der Menschen erheblich beschnitten.

Karl Popper geht von einer völlig anderen Grundannahme aus. Das wird deutlich in seiner Auffassung, in der besten denkbaren Gesellschaftsordnung zu leben. "Trotz allem, und obwohl uns so viel mißlungen ist, leben wir, die Bürger der westlichen Demokratien, in einer Gesellschaftsordnung, die gerechter und besser (weil reformfreudiger) ist als irgendeine andere, von der wir geschichtlich Kenntnis haben."[31] Die Selbstbefreiung durch Wissen, die er von Immanuel Kant und den Aufklärern übernimmt, bedeutet für ihn etwas völlig anderes, als für Feyerabend die Freiheit. Die Selbstbefreiung verknüpft Popper sofort mit der Frage nach dem Sinn des Lebens. Hiervon geht er weiter zum Sinn der Geschichte und entwickelt die These, dass es einen verborgenen Sinn der Geschichte nicht gibt. Wer glaube, ihn entdeckt zu haben, täusche sich selbst. Seine zweite These besagt, dass "wir selbst der politischen Geschichte einen Sinn geben können, einen möglichen und menschenwürdigen Sinn."[32]

Popper bezeichnet den Fortschritt der Wissenschaft als Folge der Idee der Selbstbefreiung durch das Wissen. "Die Tatsache, daß wir gleichzeitig Fortschritte und Rückschritte machen, zeigt, daß nicht nur die Fortschrittstheorien der Geschichte, sondern genauso auch die zyklischen und die Rückschrittstheorien und Untergangsprophezeiungen unhaltbar und in ihrer Fragestellung völlig verfehlt sind."[33] Popper sieht in der Sinngebung der Geschichte einen wichtigen Aspekt, den er immer wieder anführt. Dabei betont er die Wichtigkeit einer pluralistischen Gesellschaft. Nur mit ihr könne man der Geschichte einen ethischen Sinn geben. "Aber diese Möglichkeit ist, so scheint es, an ganz bestimmte Bedingungen gebunden. Nur dort war die Gesellschaftskritik von Erfolg gekrönt, wo es die Menschen gelernt hatten, fremde Meinungen zu schätzen und in ihren politischen Zielen bescheiden und nüchtern zu sein; wo sie gelernt hatten, daß der Versuch, den Himmel auf Erden zu verwirklichen, nur allzu leicht die Erde in eine Hölle für die Menschen verwandelt."

Hier stimmt er scheinbar mit Feyerabend überein. Auch wenn er von pluralistischer Gesellschaft spricht, ist das doch eigentlich dasselbe wie ein gleichberechtigtes Nebeneinander der Traditionen. Auch sein Hinweis auf eine "Hölle für die Menschheit" bezieht sich wohl darauf, dass man keinen Menschen zu etwas zwingen kann, was er selbst nicht will. "Eine pluralistische Gesellschaftsordnung ist der notwendige Rahmen für jede Zielsetzung, für jede Politik, die über die unmittelbare Gegenwart hinaussieht; für jede Politik, die einen Sinn für die Geschichte hat und der Geschichte einen Sinn geben will."[34] Er gibt den Rahmen einer pluralistischen Gesellschaft vor, sieht aber auch hier - ähnlich wie beim Erkenntnisgewinn - einen Favoriten, der die Richtung gewissermaßen angibt. In der Politik ist das für Popper die Demokratie, in der Forschung die rationale wissenschaftliche Methode.

Im Gegensatz zu Feyerabend unterteilt er in etwas Führendes, dem alles andere untergeordnet werden muss. Insofern ist sein Gedanke der pluralistischen Gesellschaft nicht vergleichbar mit Feyerabends gleichberechtigten Traditionen. Die Idee von der Selbstbefreiung durch Wissen ist Popper zufolge außerdem nicht dasselbe wie die Idee der Naturbeherrschung. Es ist die Idee der Selbstbefreiung vom Irrtum, vom Irrglauben. Auch hier steht für ihn von vornherein fest, was Irrtum ist und was nicht. Wissenschaft ist es nicht, Esoterik dagegen durchaus. Für unverzichtbar hält er bei der Forschung die Kritik an den eigenen Ideen. Dabei schließt er allerdings von vornherein die Kritik an seiner Idee des kritischen Rationalismus aus. Das zeigt sich spätestens, wenn er betont, dass das keine Konzession an den Relativismus sei. "Wenn wir zugeben, daß der andere Recht haben kann und daß wir uns vielleicht geirrt haben, so bedeutet das nicht, daß es nur auf den Standpunkt ankommt und daß, wie die Relativisten sagen, jeder Recht hat von seinem Standpunkt aus und Unrecht von einem anderen Standpunkt aus."[35]

Genau wie Paul Feyerabend bezeichnet er den Rationalismus als Tradition. Allerdings stellt er ihn kurz darauf auch wieder über alle anderen Traditionen. "(...)es ist wahr, daß der Rationalismus es sich vorbehält, jede Tradition kritisch zu diskutieren. Aber letzten Endes beruht der Rationalismus selbst auf Tradition: auf der Tradition des kritischen Denkens, der freien Diskussion, der einfachen, klaren Sprache und der politischen Freiheit."[36] Dass Popper hier unter Tradition etwas völlig anderes versteht als Feyerabend wird spätestens dann klar, wenn er auf die Ziele der Wissenschaft näher eingeht. Demnach gibt es nur hier Fortschritt, weil die Wissenschaft ein Ziel habe. "Wissenschaft ist Wahrheitssuche, und ihr Ziel ist die Annäherung an Wahrheit. Auch in der Kunst gibt es manchmal Ziele, und insofern dasselbe Ziel für einige Zeit verfolgt wird, kann man wohl manchmal auch von einem Fortschritt in der Kunst sprechen(...) Aber Ziele wie diese waren nie die einzigen Triebkräfte in der Kunst."[37] Kritik ist Popper zufolge das, was die Wissenschaft charakterisiert, während die Phantasie allem Schöpferischen gemein ist. Und nur diese Selbstkritik führt Popper zufolge zur Selbstbefreiung.

Für Feyerabend bedeutet die Befreiung etwas anderes. Der Versuch, die Menschen so umzubauen, dass sie zu den Produkten der Wissenschaftler passen ist demnach totalitär. Der umgekehrte Versuch, die Produkte der Wissenschaftler zu verfeinern, bis sie den Menschen helfen, so wie sie sind, ist demokratisch. Er allein erzeuge jene Art von Aufklärung, die nicht im "verständnislosen Nachbeten wissenschaftlicher Phrasen, sondern in einer Einsicht in das Wirken der Wissenschaften besteht und er hat eine große Chance, die Gefahren zu vermindern, die uns die fahrlässige Entwicklung von Wissenschaft, Technik und Rationalismus gebracht haben."[38]

Kann die Wissenschaft sich von den Traditionen abgrenzen? Soll und darf sie das und ist das sinnvoll? Paul Feyerabend beantwortet diese Fragen ganz klar und deutlich mit nein. Er spricht der Wissenschaft einen besonderen Status ab. Es gibt demnach keine objektiven Gründe, den "Wissenschaftlern und dem abendländischen Rationalismus größeres Gewicht in einem Staatssystem oder überhaupt zuzuschreiben als anderen Traditionen."[39]

Er sieht auch keine Gründe für eine besondere Autorität. Objektive Gründe gebe es nicht. Auch sie seien subjektiv gewählt, entsprängen persönlicher Entscheidung, Vorliebe, Einstellung. Feyerabend vergleicht die Verbreitung der abendländischen Wissenschaften mit einer ansteckenden Krankheit, die die Welt infiziert hat. Dass es der Welt genutzt habe, verneint er.

"Die abendländische Zivilisation wurde entweder durch Gewalt aufgezwungen oder akzeptiert, weil sie die besseren Waffen herstellen konnte(...)und ihr Fortschreiten hat einiges Gutes, aber auch großen Schaden angerichtet."[40] Andere Werte mussten weichen, altes Wissen wurde beschädigt. Feyerabend widerspricht an dieser Stelle klar Karl Poppers Auffassung von der Überlegenheit der modernen Wissenschaft. "Karl Popper, zum Beispiel, beweint die 'allgemeine antirationalistische Atmosphäre...unserer Zeit', preist Newton und Einstein als Wohltäter der Menschheit, erwähnt aber mit keinem Wort die Verbrechen, die im Namen der Vernunft und der Zivilisation begangen wurden und noch immer werden. Ganz im Gegenteil, er scheint zu glauben, daß die Vorteile der Zivilisation gelegentlich aufgezwungen werden müssen, zum Beispiel durch "eine Art von Imperialismus". [41]

Ein Problem der Wissenschaften ist laut Feyerabend ihre enge Perspektive. Die meisten hätten keine Ahnung von den positiven Zügen des Lebens außerhalb des Abendlandes. Hier gebe es lediglich Gerüchte über die Exzellenz der Wissenschaften und das Elend des Rests. So studieren ihre Forscher nicht alle Phänomene, sondern nur die aus einem genau definierten Bereich. Sie untersuchen nicht alle Aspekte, sondern nur einige wenige, die ihnen beim Erreichen ihrer beschränkten Ziele helfen. Durch diese Beschränktheit sind auch die einzelnen Erkenntnisse beschränkt, können demnach nicht als wahr oder wirklich gelten. Hier führt Feyerabend Platon als Beispiel an, der die Philosophie in der Pflicht sieht, die Brauchbarkeit fachwissenschaftlicher Ergebnisse für die Gesellschaft zu untersuchen und festzustellen. Protagoras möchte alle Menschen an diesem Prozess beteiligen, mit Hilfe ihrer Erfahrungen und ihres Wissens.

Feyerabend hält Protagoras' Sicht hier für die angemessene und zieht die Schlussfolgerung, dass das die Autonomie der Forschung und Lehre sowie der akademischen Freiheit nach sich ziehe. Die Entscheidung darüber, was an Forschungsprogrammen wichtig sei und durchgeführt werden müsse, liege demnach bei demokratischen Ausschüssen, in denen Forscher und andere Bürger gleichermaßen vertreten seien. "Die akademische Freiheit und die Trennung von Staat und Kirche waren einmal wichtige Instrumente des Fortschritts. Zu einer Zeit, als die Wissenschaften noch schwach waren und als die Eingriffe der Kirchen in den Lehr- und Forschungsbetrieb genauso ungezügelt waren, wie heute der Eingriff der Wissenschaften, war es wichtig, neueren Unternehmungen durch besondere Gesetze einen Freiraum zu gewähren(...)Heute sind die Wissenschaften in einer ganz anderen Lage - sie sind nicht mehr unterdrückt, sie sind selber zu Unterdrückern geworden."[42]

Feyerabend führt auch Kant und die Aufklärung an. Die Mündigkeit, die man sich erkämpft hatte, reichte seiner Meinung nach nicht weit. Aus lebendigen Gedanken seien Phrasen geworden, später langweiliger Lehrstoff. Die Forscher selbst seien heute unmündig, machten sich nur selten eigene Urteile über Dinge außerhalb ihres Faches und begnügten sich mit Rat bei Kollegen. Doch nicht einmal diese Möglichkeit habe das breite Publikum. "Verdorben von einer Erziehung, die sowohl den Inhalt, als auch die Autorität wissenschaftlicher Ergebnisse grob verfälscht, verführt von Radioreden und Fernsehprogrammen, auf denen Wissenschaftler wie unnahbare Heilige und ihre Erfindungen wie die Ausflüsse des Heiligen Geistes vorgestellt werden, eingespannt also in einen Prozess, den man nur als systematische Volksverblödung bezeichnen kann, hat seine Mündigkeit nicht die geringste Chance. Nicht am Ende der Aufklärung stehen wir, sondern die Aufklärung hat noch lange nicht begonnen."[43]

Ein Hauptproblem der Wissenschaft, wie sie heute existiert, sieht Feyerabend in der Unmöglichkeit, sich von anderen Traditionen abzugrenzen und in dem gleichzeitigen Versuch, es dennoch zu tun. Denn das beschränkte Beschäftigen mit nur wenigen Aspekten verhindere auch Erkenntnis. Menschen, deren Blick nicht durch die Fachperspektive beengt ist oder die aus anderen Fächern kommen, bemerken diese Vereinfachungen allerdings schnell, bestehen auf einer eingehenden Behandlung und mehren so Erkenntnis und den Fortschritt. Denn auch Fachleute sind das nur sehr begrenzt und auf ihrem Gebiet. Auf anderen Gebieten werden sie schnell zu Laien. "Es fehlt den Fachleuten auch an Erfahrung in der Anpassung ihrer Methoden und Kriterien an gesetzlich festgelegte Normen. Hier sind ihnen politisch aktive Laien weit voraus. Die Methode des Protagoras verstärkt die Zusammenarbeit zwischen den Teilnehmern an einem öffentlichen Projekt und fördert so nicht nur die Erkenntnis, sondern auch die Mündigkeit aller(...)Sie allein bringt die Aufklärung, die unsere Intellektuellen so schön besingen, vor der sie aber zurückschrecken, wenn sie irgendwo in der wirklichen Welt scheu ihr Haupt erhebt."[44]

Ein verbreiteter Irrtum unter den Menschen verhindert ebenfalls Fortschritt: die Überzeugung, dass Wissenschaften vollständige Erkenntnisse bieten. Erkenntnisse, die weder Veränderungen brauchen noch vertragen.

Für Popper stellen sich all diese Fragen nicht. Er sieht kein Grenzproblem der Wissenschaft im Sinne Feyerabends. Dafür achtet er darauf, die Wissenschaft von der Metaphysik und der Pseudowissenschaft abzugrenzen. Sein Ziel ist dabei die klare Trennung von empirisch-wissenschaftlichen Theorien "von pseudo-wissenschaftlichen, nichtwissenschaftlichen oder metaphysischen Spekulationen".[45] Popper gesteht zu, dass metaphysische Ideen und Probleme die Wissenschaften weiter entwickelt und teilweise beherrscht haben, dass es eine scharfe Abgrenzung nicht gibt. Dennoch bezeichnet er eine Abgrenzung als sehr wichtig. Für Popper unverzichtbar ist die klare Trennung zwischen rationalen Theorien und irrationalen Überzeugungen, zwischen empirischen, wissenschaftlichen und metaphysischen Theorien. Dabei definiert er die Methode, nach einer Verifikation einer Theorie zu suchen, als unsolide und typische Methode der Scheinwissenschaft. Sie fördere eine unkritische Haltung, zerstöre die rationale Einstellung.

Ein grundsätzlicher Unterschied zwischen Wissenschaft und Pseudowissenschaft besteht für Popper also in der kritischen Betrachtung von Theorien, die wiederum nicht durch eine Verifizierbarkeit sondern nur durch eine Falsifizierbarkeit geschehen könne. Er hält diese Unterscheidung für dringend notwendig, um Theorien beurteilen zu können.

Als Beispiel für eine unwissenschaftliche Theorie nennt Popper die Traumdeutung Siegmund Freuds. Popper zufolge geht mit dem Verifikationismus immer ein gefährlicher Dogmatismus einher. Für Popper stellt sich in erster Linie das Problem, wie man entscheidet, ob eine Theorie akzeptierbar ist, ob sie mittels empirischer Argumente diskutierbar ist und ob man diese Argumente als ernsthafte Prüfungen betrachten soll.

An dieser Stelle macht er auch klar, dass er dieses Problem für ein wissenschaftliches hält. "Denn es ist Aufgabe des Wissenschaftlers, Theorien zu beurteilen; und eine Art, Theorien zu beurteilen, ist zu sagen, man könne sie nicht nach gewöhnlichen wissenschaftlichen Maßstäben beurteilen (das heißt, abschätzen, wieweit sie Prüfungen standhält), weil sie unwiderlegbar und deshalb nicht prüfbar sind."[46]

Die Prüfbarkeit, die Falsifizierbarkeit, ist für Popper ein Kriterium des wissenschaftlichen Charakters theoretischer Systeme und ein Abgrenzungskriterium zwischen der empirischen Wissenschaft einerseits und der Metaphysik oder Scheinwissenschaft andererseits. Dabei bedeutet Metaphysik für Popper kein sinnloses Geschwätz. Eine solche Beurteilung bezeichnet er selbst als Dogma. "Denn, wie wir gesehen haben, waren manche Theorien, wie beispielsweise der Atomismus, lange Zeit nicht prüfbar und unwiderlegbar (und übrigens auch nicht verifizierbar) und insofern 'metaphysisch'. Aber später wurden sie ein Teil der Naturwissenschaft."[47]

Für Popper sind Scheinwissenschaften nicht sinnlos, auch wenn er sie durch das Kriterium der Prüfbarkeit klar von der empirischen Wissenschaft trennt. Für ihn haben Scheinwissenschaften häufig auch einen Nutzen für die Wissenschaft. Ein Beispiel hierfür ist die Astrologie. Obwohl Aristoteles und andere Rationalisten sie ablehnten, taten sie das Popper zufolge nicht immer aus den richtigen Gründen. "Beispielsweise war die lunare Gezeitentheorie, historisch gesehen, ein Kind der astrologischen Überlieferung. Bevor Newton sie anerkannt hatte, lehnten die meisten Rationalisten sie als ein Beispiel astrologischen Aberglaubens ab. Aber Newtons Theorie der allgemeinen Gravitation zeigte, daß der Mond 'sublunare Ereignisse' beeinflussen kann und daß außerdem einige der sublunaren Himmelskörper tatsächlich einen Einfluß auf die Erde haben, nämlich den der Anziehung durch Gravitation, und somit, im Gegensatz zu dem, was Aristoteles lehrte, auch auf sublunare Ereignisse." [48]Newton hatte damit eine Lehre akzeptiert, die unter anderem Galilei als Teil einer Scheinwissenschaft verworfen hatte. Für Popper zeigt das, wie leicht eine wichtige Idee verloren gehen kann, wenn sie als Scheinwissenschaft abgelehnt wird. In diesem konkreten Fall hat sich eine scheinbar scheinwissenschaftliche Theorie im Popperschen Sinne als eine wissenschaftliche herausgestellt. In anderen Fällen agieren Forscher mit solchen Theorien und nehmen sie trotz ihres metaphysischen Status' in die Wissenschaft auf. Ein Beispiel dafür ist der Atomismus als nicht prüfbare Theorie "deren Einfluß auf die Wissenschaft über den vieler prüfbarer wissenschaftlicher Theorien hinausgeht".[49]

Popper fasst zusammen, dass wissenschaftliche Erkenntnis nur durch methodisch gewonnene Erfahrung erlangt werden kann. Dabei stellt er drei

Forderungen an ein empirisches Theoriensystem. Es dürfe demnach nicht metaphysisch sein, solle synthetisch und nicht nur informativ sondern auch dem Anspruch nach wahr sein. Nur die empirische Wissenschaft hat Popper zufolge das Ziel, befriedigende Erklärungen für alles zu finden, was erklärungsbedürftig erscheint. Nur sie bringt also Erkenntnisgewinn. Dabei ist die wissenschaftliche Erklärung die Erklärung des Bekannten durch das Unbekannte. Popper nennt eine Erklärung dann befriedigend, wenn sie prüf- und falsifizierbar ist. Auf diesen Grundüberlegungen fußt sein Wille nach Abgrenzung von Metaphysik und Pseudowissenschaft, wenn er sie auch nicht als sinnlos abtut. Allerdings bekommt er genau damit ein großes Problem. Denn falsifizierbar sind auch Theorien der Pseudowissenschaft. Die Aussage eines Horoskops kann geprüft und widerlegt werden.

Die Falsifizierbarkeit taugt als Abgrenzungskriterium somit nichts. Vielmehr scheint sich hier Feyerabends Überzeugung zu bestätigen, dass eine Abgrenzung nicht nur problematisch sondern auch überflüssig ist. Und dass eine solche Abgrenzung tatsächlich den Erkenntnisfortschritt behindert, statt ihn zu fördern. Um dieser Zwickmühle zu entgehen, müsste ein Vertreter des Falsifikationismus voraussetzen, dass eine Theorie nicht nur falsifiziert werden kann, sondern zugleich auch nicht falsifiziert sein darf. Das wäre die logische Folgerung. Diese dürfte allerdings den meisten modernen Wissenschaftlern nicht gefallen, denn sie würde viele wissenschaftliche Theorien als unwissenschaftlich bzw. pseudowissenschaftlich definieren, unter anderem und allen voran die Schulmedizin.

Paul Feyerabend und Karl Popper - in ihren Ansichten über Erkenntnisgewinn und Wissenschaftstheorie sind diese beiden Männer derart verschieden, dass man hier von den Gegenpolen der Wissenschaftstheorie sprechen kann. Vertritt der eine den Methodenpluralismus, den Erkenntnisgewinn durch gleichberechtigtes Nebeneinander der Traditionen, so strebt der andere nach rationalem Erkenntnisgewinn, entstanden aus dem Falsifizieren von Theorien. Die Gegensätze sind groß, Gemeinsamkeiten gibt es kaum, die wenigen auch nur auf den ersten Blick.

Paul Feyerabend auf der einen Seite stellt das konsequente Gedankenmodell der Freiheit dar. Alles in seiner Wissenschaftstheorie zielt auf Freiheit ab. Er stellt sich gegen das Korsett einer einzwängenden Methode, gegen genaue Vorschriften der Art und Weise, wie Erkenntnis gewonnen werden kann. Denn er ist tief überzeugt, dass allein dieses Pressen in einen Rahmen Erkenntnis verhindert und Fortschritt zumindest verlangsamt. Seine Kritiker nennen ihn deshalb häufig einen Anarchisten, auch wenn er klar macht, dass er sich selbst nicht als solchen sieht. "Der naive Anarchismus sieht ein, daß alle Regeln und Maßstäbe ihre Grenzen haben und schließt, daß sie wertlos sind und

aufgegeben werden müssen(...) Ich sage, daß alle Regeln ihre Grenzen haben und daß es selbst innerhalb der Wissenschaften keine umfassende Rationalität gibt; ich sage nicht, daß wir nunmehr ohne Regeln und Maßstäbe leben sollen."
[50]Er legt dar, dass die Methodik in der Wissenschaft nicht nur einen Einfluss auf den Erkenntnisgewinn und den Fortschritt sondern auch auf die politische Gesellschaft hat. Beides ist für ihn untrennbar verbunden. Dabei richtet er sich weder gegen Methoden insgesamt und als solche, noch stellt er selbst eine auf, wie ihm häufig unterstellt wird.

"Anything goes" ist keine Methode, sondern eine Einstellung. Feyerabend stellt sich allerdings vehement gegen den Alleingültigkeitsanspruch der wissenschaftlichen Methode. Diese bezweifelt er, gegen sie argumentiert er. Feyerabends Plädoyer "Against Method" wendet sich auch gegen die Verallgemeinerung in der Wissenschaftstheorie. Denn statt tatsächlich zu einer Verallgemeinerung, die alle Aspekte berücksichtigt, führt sie seiner Meinung nach zu einer Verstümmelung.

Karl Popper ist nicht einfach nur das Gegenteil, er vertritt mit seinen Ansichten zum Erkenntnisgewinn eine völlig andere Welt. Rationales Vorgehen ist sein Credo, die Wissenschaft steht ihm über allem, auch wenn er andere Bereiche wie Kunst, Pseudowissenschaften oder Metaphysik nicht als sinnlos abtut. Er erklärt sie für wichtig, allerdings nur, solange sie der rationalistischen Methode untergeordnet sind und ihr nützen. Sein Abgrenzungsmerkmal ist dabei scheinbar eindeutig, tatsächlich aber mindestens inkonsequent. Denn die Falsifizierbarkeit trifft nicht nur auf wissenschaftliche Theorien zu, wie sie Popper versteht.

Hier liegt ebenfalls ein grundlegender Unterschied zwischen den beiden Philosophen. Während Feyerabend konsequent seine Ansicht vertritt und auf alle Lebensbereiche ausweitet, macht Popper Abstriche, obwohl er das nicht will. Er sucht nach einer klaren Methode, kann sie aber nicht eindeutig präsentieren. Er hält die wissenschaftliche Methode einerseits für die einzig richtige, um Erkenntnis zu gewinnen, muss jedoch eingestehen, dass sie in einigen Fällen Wissen verhindert hat. Er bestätigt damit Feyerabends Methodenpluralismus. Popper plädiert für die Freiheit, ist jedoch gleichzeitig überzeugt, dass es diese nicht wirklich geben kann, weil sie immer die Freiheit eines anderen einschränkt.

Feyerabend sieht gerade in dem Anspruch der Wissenschaft, als einzige herausfinden zu können, was warum wahr ist, eine Bedrohung der Demokratie. Denn zwar kann jeder denken, glauben und sagen, was er will. Aber er darf das nur im Rahmen einer rational-wissenschaftlichen Weltanschauung. Dieser Einwand Feyerabends scheint mehr als gerechtfertigt, wenn man zum Beispiel betrachtet, wie die Medizin sich in den letzten Jahren entwickelt hat und wie sie sich weiter entwickelt. Eine Medizin, die nicht der modernen schulmedizinischen entspricht, wird heute nicht nur dadurch verhindert, dass die Krankenkassen nur für bestimmte Behandlungsmethoden die Kosten übernehmen. Selbst wer sogenannte Alternativen aus der eigenen Tasche bezahlt, wird häufig an der Anwendung gehindert. Weil die Behandlung nicht untersucht und deshalb gefährlich sei, so die häufige Begründung. Hier zeigt sich ein eklatanter Eingriff in die Freiheit. Interessanterweise ist Popper hier auf den ersten Blick gar nicht so weit von Feyerabend entfernt. Mit seinem Postulat der "Selbstbefreiung durch Wissen" schlägt er in die gleiche Kerbe. Da allerdings die Methode des Wissenszuwachses, wie er ihn versteht, begrenzt ist, schließt er tatsächlich anderes Wissen von vornherein aus.

Ein weiteres Argument Feyerabends lässt sich ebenfalls an einem Beispiel aus der Medizin darstellen. So nennt er Bürgerbewegungen als Mittel für eine freie Gesellschaft. Auch sie sind im Feyerabendschen Sinn eine Methode, zu Wissen zu gelangen. Hinsichtlich der Akupunktur lässt sich nachvollziehen, wie ein altes Wissen zu einer halbwegs anerkannten Behandlungsmethode geworden ist. Anfangs als Aberglaube und Scharlatanerie verschrien wurde sie von vielen Ärzten bald aufgrund ihrer Wirksamkeit angewendet, obwohl die Patienten die Therapie noch aus eigener Tasche bezahlen mussten. Inzwischen zahlen die Krankenkassen in einigen Fällen die Therapie.

Sowohl in der Beschreibung der tatsächlichen Wissenschaftsentwicklung als auch in Charakterisierung von wissenschaftlichem Fortschritt liegen Welten zwischen Feyerabend und Popper. Wirklich gemein ist ihnen lediglich, dass sie normative Kriterien für eine fruchtbare Wissenschaft definieren. Die Modelle stellen sich dann allerdings wieder völlig gegensätzlich dar. Nicht nur ihre Methoden zum Erkenntnisgewinn unterscheiden sich deutlich. Auch das, was sie als Erkenntnisgewinn und Fortschritt bezeichnen, sind unterschiedliche Dinge. Feyerabend agiert hier aufgrund seines Methodenpluralismus' auf einem wesentlich größeren Feld als Popper, der bereits durch die Methode selbst eingeschränkt wird.

Gerade das Verweisen auf Poppersche Kriterien wie den Falsifikationismus machen die heutige Wissenschaft zunehmend unglaubwürdig. Keine von ihnen hält Poppers Maßstäben stand, obwohl sie sich alle gern darauf zurückziehen. So ist zum Beispiel nur eine einzige Medizin derzeit nach Popperschen Kriterein "beweisbar" und damit im herkömmlichen Sinne wissenschaftlich, nämlich die Neue Medizin nach Ryke Geerd Hamer. Kurioserweise wird gerade sie als Scharlatanerie verleumdet.

Bei einer Feyerabendschen Betrachtung hätte auch die Schulmedizin - wie auch andere "Wissenschaften" durchaus eine Berechtigung - als Tradition neben anderen Traditionen.

Weshalb die Neue Medizin als einzige heute im Popperschen Sinne - also dem Wissenschaftsbegriff, der in der Lehrmeinung vorherrscht - "beweisbar" ist, das hat Professor Hans-Ulrich Niemitz in einem Gutachten dargestellt. Das Gutachten zur Neuen Medizin zeigt deren Wissenschaftlichkeit im Popperschen Sinne klar auf und macht deutlich, dass keine andere Medizin diesen Begriff für sich in Anspruch nehmen kann.

Zwar halten wir es eher mit Feyerabend, der gleichberechtigt alle Traditionen nebeneinander stellt. Da wir damit allerdings auf weiter Flur sehr einsam stehen, sollten sich die Vertreter der Popperschen Sichtweise das Gutachten sehr genau ansehen. Danach fragen Sie sich bitte, was die angeblich wissenschaftliche Medizin, die nach heutiger Lehrmeinung als solche gilt, tatsächlich mit Wissenschaft zu tun hat!

-notiz-

Die Anfragen – Anlass zum Gutachten
Prof. Dr. Hans-Ulrich Niemitz

Mit Brief vom 23. Juli 2003 bat mich Dr.med.Mag.theol. Ryke Geerd Hamer um die „naturwissenschaftliche Beantwortung" von drei Fragen. Die Fragen lauten:
1. Kann und darf es sein, dass eine Medizin (Schulmedizin), die nur auf Hypothesen basiert, sich hochtrabend „wissenschaftlich" nennt, obwohl noch niemals eine einzige Verifikation stattgefunden hat?
2. Kann und muss man dagegen nicht die Germanische Neue Medizin, die keine einzige Hypothese hat, allein auf Grund der vorgelegten 30 Verifikationsurkunden als wissenschaftlich und nach bestem Wissen richtig bezeichnen?
3. Ist es nicht in den Naturwissenschaften üblich und ausreichend, schon eine einzige Verifikation zu bestehen, um die Richtigkeit (hier: der Neuen Medizin) zu beweisen?

Gutachten zur Neuen Medizin
18.08.2003 Prof. Niemitz

Vorrede
Im Kern stellt Hamer zwei Fragen, die im Folgenden nur bezogen auf das Krebsgeschehen beantwortet werden, obwohl die Neue Medizin generell für „Krankheit", Psychosen und spontane Straftaten Erklärung und Theorie bietet.

A) Ist die Schulmedizin wissenschaftlich und richtig?
B) Ist die Neue Medizin wissenschaftlich und richtig?

zu A) Die Schulmedizin bedient sich zwar wissenschaftlicher Methoden (z.B. Beobachtung, Statistik), ist aber wegen ihrer vielen Hypothesen, d.h. (nicht bewiesenen) Unterstellungen weder eine Wissenschaft (denn wissenschaftliche Methoden zu benutzen reicht allein nicht aus, um „Wissenschaft" bzw. Wissenschaftler zu sein) geschweige denn eine Naturwissenschaft. Sie hat keine hypothesenfreie Theorie des biologischen Geschehens beim einzelnen „kranken Menschen".

Die Schulmedizin kann ihren Krebspatienten nur aus Statistiken gewonnene Überlebenswahrscheinlichkeiten nennen. Sie neigt bezeichnenderweise im Einzelfall zu leeren therapeutischen Versprechungen, Verzweiflungstaten („Lotteriespielen") und „Experimenten". Und Spontanheilungen bleiben unverstanden.

Im Tagesspiegel vom 12. 11. 2001 erschien kurz vor dem Tod des Beatles Harrison folgende Notiz:

„Georg Harrison (58) geht es nach einer radikalen Bestrahlungstherapie in New York offenbar besser. Das berichtet ´Mail on Sunday´. Die umstrittene neue Therapie ist von dem Arzt selbst als ein ´Lotteriespiel´ bezeichnet worden." Also: Einem der bekanntesten und reichsten Personen gelingt es nicht, eine Krebstherapie zu bekommen, die kein Lotteriespiel ist.

Wie ist das zu erklären?
Doch nur so, daß die Schulmedizin keine Therapie anzubieten hat, die kein Lotteriespiel ist.

Also: Die Schulmedizin ist unwissenschaftlich und versteht so gut wie nichts – noch nicht einmal Spontanheilungen. Die Schulmedizin ist keine Wissenschaft. Sie ist nicht richtig, d.h. muß nach bestem menschlichen Ermessen als falsch bezeichnet werden.

zu B) Die Neue Medizin hat eine wissenschaftliche und hypothesenfreie und damit überprüfbare (bzw. potentiell falsifizierbare – siehe genaueres dazu im eigentlichen Gutachten) Theorie bzw. Modell des Krebsgeschehens bzw. allgemein von „Krankheit".

Sie kann für jeden Einzelfall – und das überprüfbar und damit hypothesenfrei (und selbstverständlich nach einer genauen Anamnese) – das Geschehen wissenschaftlich erklären. Weil das Geschehen aus der Theorie heraus vorhersagbar ist, können auf den Einzelfall zugeschnittene – und damit wissenschaftlich begründete – Therapievorschläge gemacht werden. (Eventuell während der Therapie auftretende Komplikationen können verstanden und die Therapie darauf eingestellt werden.

Dies sei erwähnt, weil Hamer von vielen Presseorganen unterstellt wird, er nenne sich selbst Wunderheiler und garantiere Heilung. Es ist zu bedenken: Neue krebsauslösende Konfliktschocks kann kein Arzt der Welt vorhersagen und damit verhindern; man kann aber eine Situation schaffen – und Hamer fordert dies für seine Patienten –, in der neue Konfliktschocks vermieden werden.)

Also: Die Neue Medizin ist wissenschaftlich und entsprechend naturwissenschaftlichen Kriterien richtig. Die Neue Medizin ist eine Wissenschaft und darüber hinaus die sicherste Methode, um „krebskranke" Menschen zu heilen.

Gutachten zur Neuen Medizin
Zu Frage 1:
Wissenschaft

Es ist nicht ganz unumstritten, was Wissenschaft ist oder sein soll. Im Lexikon (Brockhaus Enzyklopädie 2001) ist zu lesen: „Wissenschaft ..., der Inbegriff menschlichen Wissens einer Epoche ...; eine Gesamtheit von Erkenntnissen, die sich auf einen Gegenstandsbereich beziehen und in einem Begründungszusammenhang stehen. ... ...
Methodisch kennzeichnet die Wissenschaft ein gesichertes, in einen Begründungszusammenhang von Sätzen gestelltes und damit intersubjektiv kommunizierbares und nachprüfbares Wissen, das bestimmten wissenschaftlichen Kriterien (z.B. Allgemeingültigkeit, Systematisierbarkeit) folgt."

Die Unsicherheit der Erklärung zeigt sich im Zirkel: Wissenschaft muss wissenschaftlichen Kriterien folgen. Dennoch ist klar: „wissenschaftlich" meint, über ein Wissen – inhaltlich und methodisch – zu verfügen, das aus nachprüfbaren Aussagen (oder „Sätzen") besteht.

Wissenschaft erzeugt überprüfbare Aussagen
Eine Aussage oder ein System von Aussagen können nur dann als wissenschaftlich gelten, wenn diese Aussage bzw. diese Aussagen die Möglichkeit bieten, sie zu falsifizieren, d.h. – umgangssprachlich ausgedrückt – zu überprüfen, ob sie falsch sind.

Die exakten Naturwissenschaften heißen deshalb exakt, weil sie nur Aussagen machen, die durch Experimente im Prinzip jeder Zeit und an jedem Ort falsifiziert (oder umgangssprachlich: auf Stimmigkeit überprüft) werden können.

Nicht jede Naturwissenschaft beruht nur auf Experimenten bzw. kann nur auf Experimenten beruhen. Die Biologie zum Beispiel und infolgedessen auch die Medizin müssen sich weitgehend auf Beobachtungen von „natürlichen" Abläufen stützen. Diese Beobachtungen können dann, wenn die Umgebungsbedingungen bei den jeweiligen Beobachtungen die gleichen sind, wie Beobachtungen von Experimenten genutzt werden.

Da in der Regel die Schulmedizin am und für den Einzelfall nicht potentiell falsifizierbare Aussagen machen kann, zieht sie sich auf die Statistik zurück. Statistik ist Mathematik, ist damit Wissenschaft, ist aber keine Naturwissenschaft. (Im Übrigen wird damit das höchste Ziel therapeutischer

Arbeit verfehlt, nämlich dem Patienten für seinen „Einzelfall" über den menschlichen Beistand hinaus wissenschaftlich helfen zu können. Beispiel: Der Schulmediziner nennt dem Krebspatienten Überlebenswahrscheinlichkeiten. Dem Patienten kann nicht gesagt werden, was er tun soll, um „heil" zu werden.)

Hypothesen sind noch nicht überprüfte oder gar unüberprüfbare Aussagen
Wenn man nur Aussagen machen kann, die (noch) nicht die Möglichkeit bieten, sie zu falsifizieren, spricht man von Hypothesen. In der Umgangssprache ist eine Hypothese eine Unterstellung und in der Wissenschaftstheorie im Grunde genommen auch, nämlich eine Aussage, deren Wahrheit noch nicht feststeht, die aber als Annahme dient, von der heraus Theorien und Vorhersagen abgeleitet werden (siehe Brockhaus Enzyklopädie 2001).

Als Isaac Newton seine Gravitationstheorie vorstellte und er gefragt wurde, woher denn die Gravitation käme, sagte er: „Ich mache keine Hypothesen."
Damit meinte er, dass ein jeder die Richtigkeit des von ihm aufgestellten Gravitationsgesetzes überprüfen könne (bzw. modern: versuchen könne, es zu falsifizieren) und dass es eine andere Sache sei, die Gravitation zu erklären. Da ihm dies nicht gelungen sei (er konnte also dazu keine Aussagen finden, die die Möglichkeit boten, sie zu falsifizieren), so sagte er, sollten dies die Wissenschaftlergenerationen nach ihm herausbekommen – was denen übrigens bis heute nicht gelungen ist.

Neue Medizin, Schulmedizin und (nicht) falsifizierbare Aussagen
Entsprechend diesem Wissenschaftsverständnis sagt Dr. Hamer, er mache keine Hypothesen. Das, was er aussage, sei jederzeit an jeder beliebigen Person (also an jedem Einzelfall) zu überprüfen, bei der Krebs bzw. krebsäquivalente „Krankheiten" diagnostiziert worden sei. Das heißt, es gibt hier die Möglichkeit, seine Aussagen am bzw. an jedem Einzelfall zu falsifizieren (auf Stimmigkeit zu überprüfen).

Die Hypothese der Schulmedizin zum Beispiel, es gäbe ein Immunsystem, ist eine nicht falsifizierbare Aussage. Das Immunsystem hat bisher noch niemand unmittelbar beobachten können. Es werden zwar aus der Hypothese „Immunsystem" (also der Unterstellung, es gäbe eines) Theorien und Vorhersagen konstruiert und denen beobachtbare „Fakten" zugeordnet, die als Bestätigung gelten. Allerdings wird nicht in Betracht gezogen, dass diese Fakten auch zur Bestätigung anderer Aussagen dienen könnten (Anmerkung: wissenschaftlich kann es nur Falsifizierungen und keine Bestätigungen geben).

Die Schulmedizin erkennt nicht, dass die Hypothese „Immunsystem" überhaupt nicht falsifizierbar ist, also letztlich keine wissenschaftliche Aussage darstellt. Ob Mikroben wegen des Zusammenbruchs des Immunsystems im Körper aktiv werden können (so sieht es die Schulmedizin, und sie kann für den Einzelfall den Augenblick des Aktivwerdens nicht vorhersagen und damit nur „logisch" begründen, aber logisch bedeutet nicht automatisch wahr oder wirklich; Märchen sind auch logisch, weil sie sonst nicht erzählbar sind; maximal kommt die Schulmedizin zu statistischen Aussagen) oder Mikroben wegen eines Einschaltbefehls des Gehirns bzw. Organismus, der gerade ein „Sonderprogramm" laufen lässt, aktiv sind (so sieht es die Neue Medizin – sie kann den Augenblick des Aktivwerdens für den Einzelfall vorhersagen und auch begründen: Es ist der Start der zweiten Teils des Sonderprogramms; die Neue Medizin hat ein psycho-biologisches Modell vom Organismus und braucht deshalb keine Statistik), heißt, dass die Neue Medizin bezüglich der Mikroben und ihres Aktivwerdens potentiell falsifizierbare Aussagen erzeugt, die Schulmedizin dies aber nicht kann. In der Umgangssprache müsste man sagen, die Schulmedizin liefert einen nicht fassbaren Brei von pseudologischen, d.h. märchenhaften und nicht überprüfbaren Aussagen (sie ist unwissenschaftlich), die Neue Medizin dagegen bietet eine fassbare Struktur von logischen und an der Wirklichkeit überprüfbaren Aussagen (sie ist wissenschaftlich).

Das Problem „Verifikation"
In der Frage 1 wird behauptet, dass die Schulmedizin nur auf Hypothesen basiert und dass noch niemals eine einzige Verifikation ihrer Hypothesen stattgefunden hat. Ist dem so?

Man muss sagen: Es ist noch viel schlimmer. Wie schon erklärt, gelingt es der Schulmedizin in weiten Teilen nicht, falsifizierbare Aussagen zu erzeugen (und verliert damit insgesamt ihren Anspruch, „Wissenschaft" zu sein).

Damit ist eine „Verifikation" – was auch immer das sein soll (es wird bei der Behandlung der Frage 3 ausführlich erklärt, was das sein könnte) – per se unmöglich.

Ganz kurz gesagt bedeutet „Verifikation" ein System von Aussagen (und das damit verbundene Modell) als wahr bzw. richtig oder bestätigt anzuerkennen und dementsprechend zu handeln (in der Medizin würde das bedeuten, entsprechend zu therapieren). „Verifikation" ist also eine ethische, damit gesellschaftspolitische und letztlich rechtliche Frage bzw. Angelegenheit.

Ergebnis zu Frage 1
Die Schulmedizin darf sich nicht naturwissenschaftlich nennen, weil sie entweder nur Aussagen anzubieten hat, die nicht die Möglichkeit bieten, sie zu falsifizieren, oder sie verwickelt sich schon vorher in unlösbare Widersprüche.

Die Neue Medizin ist naturwissenschaftlich, weil sie ein psycho-biologisches Modell bietet, aus dem heraus Aussagen abzuleiten sind, die die Möglichkeit bieten, sie zu falsifizieren. Da bisher keine Aussage der Neuen Medizin falsifiziert werden konnte, muss die Neue Medizin zumindest für wissenschaftlicher erklärt werden als die Schulmedizin, die eben höchstens statistisch arbeiten kann (d.h. keine wissenschaftlichen Aussagen für den Einzelfall machen kann!), und es muss festgestellt werden: Die Schulmedizin ist keine Naturwissenschaft – weder inhaltlich noch methodisch.

Zu Frage 2:
Die Antwort lautet: Ja, die Neue Medizin ist richtig. Wichtig ist zu bemerken – und das wird in der Beantwortung der Frage 3 weiter ausgeführt –, sie „nach bestem Wissen" als richtig zu bezeichnen (was eine ethische Frage ist).

Also: Die Aussagen der Neuen Medizin stehen in einem Begründungszusammenhang, der intersubjektiv kommunizierbar und am Einzelfall nachprüfbar ist, d.h. naturwissenschaftlichen Kriterien genügt (z.B. Allgemeingültigkeit, Systematisierbarkeit, Vorhersagemöglichkeit, begründend erklärende Beschreibung vergangenen Geschehens, Falsifizierbarkeit).

Ergebnis zu Frage 2
Ja, die Neue Medizin ist richtig.

Zu Frage 3:
Bei Frage 3 muss man zurückfragen: Ausreichend wofür? Für die Bestätigung der Richtigkeit? Dazu ist in der Beantwortung der Frage 2 schon alles gesagt (ja, die Neue Medizin ist richtig).

Streng wissenschaftlich gilt, dass Verifikationen nie ausreichen. Also lässt sich auch rein „naturwissenschaftlich" diese Frage nicht beantworten, weil die Entscheidung darüber, ob eine Theorie „verifiziert" ist, letztlich niemals endgültig entschieden werden kann. Denn jede Theorie hat Modellcharakter. Und damit kann eine Theorie niemals mit der Wirklichkeit voll übereinstimmen. Wenn das der Fall wäre, wäre dieses Modell die Wirklichkeit und damit kein Modell mehr.

Wenn nun eine Theorie über längere Zeit nicht falsifiziert werden kann und wenn die konkurrierenden Theorien bzw. deren Anwendungen (hier Therapien) schlechtere Ergebnisse zeigen als die neue Theorie, dann muss die neue Theorie anerkannt werden – das ist eine Frage der wissenschaftlichen und ethischen Vernunft, Fairness und Redlichkeit.

Die neue Theorie muss zugelassen werden als Erklärung, und sie muss zugelassen werden für die Anwendung bei praktischen Problemen, d.h. die Patienten müssen frei entscheiden können. Im Fall der Neuen Medizin heißt das: Die „Schulmedizin" bzw. unsere Gesellschaft muss der Neuen Medizin Raum geben.

Bemerkung: Was sind Fakten? Beispiel Metastase: Fakt oder Hypothese?
Im Folgenden eine Bemerkung zum häufig ideologischen Charakter der „Fakten" bzw. der „Richtigkeit": Was den Menschen vor Anerkennung des kopernikanischen Systems richtig und ein Fakt zu sein schien, war, dass die Sonne am Abend unterging. Das Modell – die Erde als schwebende Scheibe in der Mitte der Welt und die Himmelskörper jeweils auf einer kugelförmigen und glasartigen Sphäre befestigt, die alle zusammen die Erde umhüllen und sich um die Erde herumdrehen – machte das sinnfällig.

Heute wissen es fast alle Menschen besser, aber auch nur, weil sie es von Kindesbeinen an so erzählt bekommen. Das Wort „Sonnenuntergang" benutzen wir bis heute, obwohl es den Fakten nicht entspricht. Dieses Wort schleppt das alte falsche Modell noch mit sich. Das ist aber kein Schade, weil „ein jeder" ja weiß, wie es richtig ist.

Mit dem Begriff „Metastase" wird es so sein, dass, sollte die Neue Medizin anerkannt werden, dieses Wort verschwinden wird. Als Fakt bedeutet Metastase eigentlich nur „Zweitkrebs" bzw. Krebs zusätzlich zu schon vorhandenem. Die Schulmedizin verbindet aber mit dem Wort die Hypothese, dass der erste Krebs irgendwie – und zwar in Art einer innerkörperlichen Ansteckung – der Verursacher des Zweitkrebses ist.

Die Neue Medizin leugnet nicht den Fakt „Zweitkrebs", aber sie sagt, dass das keine Metastase ist. Sie sagt, dass jeder „Zweitkrebs" durch einen eigenen Konflikt ausgelöst wird. Tragischerweise sind das meist Konflikte, die durch die Krebsdiagnose zu erklären sind (Tiere haben in den seltensten Fällen „Metastasen").

Die Vorstellung, dass Krebs sich in Art einer innerkörperlichen Ansteckung im Körper verbreitet, ist eine Hypothese bzw. Unterstellung (gilt aber als Fakt in der Schulmedizin). Wenn es diese innerkörperliche Ansteckung gäbe, müssten alle Bluttransfusionen wegen drohender Krebsansteckungsgefahr verboten werden. Bis heute gibt es keinen „Krebs-Blut-Test" – und es ist nicht bekannt, dass Tumormarker eingesetzt werden, um Blutspender auf Krebs zu überprüfen. Damit zeigt sich, dass die Schulmedizin ihre eigene Hypothese „Metastase" (für die Schulmedizin ja ein Fakt!) nicht ernst nimmt bzw. ihr mit jeder Bluttransfusion faktisch selber widerspricht (letztlich: falsifiziert!).

Ein Schulmediziner würde zur Rechtfertigung und sachlich völlig richtig sagen, dass man beim Menschen noch niemals eine Krebsansteckung von Körper zu Körper beobachtet habe.

Die Neue Medizin dagegen argumentiert stimmig: Jedes Krebsgeschehen bedeutet einen Konfliktschock. Jeder Zweitkrebs einen Zweitkonfliktschock. Sollte dem nicht so sein, könnten die Gegner der Neuen Medizin das überprüfen (falsifizieren).

Die Schulmedizin unterstellt, dass ihre Hypothesen „Fakten" sind. Es ist aber zu zeigen, dass das „Faktensystem" der Schulmedizin widersprüchlich ist bzw. in weiten Teilen so aufgebaut, dass es nicht einmal potentiell falsifizierbar (und damit unwissenschaftlich) ist. Das System der Neuen Medizin dagegen ist stimmig und potentiell falsifizierbar.

Daher ist es unwissenschaftlich, unethisch und damit letztlich verfassungswidrig, der Neuen Medizin keinen Raum zu geben.

Ein abschließender Kommentar:
Die „Schulmedizin" befindet sich in einer besonderen Situation. Sie erhebt den Anspruch, wissenschaftlich zu sein und müsste damit – so weit wie möglich – unpolitischen und nur wissenschaftlichen Prinzipien verpflichtet sein. Sie erhebt aber zugleich den Anspruch, den politisch-herrschaftlichen und damit „unwissenschaftlichen" Schutz einer (dienstleistenden) Zunft genießen zu dürfen. Das Zunftprivileg ermöglicht den Vertretern der Schulmedizin, wissenschaftliche Auseinandersetzungen ungestraft mit nichtwissenschaftlichen, nämlich politischen bzw. machtpolitischen Mitteln zu entscheiden.

Die Schulmedizin kann sich bis heute in dieser eigentlich „unmöglichen" Situation halten, weil die Nichtmediziner (als Patienten oder Politiker) die ihnen verfassungsrechtlich zugestandene Therapiefreiheit nicht nutzen wollen bzw. können, weil sie voller Angst sind vor dem Tod und dem Verlust der Gesundheit, die ihnen bzw. der ganzen Gesellschaft angedroht werden, falls die schulmedizinische Therapie abgelehnt wird. Und Angst ist ein schlechter Ratgeber. Der Widerspruch zwischen „Wissenschaft" und „Zunft" wird im Fall der Therapienotwendigkeit von Kindern und Unmündigen heute so gelöst, dass diese – der Ansicht der Zunft und damit nicht wissenschaftlichen Kriterien entsprechend – schulmedizinisch zwangstherapiert werden müssen.

Eltern oder Vormünder, die wissenschaftlich begründet diese Therapie für die ihnen Anvertrauten ablehnen und versuchen, diese dem zu entziehen, werden strafrechtlich verfolgt. Dies ist ethisch gesehen eine „unmögliche Situation", d.h. unethisch, d.h. in diesem Fall verfassungswidrig.

Ergebnis zum Kommentar
Der Anspruch der Schulmedizin, aus ihrer „Zunft" heraus – also unwissenschaftlich – einen Therapie-Entscheidungs-Alleinanspruch durchsetzen zu wollen bzw. bei der Therapie von Kindern schon durchgesetzt zu haben, ist verfassungswidrig.

Fazit
Nach naturwissenschaftlichen Kriterien muß die Neue Medizin nach derzeitigem Wissenschaftsstand und nach derzeit bestem Wissen für richtig erklärt werden.
Die Schulmedizin ist dagegen, naturwissenschaftlich gesehen, ein amorpher Brei, der wegen grundlegend falsch verstandener (angeblicher) Fakten nicht einmal falsifizierbar ist, von verifizierbar ganz zu schweigen. Sie muß deshalb nach naturwissenschaftlichen Kriterien als Hypothesensammelsurium und damit als unwissenschaftlich und nach bestem menschlichem Ermessen als falsch bezeichnet werden.
Leipzig, den 18. August 2003
Professor Dr. Hans-Ulrich Niemitz

-notiz-

Das Methoden-ABC

Symptome lindern, Heilverläufe abschwächen, vielleicht sogar unterbrechen, Schmerzen verhindern - das alles hat nichts mit echter Therapie zu tun. Wohl aber mit Hilfe. Kaum ein Mensch erträgt auf Dauer Schmerzen. Auch kaum ein Mensch, der sich mit Neuer Medizin auskennt. Auch hier gibt es natürlich unterschiedliche Vertreter. Der eine verzichtet ganz auf sämtliche Schmerzmittel, obwohl er nach einem Selbstwerteinbruch heftige Knochenschmerzen erdulden muss.

In der Schulmedizin wird in diesem Fall Knochenkrebs diagnostiziert. Der andere greift bereits bei Kopfschmerzen zur Tablette. Wir kennen beide Fälle. Was jemand tut, ist jedem selbst überlassen. Oder sollte es zumindest sein. Wichtig ist bei allem, dass man neumedizinisch weiß, wo der Hase im Pfeffer liegt. Es nützt nichts, zu Schmerztabletten zu greifen, weil man einen vereiterten Kiefer hat, wenn man nicht zugleich um den Konflikt und seine Auswirkungen weiß. Dabei ist nicht wichtig, dass man den Auslöser für den Konflikt kennt. Es ist allerdings hilfreich.

Im Folgenden sollen ein paar Behandlungsmethoden[51] vorgestellt werden, die heute überall angewendet werden und dem Betreffenden mehr oder weniger helfen. Dabei gehen wir nicht auf die schulmedizinischen Methoden ein. Diese kennen Sie selbst zur Genüge. Sie beschränken sich meist auf Medikamente, Bestrahlungen, Operationen und ähnliches. Hier sollen ihnen die anderen, weniger bekannten Therapien, vorgestellt werden.

Akupunktur

Die Akupunktur ist Teil der Traditionellen Chinesischen Medizin (TCM). Dabei werden Punkte, die auf gedachten Meridianen liegen, mit Nadeln gereizt. Dieser Reiz soll Blockaden im Energiefluss lösen und regulieren. An der Körperoberfläche fließt das Qi - die Lebenskraft - in zwölf paarigen Linien vom Scheitel bis zur Sohle. Ihnen ist jeweils ein Organfunktionskreis zugeordnet. Mehr als 350 Akupunkturpunkte gibt es. Je nachdem, ob die Nadeln beruhigen oder anregen sollen, werden sie senkrecht zum Meridian oder im Winkel zu seiner Fließrichtung schräg nach oben oder unten eingestochen. Manchmal wird auf die Nadeln geklopft oder sie werden erhitzt. Sie bleiben bis zu maximal 30 Minuten stecken. Ausschlaggebend ist dabei die Vorstellung, dass ein Stau der Lebenskraft Qi Krankheiten auslöst. Die Nadeln sollen dieses Ungleichgewicht beheben helfen.

Tätowierungen, die bei der Gletscherleiche Ötzi von etwa 3340 v. Chr. gefunden wurden, dienten möglicherweise therapeutischen Zwecken und befinden sich teilweise in der Nähe aus der chinesischen Medizin bekannter klassischer Akupunkturpunkte. Die erste zur Zeit bekannte schriftliche Erwähnung der Akupunktur und Moxibustion stammt aus dem zweiten Jahrhundert vor Christus. Der chinesische Historiker Sima Qian erwähnt in seinen Aufzeichnungen erstmals Steinnadeln. Neuere Grabfunde enthalten Indizien, dass ähnliche Instrumente bereits vor ca. 5000 bis 6000 Jahren verwendet worden sein könnten. Alternativ zu Steinnadeln wurden damals auch Bambussplitter oder Fischgräten verwendet.

Die älteste Sammlung chinesischer medizinischer Schriften „Innere Klassiker des Gelben Kaisers" (Huangdi Neijing) aus der Zeit zwischen 200 Jahre vor und nach der Zeitenwende integriert die Aku-Moxi-Therapie in die damalige Medizin und beschreibt verschiedene Nadeln, Stichtechniken, Indikationen für die Anwendung bestimmter Punkte. Die erste Erwähnung der Akupunktur in Europa findet man im Jahr 1675. Der Holländer De Bondt erwähnt in W. Pisos Werk „De utriusque Indiae" Beobachtungen über diese Therapieform aus Japan. Erst im vorigen Jahrhundert wurde sie wieder häufiger angewendet. Inzwischen bezahlen einige Kassen einige Behandlungen mit Akupunktur. Sehr erfolgreich ist die Akupunktur beim Behandeln von Schmerzen.

Neumedizinisch gesehen:
Die Wirkung ist vermutlich eine rein mechanische, es kommt zu einer Nervenunterbrechung und dadurch zu einer Schmerzlinderung auf neurologischem Weg. Die Symptome werden meist erfolgreich gelindert. Dazu kommt ein hoher Placeboeffekt.

Akupressur / Shiatsu

Die Akupressur gehört ebenfalls zur TCM. Sie ist eine Behandlung mit Hilfe von Druckmassagen. Dabei werden die Akupunkturpunkte nicht mit Nadeln sondern mit Druck gereizt. Hier gibt es mehrere Massagen, unter anderem Qigong oder Tuina, das mit chiropraktischen Griffen verbunden wird. Shiatsu ist die japanische Variante, bei der neben Fingerkuppen, Daumen und Handteller auch die Ellenbogen eingesetzt werden. Zusätzlich werden Gliedmaßen und Gelenke gedehnt. Auch bei dieser Behandlung soll der Energiefluss ausgeglichen werden.

Akupressur ist um 4000 v. Chr. entstanden. In der Akupressur unterscheidet man hauptsächlich vier verschiedene Behandlungsweisen – Drücken, Reiben, Kneten und Klopfen. Bei allen vier Behandlungsmethoden sollte der Patient sich entspannen. Der Druck sollte nie länger als eine Minute andauern, er sollte langsam und gleichmäßig verstärkt werden. Der Punkt darf nicht wund oder taub werden. Unmittelbar nach der Akupressur kann man ein leichtes Schwindelgefühl verspüren. Akupressur wird in der Traditionellen Chinesischen Medizin als Haupt- oder Ergänzungsbehandlung vor allem bei Behandlung des Bewegungsapparates, also an Muskeln, Sehnen, Gelenken und Nervenbahnen, angewandt. Auch bei körperlichen und psychischen Beschwerden, wie Übelkeit, Kopfschmerzen, Schlafstörungen, Reisekrankheit und Nervosität sind die Behandlungsmethoden der Akupressur erfolgreich. Im heutigen China wird Akupressur oft zur Selbstbehandlung, etwa gegen Ermüdung, zur Entspannung und Vorbeugung von Krankheiten, angewendet.

Aus der traditionellen Form hat sich in China eine spezielle Kindermassage, Nieji, entwickelt. Akupressur im Kopf-Gesichts-Bereich, speziell die Massage um die Augenhöhlen, stellt in China eine vorbeugende Routinebehandlung dar und wird bereits im Kindergarten mittels großer Schautafeln vermittelt. Sie beeinflusst nicht nur die Augen positiv, sondern wirkt sich auch günstig aus bei Kopfschmerzen, Müdigkeit, Abgespanntheit sowie bei fast allen Beschwerden im Bereich der Nasennebenhöhlen.

Neumedizinisch gesehen:
Die Methode wirkt ähnlich wie die Akupunktur, hat allerdings den Vorteil, dass viele Menschen sie besser akzeptieren können, da keine Nadeln eingesetzt werden. Die Angst vor Nadeln kann also nicht erst aufkommen. Stattdessen wird mit Druck gearbeitet.

Alexander-Technik

Dabei handelt es sich um ein Körpertraining, dass Verspannungen lösen soll. Namensgeber ist der Entwickler Frederick Matthias Alexander Ende des 19. Jahrhunderts. Die Alexander-Technik basiert auf der Überzeugung, dass der Mensch ein Organismus ist, in dem alle geistigen, seelischen und körperlichen Prozesse untrennbar miteinander verbunden sind. Der Schauspieler hatte ein Problem: Auf der Bühne versagte ihm immer wieder die Stimme, ohne dass ihm ein Arzt helfen konnte. Bei der Suche nach Lösungen beobachtete er sich unter anderem im Spiegel und stellte dabei fest, dass er den Kopf zu weit nach vorn reckte. Seine Schlussfolgerung: Offenbar blockierte die Haltung die Stimmbänder. Er versuchte es mit Lockerungsübungen und konnte das Problem dadurch tatsächlich lösen. Hieraus wurde später das Alexandertraining entwickelt.

Die gesamte Alexander-Technik orientiert sich an der "primären Steuerung" - also am dynamischen Zusammenspiel von Kopf, Hals und Rumpf - und an der Schulung des neuromuskulären Systems. Ziel ist es, diejenigen Spannungen abzubauen, die den freien Balancemechanismus von Kopf und Wirbelsäule behindern. Das sind vor allem übermäßige Spannungen im Hals- und Schulterbereich. Statt eines speziellen Muskelaufbautrainings wird gelernt, die "primäre Steuerung" nicht zu stören, so dass dadurch vorher zu wenig genutzte Muskelgruppen aktiviert werden. Ungünstige Bewegungsmuster und übermäßige Muskelkontraktionen werden zugunsten eines harmonischen Ganzen aufgelöst. Während eines Prozesses, in dem das neuromuskuläre System und die eigene Einschätzung der Sinneswahrnehmung geschult werden, lernt der Klient, Kopf, Hals und Rumpf in ihrem Zusammenspiel nicht zu stören und auch Arme und Beine in adäquater Weise einzusetzen. Jedoch nicht einzelne Körperteile oder nur der Körper werden "behandelt", sondern der Mensch lernt es, sich seiner geistig-physischen Gesamtheit bewusst zu werden.

Neumedizinisch gesehen:
Tiere haben diese Haltungsprobleme nicht. Das liegt unter anderem daran, dass sie keine statische Haltung wie der Mensch einnehmen, der stundenlang vor dem Computer sitzt, statt sich zu bewegen. Der Mensch ist ebenso ein Bewegungswesen wie das Tier. Hat er allerdings erst einmal Verspannungen und Schmerzen, kann die Alexandertechnik schnell Linderung verschaffen. Neben den gezielten Übungen wirkt sich auch die Beschäftigung mit sich selbst positiv auf den Menschen aus.

Anthroposophische Medizin

Ihr wichtigster Vertreter ist Rudolf Steiner. Er gründete 1912 die anthroposophische Gesellschaft. Die Ärztin Ita Wegmann entwickelte später die anthroposophische Heilkunde. Die Anthroposophie ist eine Art Medizin, die durch geisteswissenschaftliche Erkenntnisse erweitert ist. Steiner sah in ihr einen Erkenntnisweg, der das Geistige im Menschen zum Geistigen im Weltall führen möchte. In der Anthroposophie wird zwischen vier Wesensgliedern unterschieden - physischer Leib, Ätherleib, Astralleib und Ich-Organisation. Ihr Zusammenwirken lässt drei Funktionssysteme entstehen - das Nerven-Sinnes-System, das rhythmische System und das Stoffwechsel-Gliedmaßen-System.

Die Anthroposophie versteht alle Krankheiten als Äußerung der Seele und des Geistes. Damit kommt sie bereits nah an die Erkenntnisse der Neuen Medizin heran. Allerdings zieht sie andere Schlüsse. Vor allem folgt sie dem "Krankheitsgedanken". Es wird nicht erkannt, dass es sich dabei um Sinnvolle Biologische Sonderprogramme handelt. Wie in der Schulmedizin wird vor allem mit Medikamenten behandelt. Eine schnelle Symptomlosigkeit wird in der Anthroposophie nicht angestrebt. Denn Kranksein wird als Chance für Körper, Seele und Geist gesehen, durch das Überwinden der Krankheit zu lernen und zu neuen Fähigkeiten und Kräften zu gelangen.

Besonders häufig wird in der Anthroposophie die Misteltherapie angewendet. Die Therapeuten versprechen sich davon ein schnelles Zerfallen von Tumoren und ein gestärktes Immunsystem.

Neumedizinisch gesehen:
Die Anthroposophie ist ganzheitlich, sieht den Menschen als gesamtes Wesen und erkennt, dass "Krankheiten" seelisch bedingt sind. Allerdings bekämpft sie genau wie die Schulmedizin Symptome. Ein sehr wohltuender Aspekt dürfte die Harmonie sein, die von der Anthroposophie propagiert wird. Sie dürfte vor allem präventiv wirken.

Aromatherapie

Hierbei werden gezielt ätherische Öle angewendet. Sie werden eingenommen, für Bäder und Massagen genutzt oder inhaliert. Grundgedanke der Aromatherapie ist, dass die Aromen ein Gleichgewicht zwischen Körper un Seele herstellen sollen. Außerdem gehe die Seele der Pflanzen in die Öle über. Das wiederum bringe den menschlichen Organismus ins Gleichgewicht. Die in der Aromatherapie verwendeten ätherischen Öle werden aus Pflanzen extrahiert. Größere Anteile sind zum Beispiel in Kamille, Rosmarin, Thymian, Lavendel, Jasmin und Sandelholz enthalten, die deshalb häufig zur Gewinnung ätherischer Öle genutzt werden.

Als Ursprung der Aromatherapien dürften die Räucherrituale unserer Vorfahren gelten. Schon frühzeitig wurden Kräuter verbrannt, um Geister fern zu halten, Götter zu besänftigen oder Krankheiten zu heilen. Auch zur Zeit der alten Hochkulturen in Mesopotamien und Ägypten wurden Duftstoffe, bzw. Pflanzenteile, meist in Form von Räucherwerk für therapeutische und rituelle Zwecke angewandt.

Davon abgeleitet wurde die heutige Bezeichnung Parfum für wohlriechende Duftölmischungen. Der römische Geschichtsschreiber Plinius berichtet etwa von der Anwendung von Pfefferminzblättern zur Reinigung von Krankenräumen. Den Begriff Aromatherapie prägte später der Chemiker René-Maurice Gattefossé, Jean Valnet propagierte die Therapie 1964 in einem Buch und der englische Heilpraktiker Robert Tisserand folgte 1977.

Neumedizinisch gesehen:
Gerüche wirken sehr stark auf Menschen und Tiere. Von Pheromonen weiß das heute jeder, doch auch andere Düfte wirken tiefgehend. Menschen können dadurch angenehme Empfindungen haben, es besteht aber auch die Gefahr, durch bestimmte Gerüche auf Schienen zu gelangen und dadurch Rezidive auszulösen. Nicht jeder liebt den Duft von Heu. Wer ihn mit einem Konflikterlebnis verbindet, erlebt dieses im Kleinen häufig noch einmal. Viele mögen Zimt. Doch als ausgesprochenes Weihnachtsgewürz ruft es in einigen Menschen mit Sicherheit auch unangenehme Erinnerungen wach. Denn gerade Weihnachten hat in Familien ein hohes Konfliktpotential. Hier äußern sich häufig auch Allergien, die nichts anderes als Schienen darstellen, Erinnerungen an alte Konflikte. Eine Aromatherapie ist somit auch vorsichtig zu genießen.

Autogenes Training

Das ist eine Methode der Selbstentspannung durch Autosuggestion. Über die Muskelentspannung sollen psychische Verspannungen gelöst und Beschwerden gelindert werden. Die Behandlungsmethode geht auf den Hirnforscher Oskar Vogt zurück, der bei seinen Patienten beobachtete, dass sie, sofern sie sich selbst in einen hypnotischen Zustand versetzten, entspannten und Symptome lindern konnten. Johann Heinrich Schultz behandelte während des 1. Weltkrieges traumatisierte Soldaten mit dieser Methode. Sie konnten ihre Konflikte wesentlich besser verarbeiten. Autogenes Training bewirkt demnach, dass das vegetative Nervensystem, das eigentlich nicht bewusst gesteuert werden kann, kontrolliert werden kann. Die Konzentration auf bestimmte Vorstellungen vertieft diese Körperwahrnehmung. Ängste und Konflikte werden gemildert und abgebaut. Es gibt Übungen der Unter- und der Oberstufe. Die Oberstufe des Autogenen Trainings kann für sich praktiziert werden. Voraussetzung für die Übungen der Oberstufe ist die Beherrschung der Übungen der Unterstufe. Die Oberstufe des autogenen Trainings dient der „aufdeckenden" Selbsterkenntnis. Sie ist mit der psychotherapeutischen Tiefenanalyse vergleichbar, jedoch werden die Einsichten vom Übenden selbstständig ohne Hilfe eines Therapeuten erarbeitet. In der Oberstufe werden luzide Träume durchlebt mit bleibenden klaren Erinnerungen, die nicht wie beim Traum meistens nach wenigen Minuten ausgelöscht sind.

Die Methoden der Entspannung und Selbstbeeinflussung waren schon seit der Antike bekannt, beispielsweise in der indischen Yogalehre oder der japanischen Zen-Meditation. Die geistigen Grundlagen dafür finden sich im buddhistischen Satipatthana. Bereits Ende des 19. Jahrhunderts wurde in der Esoterischen Sektion der Adyar-Theosophischen Gesellschaft eine dem Autogenen Training weitgehend identische Form von Entspannungsübungen durchgeführt. Johannes Heinrich Schultz entwickelte mit dem Autogenen Training eine Technik, die unabhängig vom kulturellen Umfeld und der Weltanschauung anwendbar sein sollte. Vor ihrer Ausarbeitung war er lange Zeit in einem Berliner Hypnose-Ambulatorium tätig.

Neumedizinisch gesehen:
Autogenes Training ist sehr wirksam, und zwar in beide Richtungen. Es kann Symptome lindern, Konflikte auflösen. Es kann aber auch sehr schwere Konflikte, die man vielleicht besser nicht angerührt hätte, bewusst machen und dadurch ein Rezidiv auslösen. Sehr alte Konflikte können durch autogenes Training gelöst werden. Hier verlaufen die Heilkrisen aber meist auch schwer. In solchen Fällen muss unbedingt eingegriffen werden, um einen tödlichen Verlauf zu verhindern.

Ayurveda

Ayurveda ist die traditionelle indische Medizin. Das Wort kommt aus dem Sanskrit und bedeutet "Wissen vom Leben". Die Vedischen Schriften sind etwa 6000 Jahre alt. Darin sind die Regeln niedergeschrieben, nach denen Menschen leben sollen, wenn sie gesund bleiben wollen. Das medizinische Wissen ist in den heiligen Büchern zusammengefasst, acht Bereiche werden beschrieben. In Deutschland hat sich diese Medizin vor allem in Form des Maharishi Ayurveda durchgesetzt. Dabei werden Elemente der altindischen Medizin mit der von Maharishi Mahesh Yogi entwickelten transzendentalen Meditiation verknüpft.

Ayurveda zufolge fühlt sich ein Mensch gesund, wenn Bewusstsein und die Körperfunktionen in sich stimmig sind und der Kontakt zwischen ihm und der Welt befriedigend ist. Ayurveda sieht den Menschen als Mikrokosmos, der aus den Elementen Feuer, Erde, Wasser Luft und Raum besteht. Ayurveda ist eine Kombination aus empirischer Naturlehre und Philosophie, die sich auf die für menschliche Gesundheit notwendigen physischen, mentalen, emotionalen und spirituellen Aspekte konzentriert, die wichtig für die Gesundheit bzw. Krankheit sind. Dadurch hat Ayurveda einen ganzheitlichen Anspruch, da der ganze Mensch mit einbezogen wird.

Dabei gibt es das Konzept der drei Doshas. Vata, Pitta und Kapha bestimmen die Eigenschaften des Menschen und ihr Verhältnis bestimmt den Konstitutionstyp, den Prakriti. Dabei sind die Körper bestrebt, im Gleichgewicht mit der Umwelt zu bleiben. In Ayurveda sind Veränderungen an Zellen nicht der Beginn einer Krankheit, sondern ihr Ausdruck. Bei Maharishi Ayurveda kommt die transzendentale Meditation hinzu.

Neumedizinisch gesehen:
Bei Ayurveda spielt der Glauben eine große Rolle, der Placeboeffekt ist sehr groß. Es wird ein Harmoniebild vermittelt, dass Konflikte verhindern und auch lösen helfen kann. Wichtig ist die Beschäftigung des Menschen mit sich selbst, die Lernaufgabe, die er zu lösen hat. Ayurveda ist ganzheitliche Therapie, die unter neumedizinischen Aspekten sowohl in der Konfliktaktivität als auch der Heilung hilfreich sein kann.

Bachblüten

Begründer der Bachblütentherapie war Edward Bach. Ihm war die psychische Komponente von Krankheiten wichtig. Dazu beschäftigte er sich intensiv mit der Homöopathie. Bach erkannte Krankheit als einen Konflikt zwischen höherem Selbst und Persönlichkeit. Grundkrankheiten waren für ihn Charakterschwächen. 38 negative Seelenzustände zählte er, darunter Stolz, Grausamkeit, Hass, Egoismus oder Neid. Für jeden Zustand gibt es einen Blütenextrakt. So soll zum Beispiel Rotbuchen-Essenz bei Arroganz, Geißblatt bei Pessimismus oder Kastanie bei mangelnder Selbstkritik eingesetzt werden. Er erklärte die Wirkung mit der energetischen Kraft der Pflanzen. Diese Kräfte sollen Blockierungen im bioenergetischen Feld der Menschen beseitigen. Die Blüten richten sich also gegen die Gemütszustände, die Ursache für die Krankheiten sein sollen.

Die Blüten dürfen nur von wild wachsenden Pflanzen stammen. Sie sollen von voll aufgeblühten Pflanzen an sonnigen wolkenlosen Tagen geerntet werden, vor neun Uhr morgens. Anschließend werden sie in eine Schale mit Quellwasser gelegt. Sobald sie welken, werden sie mit einem Zweig derselben Pflanze herausgefischt und eine halbe Stunde lang gekocht. Die einzelnen Blüten werden heute noch an den ehemals von Bach festgesetzten Standorten gesammelt. Laut Bach geben die Pflanzen ihre Schwingungen als heilende Energie an das Wasser ab. Das Wasser wird anschließend mit einem gleich großen Anteil Alkohol als Konservierungsmittel versetzt. Diese Urtinktur wird ähnlich wie in der Homöopathie weiter verdünnt, um die eigentlichen Blütenessenzen herzustellen.

Neumedizinisch gesehen:
Die Herstellung von Bachblüten könnte eine gute Beschäftigungstherapie für Menschen sein. Darüber hinaus kann man sagen, dass sie vermutlich nebenwirkungsfrei sind. Ob und wie sie Symptome lindern, ist wohl eher eine Glaubensfrage.

Biofeedback

Biofeedback ist ein Verfahren, mit dem unbewusst ablaufende Prozesse erfasst werden, so dass sie willkürlich verändert werden können. Hintergrund ist die Beobachtung, dass jede Veränderung des körperlichen Zustandes mit einer Veränderung der geistig emotionalen Vorgänge einhergeht. Das bewusste Wahrnehmen ermöglicht die Beeinflussung.

Biofeedbackgeräte dienen also als Ersatzsinnesorgan. Sie machen Vorgänge im Körper hörbar oder sichtbar. Der Mensch übt das Beobachten und versucht Einfluss auf die Körperfunktionen zu nehmen. Vorstellen kann man sich das so, dass der Klient vor einem Computer sitzt, an seinem Finger sind Sonden angebracht. Sie misst den Hautleitwert und damit indirekt den Grad des Sympathikus. Dieser Messwert wird auf dem Monitor angezeigt, so dass der Proband eine Rückmeldung über seine biologische Funktion Sympathikus erhält. Jetzt kann der Klient versuchen, mittels Atmung, Entspannungsübungen oder ähnlichem Einflus auf den Sympathikus zu nehmen.

Das Biofeedback geht angeblich auf den amerikanischen Erfinder J. H. Blair zurück. Er soll entdeckt haben, dass Menschen nur dann mit den Ohren wackeln können, wenn sie sehen können, wie das Anspannen der Kopfmuskeln die Ohren wackeln lässt. Um 1870 gab es die ersten Messgeräte, die entsprechend eingesetzt wurden. Erst in den 80er Jahren es 20. Jahrhunderts glaubten aber auch Skeptiker, dass das Nervensystem willentlich beeinflusst werden kann. Sichtbar wurde das durch die Elektroenzephalographie. Im Prinzip ist Biofeedback aber schon wesentlich älter. In Asien wird es mit Hilfe der Meditation seit tausenden Jahren angewandt.

Neumedizinisch gesehen:
Die Therapie ist gut zur Selbstwahrnehmung. Wer sie anwendet, schärft seine Sinne, erweitert seine Möglichkeiten, sich selbst zu erkennen und Signale des Körpers wahrzunehmen und sie möglicherweise auch zu beeinflussen. Er kann so zum Beispiel lernen, Konfliktaktivität herunterzutransformieren.

Bioresonanztherapie

Dabei werden Krankheiten mit Schwingungen behandelt. 1977 wurde die Therapie von Franz Morell vorgestellt. Er hatte die zusammen mit dem Ingenieur Erich Raschke entwickelt. Das Gerät wurde MORA genannt. Ursprünglich sollten nur körpereigene Schwingungen durch das Gerät empfangen werden und diese umwandeln und später in den Körper zurückführen. Basis ist die Annahme, dass jede materielle Struktur ein komplexes Schwingungssystem darstellt und eine Form von elektrischen Signalen erzeugt. Bei Krankheit würden diese disharmonisch. Gemessen werden sie via Hand- und Fußelektroden. Die entsprechenden Geräte werden über Elektroden mit mindestens zwei Stellen der Haut des Probanden in Verbindung gebracht. Im einfachsten Falle nimmt der Proband zwei bewegliche Elektroden in jeweils eine Hand.

Krankheiten und Fehlfunktionen sollen anhand veränderter körperspezifischer elektromagnetischer Schwingungen erkennbar sein durch diese erst hervorgerufen werden. Durch Interferenz mit dem invertierten Signal könne man die krankhaften elektromagnetischen Schwingungen aufheben und damit die Krankheit "löschen". Bei der Behandlung werden also die "falschen" Wellen umgewandelt, die richtigen Schwingungen werden wieder zugeführt. Dabei sollen die Geräte in der Lage sein, aus einer Vielfalt an körpereigenen elektrischen Signalen und äusseren Störsignalen die bedeutsamen Signale zu isolieren.

Jedes Lebewesen, das ein Nervensystem besitzt, erzeugt geringe elektrische Ströme und nutzt diese für die Erregungsleitung im zentralen und peripheren Nervensystem. Dabei entstehen schwache elektromagnetische Felder, die messbar sind.

Bioresonanz ist unter diesem Namen größtenteils im deutschsprachigen Raum verbreitet, das Verfahren findet aber weltweit Anhänger. Die Anwendungsgebiete sind Allergien, Migräne, Schlafstörungen, chronische Schmerzen und weitere Krankheiten.

Neumedizinisch gesehen:
Ein gutes Ablenkungsmanöver um während dieser Zeit das SBS optimal ablaufen zu lassen. Die Heilphase wird nicht gestört oder gar unterbrochen.

Blutegel

Dabei werden Körperflüssigkeiten ausgeleitet, ähnlich wie beim Schröpfen oder dem Aderlass. Blutegel werden an der Haut angesetzt. Dabei beißen sie sich fest, geben gerinnungshemmende Stoffe ins Blut ab und saugen. Sie gelten als blutreinigend, entgiftend, entstauend und krampflösend.

Bereits 1500 Jahre vor unserer Zeit haben die Babylonier Blutegel verwendet. Vom 2. Jahrhundert an verbreitete sich die Methode von Griechenland nach Europa. Damals wollte man vor allem "schlechte Säfte" ausleiten. Im 18. Jahrhundert war eine Medizin ohne sie fast nicht mehr denkbar. Jährlich wurden Millionen von ihnen verbraucht.

Erst gegen Ende des 19. Jahrhunderts sank die Nachfrage und wurde fast völlig vergessen. Erst seit einigen Jahren wird sie wieder häufiger angewendet, vor allem zur Wundheilung in der plastischen Chirurgie.

Neumedizinisch gesehen:
Das Absaugen von Blut und anderen Flüssigkeiten dürfte vor allem durch eine schnelle Linderung von Ödemen an den entsprechenden Stellen und damit zu einer Schmerzlinderung führen. Das Blut wird zudem verdünnt, was die Durchblutung verbessert. Allerdings kann es auch Konflikte verursachen, zum Beispiel durch den Ekel vor den Würmern.

Chelattherapie

Hierbei werden Infusionen mit Chelatbildnern in Venen eingeleitet um Gifte oder Stoffwechselprodukte von den Gefäßwänden zu lösen. Der Begriff Chelat stammt aus dem Griechischen und bedeutet Krebsschere. Hintergrund: Die molekulare Struktur der stabilen Komplexe von Metallen mit organischen Verbindungen ähnelt einer Krebsschere. Chelatbildner sind im Allgemeinen Ethylendiamintretraacetat (EDTA).

Chelatbildner binden bestimmte Stoffe und überführen sie in eine lösliche Form. Abgelagerte Schwermetalle werden dadurch über die Nieren ausgeschieden. So werden sie häufig bei Schwermetallvergiftungen eingesetzt. Eingesetzt wird die Therapie vor allem bei Durchblutungsstörungen als Folge von Arteriosklerose. Eventuelle Bypass-Operationen der Herzkranzgefäße sollen dadurch unnötig werden. Außerdem sollen Raucherbeine abheilen, der Blutdruck und der Blutzuckerspiegel sollen sinken.

Die Eigenschaft der Chelatbildner, Schwermetalle auszuschwemmen, ist seit 1941 bekannt. Zu Beginn der 80er Jahre verbreitete sie sich unter dem Slogan „Rohrfrei für die Arterien" und versprach ein Freipusten ebenjener. Bei dieser Behandlung wird EDTA intravenös als Infusionen verabreicht, wobei in der Regel 20 bis 30 solcher Infusionen im Abstand von einigen Tagen verordnet werden.

Neumedizinisch gesehen:
Bei dieser Methode besteht Vergiftungsgefahr. Durch das Auslösen von Schwermetallen und anderer Stoffe aus dem Gewebe und das dadurch bedingte Einleiten ins Blut kann es zu einer hohen Konzentration toxikologischer Stoffe im Körper kommen. Dieser Effekt wird häufig bei Diäten beobachtet, bei denen die schmelzenden Fettdepots die eingelagerten toxischen Stoffe freisetzen. Der Anstieg der Konzentration hat allerdings auch den Effekt, dass die Sympathicotonie gestärkt wird. Dadurch wird die Heilung gemildert, es kann geringere Schmerzen geben.

Eigenbluttherapie

Für die Eigenblut-Therapie wird Blut aus der Vene entnommen. Dieses wird daraufhin in kleinen Mengen in den Muskel oder unter die Haut injiziert. Das zirkulierende Blut dient in erster Linie als Transportmedium für Nährstoffe und Sauerstoff. Darüber hinaus enthält es laut These auch Informationen über erfolgreich bekämpfte und überstanden Krankheiten, z.b. Antikörper oder Gedächtniszellen. Durch die Rückinjektion des Blutes ins Gewebe werden dem Immunsystem diese Informationen neu präsentiert. Dadurch sollen Immunreaktionen ausgelöst werden, die das gesamte Abwehrsystem stimulieren.

Ziel ist also ein Reiz, der eine Abwehrreaktion des Körpers auslösen soll. An der Einstichstelle entsteht eine Entzündungsreaktion. Der Sympathikus reagiert mit Kampf, anschließend setzt die Erholung ein. Durch die Behandlung sollen Krankheitsstoffe ausgeschieden werden. Bei Allergien soll die Eigenbluttherapie umstimmend auf die körpereigene Abwehr wirken. In manchen Fällen wird das Eigenblut auch mit Sauerstoff, Ozon, Heilpflanzen-Extrakten oder homöopathischen Präparaten angereichert.

Die Methode stammt vom Hautarzt Spiethoff 1913, die in den nächsten Jahrzehnten bei zahlreichen Krankheiten wie Syphilis, Herz-Kreislaufkrankheiten, Hauterkrankungen und Krebs angewendet wurde. Um die Wirkung zu erhöhen, wurde das Blut zuvor behandelt. Man fror es ein, taute es auf, erhitzte es oder entfernte Blutgerinnungsfaktoren.

Neumedizinisch gesehen:
Diese Therapie hat ein hohes Konfliktpotential. Es kann vor allem zu Blutungskonflikten führen. Außerdem kann es zu Milztraumen und Schwellungen kommen. Das Wirksame an der Eigenbluttherapie dürfte, wenn überhaupt, ein hoher Placeboeffekt sein.

Enzymtherapie

Hierbei sollen Enzyme das Immunsystem stärken. Die Enzymtherapie geht davon aus, dass sich gestörte Reaktionen des Immunsystems mit Hilfe von Enzymen regulieren lassen. Eiweißspaltende Enzyme sollen zum Beispiel weiße Blutkörperchen aktivieren, die dann Tumorzellen bekämpfen. Die Therapie entstand aus dem Wissen, dass manche chemische Reaktionen durch Enzyme beschleunigt werden können. Nach den Reaktionen, die Enzyme beeinflussen, werden sie in sechs Klassen eingeordnet.

Max Wolf hat als erster eine Mischung aus pflanzlichen und tierischen Enzymen zur Behandlung von Krebs eingesetzt. Später versuchte er, damit den Alterungsprozess aufzuhalten und stellte verschiedene positive Effekte auf Krankheiten fest. Bei diesem Verfahren werden nur Enzyme aus der Klasse eingesetzt, die zum Beispiel Fette, Kohlenhydrate und Eiweiße spalten, wie zum Beispiel Verdauungsenzyme.

Neumedizinisch gesehen:
Wenn dem Körper Enzyme fehlen, kann diese Art der Behandlung durchaus sinnvoll sein. Dann ist ein künstliches Zuführen solcher Enzyme zumindest nicht falsch. Allerdings kann man selten sagen, welche genau fehlen. Es ist ein Lotteriespiel, bei dem man nur hoffen kann, dass man das richtige Enzym zuführt. Andernfalls wird es vom Körper ungenutzt wieder ausgeschieden.

Farbtherapie

Beschwerden werden mit farbigem Licht behandelt. Für die Farblichtherapien gibt es unterschiedliche Bezeichnungen, unter anderem Eichothermbehandlung, Mora-Colortherapie oder esogetische Medizin. Die Therapeuten sehen den Ursprung der Methode bei den Priestern von Atlantis. Sie sollen mit Farben geheilt haben.

Ägypter, Chinesen und Inder behandelten ebenfalls mit magischen Farben. Bei Darmbeschwerden sollte Gelb helfen, bei Herzkrankheiten Rot. Die Kranken wurden mit den Farben bestrichen oder in farbige Tücher eingehüllt.

Goethe befasste sich mit der Ordnung der Farben und ordnete ihnen kalte oder warme Wirkung auf das Gemüt zu. Ende des 19. Jahrhunderts experimentierten Biologen mit der Wirkung von Licht verschiedener Wellenlängen auf Lebewesen.

Im 20. Jahrhundert kam das Lesen verschiedener Auren dazu. Aus den Farben sollten Krankheiten abgelesen werden können. In der Farbtherapie geht man davon aus, dass Farben einen Einfluss auf Menschen haben - beruhigend oder anregend. Rot soll anregen, Gelb aufheitern, Blau entspannen, Grün beruhigen. Bei der Farbpunktur werden die Akupunkturpunkte mit Farben bestrahlt.

Neumedizinisch gesehen:
Farben können das Empfinden beeinflussen. Gezielt angewendet ist es denkbar, dass eine Konfliktaktivität dadurch heruntertransformiert werden, oder dass eine tiefe Vagotonie gemildert werden kann. In diesen Fällen unterstützt sie den normalen Heilungsverlauf.

Feldenkraismethode

Die Feldenkraismethode ist ein Konzept, das über das Bewusstmachen von Körperfunktionen und Bewegungen Körper und Geist helfen soll. Sie geht auf den Russen Moshé Feldenkrais zurück, der eine Knieverletzung hatte, die sich nicht besserte. Durch Beobachtung brachte er sich eine Art des Gehens bei, bei der er schmerzfrei blieb. Die Feldenkraismethode basiert auf der Annahme, dass die Körperhaltung eines Menschen nicht statisch, sondern dynamisch ist. Wie sich jemand bewegt hängt davon ab, welches Bild er von sich selbst hat. Bei der Methode muss man sich seiner muskulären Verhaltensmuster bewusst werden, sich klar machen, welche psychischen Prozesse ihnen zugrunde liegen. Dann kann man neue Bewegungen erlernen, eingreifen, korrigieren.

Im Mittelpunkt der Methode stehen Bewegungsmuster, die den Lebensalltag eines Menschen prägen und die Möglichkeiten, diese angemessen zu variieren. Sie möchte den Menschen befähigen, über die Wahrnehmung von Bewegungsabläufen seine Bewusstheit zu erweitern und größere physische Differenziertheit zu erlangen. Nachteilige Bewegungsmuster sollen zurückgedrängt und neue Bewegungsalternativen aufgezeigt werden. Auf diese Weise kann er schließlich besser erkennen und verstehen, wie er sich selbst wahrnimmt und im täglichen Leben organisiert. Beschwerden werden zu entsprechenden Bewegungsmustern zurückverfolgt. Moshé Feldenkrais ging davon aus, dass menschliches Denken, Fühlen, Wahrnehmen und Bewegen niemals isoliert anzutreffen sind sondern gemeinsame "Zutaten" menschlichen Handelns seien. Bewegung war für ihn Ausdruck der ganzen Person und schien ihm der geeignetste Ansatzpunkt, um Verbesserungen zu erreichen. Entscheidende Idee war für ihn dabei die menschliche Fähigkeit zur Selbsterziehung, die von den Wünschen und Möglichkeiten des Individuums ausgeht. Die Wirkung der Feldenkrais-Methode hängt hauptsächlich davon ab, dass man Bewegungen auf eine Art und Weise ausführt, welche die Fähigkeiten des menschlichen Nervensystems zu lernen optimal nutzt. Dazu ist es notwendig, das eigene Körperempfinden für leichte und einfache Bewegungen zu beachten und die Lektionen nur im allerleichtesten Bewegungsbereich auszuführen. Wird dieser Aspekt beachtet, können die in Feldenkrais-Lektionen thematisierten Bewegungslektionen vom Nervensystem so registriert werden, dass sie auch spontan im Alltag benutzt werden und somit effektiv den Alltag erleichtern.

Neumedizinisch gesehen:
Diese Methode hilft gut bei der Selbstwahrnehmung des Betroffenen. Diese ist wichtig für Konfliktsuche und Konfliktlösung. Dazu führen die Übungen zu Beweglichkeit, trainieren den Körper und helfen ihm, sich richtig zu bewegen.

Fiebertherapie

Dabei werden Bakterien in den Körper gespritzt, die Fieber hervorrufen und damit das Immunsystem anregen sollen. Der Ursprung liegt in der Beobachtung, dass manche Krankheiten sich bessern, wenn andere Krankheiten mit hohem Fieber dazukommen. Die Fiebertherapie war der Vorgänger der Chemotherapie. Mit ihrer Hilfe sollten Tumoren zerstört werden. Tatsächlich wurden sie oft kleiner.

Zugrunde liegt die Vorstellung aus der Antike, dass Fieber das Schlechte im Körper verbrennt. Die antiken Ärzte wandten die Therapie an, ebenso Hippokrates und später Hufeland. Der griechische Arzt Parmenides (540-480 v. Chr) sagte: „Gebt mir die Macht, Fieber zu erzeugen, und ich heile jede Krankheit".

Als Pionier der modernen „Fiebertherapie" gilt Julius Wagner von Jauregg. Zunächst beobachtete von Jauregg zufällig bei einem Patienten mit Erysipel eine Heilung für eine generalisierte Paralyse bei systemischer Lues. Später entwickelte er dann die Fiebertherapie. Von Jauregg erhielt 1927 den Medizinnobelpreis für die Behandlung von Psychosen und Lues mittels Fiebertherapie.

Neumedizinisch gesehen:
Interessant an der Therapie ist unter dem Gesichtspunkt der Neuen Medizin, dass so lange verschiedene Bakterien gespritzt werden, bis irgendwann eine Reaktion entsteht. Eine Reihe von Bakterien ist laut Neuer Medizin aber zuständig für den Abbau bestimmter Tumoren. Insofern kann das Zuführen dieser Bakterien tatsächlich beim Abbau helfen.

Fußreflexzonenmassage

Dabei geht man davon aus, dass an der Fußsohle jedes Menschen Punkte liegen, die den verschiedenen Organen zugeordnet werden. Das Massieren dieser Punkte beeinflusst diese Organe und lindert Beschwerden.

Grundlage war die Technik des amerikanischen HNO-Arztes William Fitzgerald. Er hatte die Massage bei den Indianern kennengelernt und angewendet. Später entwarf er aus verschiedenen Druckpunkten ein Netz von Linien, das sich über den Körper zog. Von jeder Stelle einer Zone - so seine Theorie - konnte man ein bestimmtes Organ erreichen.

Die Masseurin Eunice Ingham baute dieses Konzept zur Fußsohlenbehandlung aus. Schmerzt eine bestimmte Stelle des Fußes, ist demnach das entsprechende Organ gestört. Durch Massage kann es wieder ins Gleichgewicht gebracht werden.

Schon 2500 Jahre vor unserer Zeit wandten Heiler diese Therapie an. Alte Papyrusrollen zeigen entsprechende Darstellungen. Auch die Massagetechniken der Traditionellen Chinesischen Medizin gehen davon aus, dass durch Behandeln eines Körperbereichs der Energiefluss im gesamten Körper beeinflusst werden kann.

Neumedizinisch gesehen:
Die Behandlung ist der Akupressur sehr ähnlich. Bei dieser Therapie reden Therapeut und Klient zudem sehr viel miteinander. Die körperliche Massage, gerade an den Füßen, wird von dem meisten als sehr angenehm empfunden. Durch das Gespräch und die Zuwendung können konfliktaktive und -gelöste Phasen gemildert werden. Stress verschwindet, Schmerzen werden gelindert.

Geistheilung

Geistheiler vermitteln Energie von einem höheren Wesen dem zu behandelnden Klienten. Damit sollen Beschwerden gelindert werden. Geistheiler arbeiten durch Handauflegen, Besprechen, Gesundbeten, Fernheilung oder Channelling. Berühmtester Geistheiler ist wohl Jesus Christus. Seine Heilerfolge sind in der Bibel nachlesbar. Dem Konzept liegt die Vorstellung zugrunde, dass der Heiler mit der ihm übertragenen Kraft das Böse bannen könne. Bei Therapeutic Touch wird davon ausgegangen, dass die Heiler das elektromagnetische Feld kranker Körper spüren und beeinflussen können. Schamanen holen zum Beispiel die Seelen Erkrankter aus jenseitigen Welten zurück.

Verbreitet und begriffsprägend ist die Vorstellung, dass der „Geist" eines menschlichen Heilers oder einer nichtirdischen Persönlichkeit beziehungsweise eines Gottes aktiv in Tätigkeit tritt, meist verbunden mit dem innigen Wunsch des Kranken um Heilung und seinem Glauben an die Wirkung dieses „Geistes". Andere beschreiben das geistige „Heilen mit den Händen durch die Fähigkeit, das „Qi", die universelle Lebens- oder Bioenergie zu aktivieren und zu lenken um die Ausgewogenheit der körperlichen Energien wieder herzustellen und Heilung im ganzheitlichen Sinne zu fördern. Daneben gibt es die Vorstellung, dass sich „der Geist des Heilers mit dem Geist des Leidenden und gleichzeitig mit einem oder mehreren heilgebenden Geistern der jenseitigen Welt verbindet und durch gezielte Fürbitte Heilung des Leidenden erfolgen kann.

In den 1970er Jahren gab es in Österreich, der Schweiz und der Bundesrepublik Deutschland mindestens dreihundert Spruchheiler. Bei einer Umfrage von Volkskundlern in den 1980er Jahren gaben 70 Prozent der Befragten an, bei schweren Krankheitsfällen Hilfe im Gebet zu suchen.

Populär wurde die Geistheilung vor allem durch den britischen Heiler Harry Edwards welcher durch Demonstrationen erfolgreiche, oft dramatische Heilungen zeigen konnte. Er organisierte die Geistheilung als Erster auch in einem Verband. Im deutschsprachigen Raum war Bruno Gröning in den 1950er Jahren ein bekannter Geistheiler.

Neumedizinisch gesehen:
Der Glaube spielt hier wohl die größte Rolle. Und abhängig vom Patienten dürfte entsprechend die Wirkung ausfallen.

Homöopathie

Bei der Homöopathie wird Ähnliches mit Ähnlichem behandelt. Spezielle Arzneimittel sollen bei gesunden Menschen demnach ähnliche Symptome hervorrufen wie die Krankheiten, gegen die sie wirken. Jedes Medikament hat sein eigenes Arzneimittelbild. Die Mittel sind stark verdünnt, das Ergebnis heißt Potenz. Die Auswahl des Mittels gilt als wichtiger als seine Dosierung. Die Homöopathie geht auf den deutschen Arzt Samuel Hahnemann zurück. Er entwarf aufgrund von Beobachtungen und Erfahrungen ein völlig anderes Heilsystem. Dabei ging er davon aus, dass, wenn im Körper zwei Krankheiten wirken, die die gleichen Symptome hervorrufen aber verschiedene Ursachen haben, sich beide Krankheiten aufheben. Aus diesem Grund wird in der Homöopathie ein zur Krankheit passendes Arzneimittel gegeben, das eine zweite arzneimittelbedingte Krankheit auslösen und damit die Krankheit auslöschen soll.

Die Homöopathie ist heute weit verbreitet. Es wird zwischen der klassischen, der organotrophen und der Komplexmittel-Homöopathie unterschieden. Bei der klassischen wird nicht eine bestimmte Erkrankung behandelt, sondern die verstimmte Lebenskraft. Dabei wird der Patient mit lediglich einem Mittel behandelt, das in hoher Potenzierung vorliegt und selten verabreicht wird. Bei der organotrophen Homöopathie werden die Mittel gegen akute Organerkrankungen eingesetzt. Die Medikamente werden aufgrund von Ähnlichkeiten zwischen dem Organ und den Beschreibungen der Mittel ausgewählt. Sie werden in Tiefpotenzen verabreicht und mehrmals täglich eingenommen. Bei der Komplexmittel-Homöopathie werden fixe Kombinationen mehrere Mittel niedriger Potenz eingesetzt. Dabei werden konkret die Anwendungsgebiete benannt, in denen sie wirken sollen. Eine Variante der Homöopathie ist die Isopathie. Sie arbeitet nicht nach der Ähnlichkeitsregel sondern nach dem Prinzip: Gleiches wird mit Gleichem behandelt.

Neumedizinisch gesehen:
Wichtig ist, dass auch hier unter dem Gesichtspunkt der Neuen Medizin agiert wird. Die meisten Homöopathen gehen heute schulmedizinisch an die Sache heran und wollen die Symptome beseitigen. Möglicherweise kommt es bei der Homöopathie zu einer Zellkommunikation, durch die sie Wirkungen hervorruft. Das häufige Argument der Gegner, dass die Arzneien zu verdünnt seien, um zu wirken, ist oberflächlich. Noch ist die Wirkung der Atome zu wenig dokumentiert, als dass man eine Wirkung absprechen könnte. Gerade unter quantenphysikalischen Aspekten ist die Kommunikation der Mittel mit den Zellen denkbar. Wichtig ist auch hier, dass die sogenannte Krankheit als notwendig erkannt wird und nicht unterdrückt werden darf.

Homotoxikologie

Hier gilt: Krankheiten sind die Folge von Vergiftungen. Antihomotoxische Mittel sollen dem Körper helfen, die Gifte auszuscheiden. Begründer ist der Arzt Hans-Heinrich Reckeweg. Er hielt Krankheiten dür biologisch zweckmäßig. Der Körper wehre sich gegen Schadstoffe. Eine solche Giftabwehrkrankheit verläuft demnach in sechs Phasen. Die Behandlung besteht in der Ausscheidung der Schadstoffe. Das geschieht meist mit Hilfe der Homöopathie, hier speziell der Isopathie. Reckeweg veröffentlichte seine Theorien zur Homotoxikologie in den 1940er Jahren. Bei den Homotoxinen kann es sich der Theorie zufolge um Umweltgifte handeln, um Giftstoffe in der Nahrung oder auch um schädliche Stoffwechselprodukte. Art und Schädlichkeit der Homotoxine hängen nach dieser Theorie von der Abwehrkraft und Regulationsfähigkeit des Organismus wie auch von der Art, der Reizstärke und Einwirkungsdauer des Toxins ab. Krankheit bezeichnete Reckeweg als Homotoxikose. Die Krankheit ist nach dieser Lehre Zeichen einer Auseinandersetzung des Körpers mit toxisch wirkenden Substanzen. Der Körper will grundsätzlich schädliche Stoffe zunächst unschädlich machen oder ausscheiden. Gelingt dies, bleibt er gesund. Gelingt dies nicht, erkrankt er. Wird der Körper bei seinen Abwehrmaßnahmen gegen Gifte gestört, zum Beispiel durch die Einnahme von Medikamenten, kommt es zu einer „Rückvergiftung".

Reckeweg definierte mehrere Homotoxine, wobei er acht verschiedene Sutoxine als entscheidend einstufte. Dabei soll es sich um Giftstoffe handeln, die in Schweinefleisch enthalten sind, woraus er den Schluss zog, dass der Verzehr von Schweinefleisch zu Krankheit führe. Zu den Sutoxinen zählte er u.a. Cholesterin, Wachstumshormone, Sexualhormone und das Grippevirus. Die Homotoxikologie will mit Hilfe spezieller Antihomotoxika die Entgiftung des Körpers unterstützen. Zum Einsatz kommen vorwiegend Komplexpräparate, die die Erkrankungen zunächst in eine der ersten drei beschriebenen Abwehrphasen zurückführen sollen. Bei der Auswahl der Präparate folgen die Anwender dem homöopathischen Grundsatz, Ähnliches mit Ähnlichem zu behandeln. Angewendet werden vor allem homöopathische Kombipräparate, so genannte Suis-Organ-Präparate, die aus Organgewebe von Schweinen gewonnen und injiziert werden sowie Nosoden. Grundsätzlich wird von den Patienten gefordert, kein Schweinefleisch zu essen.

Neumedizinisch gesehen:
Gifte sind für Konflikte nie die Ursache, sie sind immer sekundär. Insofern ist eine derartige Behandlung im schulmedizinischen Sinne vielleicht nachvollziehbar, nicht aber im neumedizinischen. Es werden keine Konflikte gesucht und gelöst. Es werden bestenfalls Symptome behandelt.

Hypnose

Als Hypnose (von Hypnos, dem griechischen Gott des Schlafes) wird das Verfahren zum Erreichen einer hypnotischen Trance bezeichnet, die durch vorübergehend geänderte Aufmerksamkeit und meist tiefe Entspannung gekennzeichnet ist. In der Hypnose lässt sich der Klient rückführen in seine Vergangenheit. Die Bilder aus der Vergangenheit werden in einem Zustand zwischen Wachsein und leichter Trance erlebt und wahrgenommen. Alte Gefühle von Schmerz und Verletzung können erkannt werden. Bei dieser Art der Rückführung geht es nicht um die Rückführung in frühere Leben sondern in die eigene Kindheit, die Zeit als Säugling, auch das Leben als Embryo. Sich rückführen heißt, sich zu erinnern und die Bilder anzuschauen, die wir verdrängt haben. Der Patient wird unter Hypnose in einen früheren Lebensabschnitt zurückversetzt. Es handelt sich dabei nicht um eine Auffrischung der Erinnerungen, sondern um das tatsächliche Erleben einer früheren Situation. Durch die Hypnose können sämtliche Erinnerungen wieder abgerufen werden. Sie können sogar wieder real erlebt werden und der Hypnotisierte wird in die gewählte Zeit zurückversetzt. Sein Verhalten, seine Sprechweise und seine Handschrift passen sich dem erreichten Alter an. Mit Hilfe dieser Methode kann man direkt zum ursprünglichen Konflikt gelangen, ihn finden, erkennen und später entsprechend versuchen zu lösen.

Hypnose wurde wahrscheinlich schon in der Frühzeit des Menschen verwendet. 1770 wurde sie von Franz Anton Mesmer wiederentdeckt. Er experimentierte mit Magneten, die er Patienten auflegte. Er nannte den Effekt 'Magnetismus animalis', schrieb jedoch die Heilkräfte den Magneten zu. Wesentlich weiterentwickelt wurde die Hypnose im 20. Jahrhundert im deutschen Sprachgebiet zunächst durch Oskar Vogt, dann durch dessen Schüler Johannes Heinrich Schultz, der daraus das autogene Training entwickelte.

Neumedizinisch gesehen:
Hypnose ist ein sehr wirksames Mittel, um Konflikte zu finden, Ursachen zu erforschen und Symptome zu lindern. Fast immer findet man Konfliktursachen auf diesem Weg. Therapeuten müssen bei lang zurückliegenden Konflikten allerdings mit heftigen Heilungskrisen rechnen. Sie sollten immer darauf vorbereitet sein, um nicht den Tod des Klienten zu riskieren. Hypnose wird nicht nur zur Diagnose sondern auch zur Therapie genutzt, indem man Einfluss auf das Unterbewusstsein nimmt.

Kinesiologie

Kinesiologie ist ursprünglich die Lehre von den inneren und äußeren Bewegungen und dem Bewegt-Sein des Menschen (kinein = bewegen, Logos = Lehre). Kinesiologen arbeiten mit dem Wissen um die Zusammenhänge und Resonanzen zwischen Muskeln, Organen, Emotionen und Denkstrukturen. Sie spüren Schwächen in diesen speziellen Bereichen auf. Mit Hilfe von reflektorischen Muskeltests (Bio-Feedback-Methode) werden individuelle Blockaden gefunden. Dabei wird das Unterbewusstsein des Menschen befragt.

Der Betreffende hebt seinen Arm etwa in Kopfhöhe. Der Therapeut legt seine Hand auf den Arm und übt leichten Druck aus. Der Patient leistet ebenfalls Widerstand. Nun kann der Therapeut Fragen stellen. Stößt er dabei auf eine Schwachstelle im Organismus, so kann der Patient trotz des leichten Drucks nicht mehr gegenhalten. Sein Arm sinkt herab. Ein einfaches Beispiel sind Ja und Nein-Aussagen. Bei Ja bleibt der Arm stark, bei Nein fällt er herab.

Die Methode reicht weit zurück. Schon Hippokrates wandte sie vor 2000 Jahren an, um neurologische Verletzungen an Soldaten zu untersuchen. Vor über 500 Jahren nutzten es die Maya-Indianer, um festzustellen, ob das Wasser an einer bestimmten Stelle trinkbar war. Die Kinesiologie wurde von dem amerikanischen Chiropraktiker George Goodheart Mitte des 20. Jahrhunderts wiederentdeckt. Goodheart hatte in seiner chiropraktischen Arbeit beobachtet, dass die Funktionsweise bestimmter Muskeln scheinbar bestimmte körperliche oder seelische Vorgänge widerspiegelt. 1964 entwickelte er den kinesiologischen Muskeltest, welcher ohne Apparate den Spannungszustand von Muskeln misst. In den den späten 70ern erweiterte John Diamond die von ihm eingeführte Angewandte Kinesiologie mit einer neuen Disziplin, der Verhaltenskinesiologie. Diamonds meinte, dass Indikatormuskeln nicht nur bei vorhandenen positiven oder negativen körperlichen Reizen, sondern auch bei emotionalen und intellektuellen Stimuli stark oder schwach reagieren. Ein Lächeln stärke sie, während die Aussage "Ich hasse dich" sie schwäche.

Neumedizinisch gesehen:
Die Kinesiologie ist vor allem bei der Konfliktsuche ein sehr gut geeignetes Hilfsmittel. Therapeuten, die keine CT lesen können oder Klienten, die keine machen lassen können, kommen auf dem Weg der Kinesiologie zu fast ebensolchen genauen Aussagen zu Konfliktursachen wie sie sonst nur aus einem CT herauszulesen sind, vorausgesetzt, der Therapeut beherrscht die Methode.

Kneipptherapie

Der Pfarrer Sebastian Kneipp hat diese Behandlungsmethode entwickelt. Sie stützt sich auf Wasseranwendungen, pflanzliche Heilmittel, Bewegungs-, Ernährungs- und Ordnungstherapie. Kneipp erklärte sein System mit der Humorallehre, wonach Krankheitsstoffe aufgelöst und aus dem Körper ausgeleitet werden müssen. Der Körper muss von den Giftstoffen gereinigt werden.

Kneipp hatte wegen einer Lungentuberkulose fast sein Studium abbrechen müssen, als er auf das Buch der schlesischen Ärzte Johann Sigmund Hahn (Vater und Sohn trugen den gleichen Namen) stieß. Kneipp wandte sie an, experimentierte damit, unterdes heilte seine TBC aus.

Später brachte er das Buch "Meine Wasserkur" heraus und machte die Methode sehr populär. Kneipp zufolge sollte die Behandlung Krankheitsstoffe auflösen und aus dem Körper leiten. Der Körper sollte gereinigt werden.

Neumedizinisch gesehen:
Die Therapie regt den Kreislauf an, zwingt den Menschen, sich zu bewegen. Dazu kommt, dass sie meist in der Gruppe stattfindet und dadurch häufig die Isolation aufbricht. Durch das Zusammensein mit Gleichgesinnten und Gleichbetroffenen reden die Menschen eher über ihre Probleme und lösen allein schon dadurch häufig ihre Konflikte. Viele Menschen nehmen sich erstmals etwas Zeit für sich, genießen die Beschäftigung mit ihrem Körper.

Kolonhydrotherapie

Hierbei wird der Dickdarm mit Wasser durchgespült, um ihn zu reinigen. Hintergrund ist die Vorstellung, dass krankmachende Abfälle den Körper vergiften, wenn sie zu lange im Darm bleiben. Das führe zu Müdigkeit, Depression, Unkonzentriertheit, Kopfschmerzen und anderen Symptomen. Außerdem kommt es zu Verstopfung, es entwickeln sich Schlacken, es kommt zu Gärung un Fäulnis, die Gifte und Abfälle können nicht mehr ausgeschieden werden. Mit Hilfe kalter und warmer Einläufe soll das verhindert werden.

Die Wurzel der Therapie liegt in der Antike, wo Krankheiten als Folge falscher Mischung der Körpersäfte verstanden wurde. Hippokrates verordnete Einläufe mit Eselsmilch, Honig, Salz, Wein oder Olivenöl. Schon 1500 Jahre früher hatten die Ägypter Einläufe angewendet. Sie benutzten dafür Schilfrohre, Tierblasen und Flaschenkürbisse.

Die heute noch benutzte Klistierspritze ist vermutlich im 11. Jahrhundert im persisch-arabischen Raum entwickelt worden. Erst zu Beginn des 20. Jahrhunderts wurde der Einlauf wieder entdeckt und das subaquale Darmbad entwickelt. Dabei sitzt der Patient in einem warmen Vollbad und erhält Spülungen und Unterwassermassagen.

Neumedizinisch gesehen:
Tatsächlich nimmt der Darm besonders schnell verschiedene Stoffe auf. Der Dickdarm ist im Verdauungstrakt für die Wasserresorption zuständig, er soll den Stuhl fester, kompakter machen und unnötigen Wasserverlust vermeiden. Er "trinkt" also sozusagen. Das Koffein im Kaffee macht stark sympathicoton und das den Darm umfassende Enterische Nervensystem (ENS "Bauchhirn") reagiert auf solche Stimulation sehr direkt. Diese Form der Behandlung kann demnach sehr schnell Schmerzen lindern, wie sie in einer Heilungsphase häufig auftreten. Denkbar ist sogar eine Ernährung über den Darm, wenn die herkömmliche Art der Ernährung nicht mehr oder nur schwer funktioniert. Das hat Hippokrates bereits erkannt. Allerdings hat diese Behandlung auch ein hohes Konfliktpotential. Nicht viele Menschen mögen Einläufe.

Kraniosakraltherapie

Hierbei werden verschiedene Handgriffe im Bereich des Schädels und des Kreuzbeins ausgeführt. Grundlage ist die Annahme, dass die Schädelknochen auch im Erwachsenenalter nicht fest miteinander verwachsen sind, sondern sich gegeneinander bewegen können. Der Schädel soll sich rhythmisch in seiner Ausdehnung verändern, der Abstand vom Gesicht zum Hinterkopf verkürzt sich, der Schädel dehnt sich nach den Seiten aus, anschließend kehrt sich das um.

Sechs bis zwölfmal in der Stunde soll das passieren und die Gehirnflüssigkeit wie Ebbe und Flut pulsieren lassen. Gerät der Rhythmus durcheinander, kommt es demnach zu Blockierungen und dadurch Krankheiten. Der Therapeut löst nun durch die Bewegung seiner Hände Verspannungen und behebt so die Störung.

Der amerikanische Osteopath William Garner Sutherland hat die Therapie in den 30er Jahren des 20. Jahrhunderts entwickelt. Krankheiten führte er auf die Beeinträchtigung des kraniosakralen Rhythmus zurück. Er entwickelte spezielle Grifftechniken, um den Rhythmus wieder herzustellen. In den 70er Jahren griff der Chirurg John Upledger diese These auf und entwickelte sie weiter.

Neumedizinisch gesehen:
Bei einem Liquorstau, der zu einem Wasserkopf führt, könnte diese Art der Behandlung wirksam sein. Wirksam dürfte auf jeden Fall die sanfte Massage, die Berührung, die Zuwendung zum Hilfesuchenden sein. Auch hier wieder ist der Aspekt des Kontaktes und der Kommunikation hoch zu bewerten.

Lichttherapie

Hier wird der Körper mit Sonnenlicht bestrahlt. Dabei werden sowohl ultraviolettes als auch infrarotes Licht gezielt eingesetzt. Hintergrund ist die Tatsache, dass Sonnenlicht aus elektromagnetischer Strahlung verschiedener Wellenlängen besteht. UV-B-Strahlung führt zu Bildung von Vitamin D. UV-A Strahlung bremst die Zellvermehrung. Infrarotlicht erzeugt in den bestrahlten Zellen Wärme, fördert die Durchblutung, regt den Stoffwechsel an.

Schon die antiken Ärzte nutzten das Sonnenlicht zur Heilung. Gegen Ende des 18. Jahrhunderts verordnete der Leibarzt des preußischen Königs Wilhelm III. Christoph Wilhelm Hufeland seinen Patienten Lichtbäder. Hintergrund war die Beobachtung, dass Sonnenbäder desinfizierend wirken. Vor allem die Tuberkulose sollte damit behandelt werden.

Neumedizinisch gesehen:
Sonnenlicht verringert das Cortisol und das Adrenalin im Blut, also die Stresshormone. Es unterstützt die Vagotonie. In einer starken Heilphase sollte man die Sonne deshalb lieber meiden. Die Bestrahlung mit kaltem UV-A-Licht dagegen bremst die Zellvermehrung. Beides kann manchmal angebracht sein, sowohl in der Heilungs- als auch in der konfliktaktiven Phase. Dazu kommt, dass UV-Licht auch Bakterien tötet. Auch diese Wirkung kann man neumedizinisch gezielt einsetzen, wenn man eine Heilungsphase mildern will. Infrarotlicht lindert häufig durch die Wärme und die vermehrte Durchblutung akute Schmerzen. Erfolgreich wird es zum Beispiel bei Ohrenschmerzen oder Nebenhöhlenentzündungen angewendet. Zudem wirkt Licht vor allem stimmungsaufhellend. Ein Sonnenbad steigert das Wohlbefinden enorm, vorausgesetzt, man befindet sich nicht gerade in einer Heilungsphase. In diesem Fall können Sonnenbäder Ödeme anschwellen lassen und dadurch sehr gefährlich werden.

Magnettherapie

Diese Therapie setzt natürliche oder künstliche Magneten oder Magnetfeldgeräte ein, um mit permanenten oder pulsierenden Magnetfeldern von außen auf den Körper einzuwirken und Beschwerden zu lindern. Zelluntersuchungen zeigen, dass schwache pulsierende Magnetfelder den Zellstoffwechsel anregen. Die äußere Hautschicht wird stärker durchblutet.

Die These: Das Magnetfeld aktiviert alle Körperzellen und reichert das Gewebe mit Sauerstoff an. Daduch wird der Zellstoffwechsel verbessert und Schlackenstoffe werden abgebaut. Die Moleküle werden demnach regelrecht mit Energie aufgeladen. Angewendet werden auch Permanentmagneten, die ständig am Körper getragen werden und dadurch das Befinden bessern sollen.

Bereits die Ägypter heilten mit der kosmischen Kraft magnetischen Metalls. Hippokrates selbst verwendete Magneten. Paracelsus versuchte es bei Wunden, die von Metallen verursacht worden waren. Franz Anton Mesmer schließlich strich im 18. Jahrhundert mit Magneten über seine Patienten und löste damit Schüttelfrost oder Entspannung aus. 1869 wurde erstmals ein Patent für eine Ganzkörperbehandlung via Magnetspule vergeben.

Neumedizinisch gesehen:
Jeder Mensch hat ein eigenes Magnetfeld. Ein anderes Magnetfeld, das auf ihn einwirkt könnte somit zu einer Gleichschaltung führen. Es ist möglich, dass durch die Magnetfelder Sympathicotonie ausgelöst wird. Das würde sofort Schmerzen lindern, da diese vor allem in der vagotonen Phase auftreten. Gezielt eingesetzt kann man somit tiefe Vagotonie lindern und eine sehr schwere Heilkrise mildern. Bei normal verlaufenden Heilungsphasen ist die Anwendung nicht angebracht, da sie diese stören oder sogar stoppen können.

Manuelle Medizin

Hierbei werden Blockierungen in Muskeln und Gelenken mittels Handgriffen gelöst. Chirotherapie ist ein anderes Wort dafür, Chiropraktik und Osteopathie sind Vorläufer dieser Behandlungsmethode. Die Chiropraktik geht davon aus, dass die meisten Krankheiten durch Fehlstellung oder Einklemmungen der Wirbelgelenke und die dadurch beeinträchtigte Leitfähigkeit der Nerven entstehen. Durch das Einrichten verschobener Wirbelgelenke sollen Krankheiten geheilt und Schmerzen gelindert werden. In der Osteopathie geht man davon aus, dass alle Strukturen des Körpers eigenen Rhythmen folgen, sich gegenseitig beeinflussen und dass Probleme an einem Organ auch in anderen Körperregionen Beschwerden auslösen können. Durch die Handgriffe sollen nicht nur die Muskeln, sondern auch das Gewebe um Muskeln und Organe herum beeinflusst werden.

Im Zentrum steht die Anregung der Selbstheilungskräfte. In der manuellen Medizin geht man von einer vorübergehenden Störung der Wirbelsäule und Gelenke sowie der reflektorisch gesteuerten Wechselbeziehungen zu anderen Funktionssystemen aus. Eine Überspannung von Muskeln, die ein Gelenk bewegen, hält die Gelenkknochen fest und behindert die normale Bewegung. Dadurch werden Nerven und Gefäße beeinflusst, was zu weiterer Anspannung führt. Dadurch können z.B. Nacken- und Kopfschmerzen auftreten. Blockierte Brustwirbel verursachen Herzschmerzen, Bauchschmerzen können durch blockierte Lendenwirbel ausgelöst werden.

Die Behandlungsmethode ist bereits in Babylonien angewendet worden. Die heute angewendeten Techniken sind hauptsächlich aus der Volksmedizin hervorgegangen. Daniel David Palmer begründete schließlich Ende des 19. Anfang des 20. Jahrhunderts die Chiropraktik. Er entwickelte verschiedene Griffe. Andrew Taylor Still gründete 1894 in den USA eine Schule der Osteopathie. Nach dem zweiten Weltkrieg entwickelte sich aus den beiden Richtungen die Chirotherapie. Handgriffe beider Techniken wurden übernommen.

Neumedizinisch gesehen:
Ähnlich wie bei der Alexandertechnik oder der Feldkraismethode werden Blockierungen und Verspannungen gelöst. Wichtig ist der intensive Kontakt, die Kommunikation und die Bewegung.

Massage

Hierbei wird der Körper mit Druck- und Zugreizen behandelt. Dabei streicht der Therapeut mit den Händen, reibt, knetet oder klopft. Mit Geräten sind ebenfalls Massagen möglich. Die Massage ist eine Reiztherapie, mit deren Hilfe Verspannungen durchbrochen werden. Durch den Reiz werden zudem schmerzlindernde Stoffe - Endorphine - im Hirn freigesetzt.

Bei der Reflexzonenmassage oder der Segmentmassage geht man davon aus, dass das kranke Organ erkennbare Veränderungen an den ihnen zugeordneten Hautarealen hervorruft. Diese so genannten Headzonen markieren die Stellen, an denen die Nerven, die diese mit dem Rückenmark verbinden, jeweils im gleichen Abschnitt des Rückenmarks ihren Ursprung haben wie jene Nerven, die bestimmte Organe versorgen. Über diese Verbindung sollen die Organe beeinflusst werden.

Heilmassagen gab es bereits vor 4500 Jahren in China, in Griechenland wurden Sportler und Kranke massiert. In Europa machte sie Ende des 16. Jahrhunderts der französische Arzt Ambroise Paré wieder hoffähig. Die Techniken des schwedischen Heilgymnasten Henrik Ling und des holländischen Arztes Georg Mezger bilden noch heute die Grundlage für die klassische Massage.

Neumedizinisch gesehen:
Die menschliche Nähe bei einer Massage ist wohl einer der wichtigsten Aspekte. Die durchblutungsfördernde Wirkung, die Erwärmung der Muskeln und ihre Entspannung ist nur ein Teil. Der Kontakt zu einem anderen Menschen, die menschliche Berührung, das Gespräch sind der zweite, fast noch wichtigere Teil. Er hilft bei der Konfliktsuche, lindert Konfliktaktivität aber auch Symptome in der Heilungsphase.

Meditation

Darunter wird die Versenkung in sich selbst verstanden, um sein Befinden zu verbessern. Der Einzelne soll die Begrenztheit seines Körpers, seiner Wahrnehmung und seiner Existenz erkennen und überwinden um sich mit einem übergeordneten Prinzip zu vereinen. Letzteres können Tao, Gott oder Kosmos sein.

Es gibt die konzentrierende und die entfaltende Methode. Im ersteren Fall konzentriert man sich auf ein einziges Objekt. Alles andere wird ausgeblendet. Bei der zweiten Methode leert sich der Meditierende, lässt alles durch, ohne es wahrzunehmen. Während der Meditation können acht Gemütszustände erreicht werden: angenehmes Körpergefühl, Freude, Zufriedenheit, Ruhe, unendlicher Raum, unendliches Bewusstsein, Nichtheitsgebiet und weder Wahrnehmung noch Nichtwahrnehmung. Bei der Transzendentalen Meditation soll ein Bewusstseinszustand erreicht werden, der kosmisches Bewusstsein genannt wird.

Die Meditation entstand als Möglichkeit für Menschen, sich in sich selbst zu vertiefen. In allen Regionen und Religionen ist die Meditation bekannt - in China vor allem im Rahmen des Taoismus, bei den Juden in der Kabbala, bei den Christen im Gebet und der Askese, beim Islam im Sufismus. Heute dient die Meditation vor allem dazu, den Belastungen des Alltags zu entgehen und das Befinden dadurch zu verbessern. Hierbei gibt es drei Methoden: Yoga, Zen-Meditation und Transzendentale Meditation.

Neumedizinisch gesehen:
Wichtig ist auch hier die Beschäftigung mit sich selbst, die eigene Wahrnehmung. Die Meditation ist nicht ganz so wirksam wie das autogene Training, hat aber auch ein entsprechend geringeres Konfliktpotential, sollte man auf Konflikte stoßen.

Mikrobiologische Therapie

Sie ist die Anwendung lebender oder toter Mikroorganismen, um die Mikroflora im Körper und den Stoffwechsel zu beeinflussen und das Immunsystem zu regulieren. Die Bakterien sollen die Immunabwehr beeinflussen, meist werden zwei unterschiedliche Mittel eingesetzt. Das erste soll die Aktivität von Immunreaktionen bremsen, das zweite den Körper zur Selbstheilung anregen. Auch Autovakzine werden verwendet, Mittel die aus den Körpersekreten des Patienten gewonnen und ins Blut gespritzt werden. Diese Behandlung ist eine Art Impftherapie.

Nachdem Pasteur und Koch Anfang des 20. Jahrhunderts fälschlicherweise Bakterien als Ursache von Infektionskrankheiten bezeichneten, entwickelte sich eine regelrechte Hysterie gegen die Mikroorganismen. Sie führte soweit, dass lebenswichtige Bakterien im Körper gezielt abgetötet wurden. Verdauungsstörungen wegen fehlender Darmbakterien waren noch die harmlosesten Folgen.

Erst spät erkannte man die Nützlichkeit von Bakterien. Noch heute aber werden hier Unterschiede gemacht zwischen „guten" und „bösen" Bakterien. Letztere werden bekämpft, erstere werden neuerdings teuren Joghurts zugesetzt oder, wie in der Mikrobiologischen Therapie, dem Körper anderweitig zugeführt.

Neumedizinisch gesehen:
Bakterien gelten in der Neuen Medizin als Helfer. Durch die jahrelange Gabe von Antibiotika werden viele Bakterien im Körper getötet, die man zur optimalen Heilung benötigt. Hier wäre die gezielte Gabe von Bakterien sicher hilfreich, um dem Mangel abzuhelfen. Allerdings braucht man dazu nicht diese Therapie. Beim Fehlen von Tuberkelbakterien, die für eine optimale Heilung nach einem Todesangstkonflikt unverzichtbar sind, hilft es oft, etwas Rohmilch beim Bauern zu trinken. Auch um die Darmflora wiederherzustellen, gibt es einfachere Methoden. Hier empfehlen sich sogenannte probiotische Milchprodukte, zum Beispiel Joghurt.

Musiktherapie

Musik machen oder hören - das ist der Inhalt dieser Therapie. Musik geht direkt vom Ohr "in den Bauch", ruft Emotionen hervor, löst Spannungen und kann die Selbstheilung anregen. Musik macht eine Art der Kommunikation möglich, auch wenn der Betreffende nicht reden möchte. Musik hebt Unbewusstes ins Bewusstsein. Musik ist eine der ältesten und elementarsten Formen nichtverbaler Kommunikation. Man unterscheidet zwischen aktiver und rezeptiver Musiktherapie. Die Unterscheidung bezieht sich auf den Aspekt der musikalisch-gestaltenden Teilnahme des Patienten. In der aktiven Musiktherapie ist der Patient, im Gegensatz zur rezeptiven Musiktherapie, durch Spielen eines Instrumentes, aktiv beteiligt. Die Musikinstrumente, mit denen der Patient musikalisch improvisiert, geben ihm neben dem verbalen und nonverbalen eine musikalische Möglichkeit des Ausdrucks. Die Auswahl des Instruments wird meist auf die konkrete Therapiesituation abgestimmt. Eine musikalische oder instrumentale Vorbildung des Patienten ist nicht nötig, da die musiktherapeutische Musik keinerlei Ansprüche an Fähigkeiten oder Virtuosität stellt. Die rezeptive Musiktherapie ist die älteste Form der Musiktherapie. Im Gegensatz zur aktiven Form der Musiktherapie beinhaltet die rezeptive Musiktherapie, bzw. rezeptiv musiktherapeutische Interventionen nicht das aktive Musizieren des Patienten. Der Patient nimmt die Musik passiv wahr.

Durch ihre magische und mystische Wirkung war Musik schon früh mit Heilung verbunden. Bis in die Frühantike hinein wurden durch das gezielte Versetzen in Trance die Götter beschworen und Dämonen vertrieben. In der klassischen Antike ging man davon aus, dass sich kranke Menschen in Unordnung befinden und durch die Hilfe von Musik die geistige und seelische innere Harmonie wiederhergestellt werden kann. In der Renaissance gewann der Zusammenhang von Affekten, vor allem der Melancholie, und Musik an Interesse. In Renaissance und Barock stand die Regulation des Blutes durch Schwingungen im Blickpunkt. Die heutige Musiktherapie entwickelte sich in den 1960er Jahren.

Neumedizinisch gesehen:
Einen Konflikt zu lösen ist in den meisten Fällen das Hauptziel. Lediglich wenn er zu lange dauert, sollte man hier vorsichtig sein. Musik greift tief in die Emotionen der Menschen ein, rührt an ihr Inneres, holt Verschüttetes hervor. Das kann auf eine Schiene führen oder auch den Ur-Konflikt aufspüren helfen. Immer aber ermöglicht die Musik eine Art der Kommunikation, die ohne Worte funktioniert. Hier hilft Musik vor allem durch das Auflösen der Isolation und durch Wohlbefinden.

Neuraltherapie

Hierbei werden örtlich wirksame Betäubungsmittel gespritzt, um Schmerzen zu lindern und Krankheiten zu heilen. Sie stützt sich auf zwei Grundsätze: die Störfeldtheorie und die Segmenttheorie. Die Störfeldtheorie geht davon aus, dass krankhafte Prozesse oder Veränderungen in einem Organ störende Einflüsse auf andere haben können. Chronische Krankheiten können demnach ihre Ursachen in ganz anderen Körperregionen haben. Dass ein Störfeld aktiv ist, erkennen die Therapeuten daran, dass durch eine Injektion von lokalen Betäubungsmitteln in ein Störfeld die Beschwerden verschwinden.

Die Segmenttheorie geht davon aus, dass Nervenverbindungen zwischen Organen und einem bestimmten Hautabschnitt existieren. Ist die Haut überempfindlich, kann auf eine Erkrankung im entsprechenden Organ geschlossen werden. Durch die Injektion kann das Organ behandelt werden. Es wird nicht in erster Linie zum Betäuben der Schmerzen sondern als Impuls zur Heilung verwendet.

Die Therapie geht auf den Arzt Ferdinand Huneke zurück. Er hatte seiner Schwester gegen Migräne Prokain gespritzt, allerdings in die Vene und nicht in den Muskel. Ihre Kopfschmerzen waren sofort verschwunden. Huneke zog den Schluss, dass die Wirkung über das vegetative Nervensystem zustande gekommen sei.

Neumedizinisch gesehen:
Sie ist gut gezielt einsetzbar zur Symptombehandlung. Symptome verschwinden schnell. Das ist in gewissen Fällen durchaus erwünscht, zum Beispiel wenn ein Mensch in einer hängenden Heilung steckt und dadurch immer mehr auszehrt. Das Unterdrücken der Symptome, das Lindern der Schmerzen führt hier zu einer Erholung, in deren Anschluss der Mensch den Versuch einer wirklichen Heilung gestärkt angehen kann.

Offenbarungstherapie

Die Offenbarungstherapie ist eine Einzeltherapie, die sieben Tage dauert. Sie basiert auf der Idee, dass Krankheiten seelisch bedingt sind, dass Seelen immer wieder inkarnieren, um ihre Lebensaufgabe zu lösen. Welche das ist, erkennen die Therapeuten an dem genauen Horoskop des betreffenden Menschen. Lebt der Mensch gemäß seinem Karma und seiner Aufgabe, ist er gesund. Andernfalls entwickelt er verschiedene Krankheiten. Diese haben die Aufgabe, ihn an sein Lebensthema zu erinnern. Nur wenn er sie wahrnimmt und lebt, wird er gesund. Dabei geht der Entwickler der Therapie, Hartwig Ohnimus, davon aus, dass in vielen Fällen die gleiche Aufgabe bereits seit verschiedenen Inkarnationen besteht. In der Therapie wird der Klient entsprechend auf Fantasiereisen geschickt, in denen er die Ursache seiner Probleme finden soll. Immer haben sie mit Schuld in einem früheren Leben zu tun. Auf diesen Reisen sieht sich der Klient selbst in früheren Inkarnationen, erlebt noch einmal, was er getan hat oder was ihm angetan wurde. Anschließend schreibt er die Erlebnisse auf oder malt Bilder, meditiert und kontempliert darüber.

Hartwig Ohnimus verbindet die Therapie mit einem starken christlichen Glauben, erwartet von den Klienten aber nicht denselben. Sie müssen lediglich an irgendeinen Gott, irgendeine geistige Macht glauben. Im Gegensatz zu reiner Rückführungstherapie blickt der Therapeut hier zudem in die Zukunft. Der tiefere Sinn der Symptome wird offenbart, sie liegt immer in der Zukunft und weist den Heilsweg.

Neumedizinisch gesehen:
Dieser Therapie liegt eine wichtige Erkenntnis zugrunde - Krankheiten sind seelisch bedingt und sie haben einen tieferen Sinn. Dazu kommt die intensive Beschäftigung des Menschen mit sich selbst, die Meditation und die Zuwendung durch den Therapeuten. In der Offenbarungstherapie werden keine Medikamente gegeben. Es wird völlig auf Konflikterkennung und Konfliktlösung gesetzt. Insofern hat sie bereits viele Parallelen zur Neuen Medizin. Folgt man der Offenbarungstherapie könnten Konfliktschocks in frühere Leben zurückreichen. Das lässt sich nicht mit den Mitteln der Neuen Medizin - zum Beispiel der CT-Diagnose - nachweisen. Auch die Rolle des Horoskops spielt in der Neuen Medizin keine Rolle. Allerdings ist die Erfolgsquote in der Offenbarungstherapie hoch. Sie führt fast immer zur Konfliktlösung und erleichtert offenbar die Heilungsphase extrem. Durch die geänderte Einstellung zu Schmerzen und Krankheit sowie zum Lebensziel ermöglicht sie einen wirkungsvollen und erträglichen Verlauf.

Orthomolekulare Medizin

Hierbei geht man davon aus, dass der Körper lebenswichtige Stoffe in großer Menge zugeführt bekommen muss. Chronische Krankheiten sind demnach einem Mangel an Vitaminen, Mineralstoffen und Spurenelementen geschuldet. Hohe Dosen dieser Stoffe sollen die Krankheit heilen. Gefährlich soll außerdem der oxidative Stress sein. Gemeint ist damit, dass aggressive Formen des Sauerstoffs im Körper wirken. Der Körper kann sich demnach nur dagegen schützen, indem er Systeme einsetzt, an denen auch Vitamine beteiligt sind.

Anfang des 20. Jahrhunderts entdeckte man, dass ein Vitaminmangel zu Skorbut führt. Zugleich entdeckte man 13 Nahrungsbestandteile, die als Vitamine bezeichnet wurden. Später setzten die amerikanischen Ärzte Abraham Hoffer und Humphrey Osmond hohe Dosen von Vitamin B3 und Vitamin C bei Menschen mit Psychosen ein.

1968 formulierte Linus Pauling ein Konzept der orthomolekularen Psychiatrie. Er selbst nahm täglich zwölf Gramm Vitamin C, 1,6 Gramm Vitamin E und 15 Milligramm Vitamin A zu sich. In Deutschland ist Matthias Rath ein aktiver Vertreter dieser Medizin.

Neumedizinisch gesehen:
Eine gesunde Ernährung mit natürlichen Lebensmitteln ist für den Menschen optimal. Künstlich hergestellte und zusätzliche Mittel sind herausgeworfenes Geld. Kein Mensch weiß heute, was alles noch in Lebensmitteln enthalten ist und wie sich die Stoffe in ihrer Wirkung untereinander bedingen. Schon deshalb kann niemand lebenswichtige Stoffe künstlich nachbilden. Die orthomolekulare Medizin ersetzt Medikamente durch Nahrungsergänzungsstoffe. Im besten Fall sind diese wirkungslos. Im schlimmsten können sie zu einem tatsächlichen Mangel führen. Dann nämlich, wenn Menschen sich nicht mehr richtig ernähren und stattdessen auf Ersatzstoffe setzen, die vom Körper ungenutzt wieder ausgeschieden werden, weil er mit ihnen nichts anfangen kann.

Ozontherapie

Bei der Ozontherapie wird ein Ozon-Sauerstoff-Gemisch innerlich oder äußerlich angewendet um Beschwerden zu lindern. Auch die Begriffe Oxyontherapie, Ozonosantherapie und Ozon-Sauerstoffbehandlung werden verwendet. Die äußerliche Anwendung soll Bakterien abtöten und Viren deaktivieren. Innerlich angewendet soll sie die Blutzirkulation verbessern und den Körper besser mit Sauerstoff versorgen. Das Ozon soll zudem Enzyme aktivieren und somit das Immunsystem anregen.

Die Behandlung umfasst verschiedene Möglichkeiten. So gibt es die Gasinjektion, bei der bis zu 20 Milliliter Ozon unter die Haut oder in eine Arterie gespritzt werden. Bei Wunden oder Geschwüren wird die Beutelbehandlung angewendet. Hier wird die Wunde mit einem ozondichten Plastebeutel umhüllt und anschließend das Gas eingeleitet. Bei Spülungen wird das Gas durch den Darm eingeleitet.

Der Berliner Arzt Constantin Lender setzte 1870 erstmals Ozon zur Inhalation ein. Damals war gerade erkannt worden, dass das Gas keimtötend wirkt. Später wurden Cholera, Typhus, Ruhr, Schmerzen aller Art mit Ozon behandelt. Seit dem 20. Jahrhundert wird mit Ozon Trinkwasser desinfiziert. Im ersten Weltkrieg wurde es zur raschen Heilung von Wunden verwendet.

Neumedizinisch gesehen:
Ozon tötet Bakterien. Das ist unumstritten. In der Neuen Medizin ist das in den meisten Fällen unerwünscht. Denn Bakterien gelten als Helfer. Allerdings gibt es hier eben Ausnahmen. Bei besonders schweren Heilungsverläufen könnte man Ozon zumindest äußerlich hier und da sicher sinnvoll einsetzen. Im Körper hemmt Ozon die Sauerstoffabgabe ans Gewebe. Das heißt, der Sauerstoff im Blut kann nur noch schwer in die Zellen transportiert werden.

Progressive Muskelentspannung nach Jacobson

Das ist eine Körpertechnik bei der eine Anspannung der Muskeln erkannt und erfühlt wird. Durch die Konzentration auf willkürliche Spannungswechsel der Muskeln soll sich der Körper entspannen. Hintergrund ist die Beobachtung, dass auch Menschen, die scheinbar völlig entspannt sind, angespannt sein können. Das aber wirkt sich negativ auf Muskeln und Organe aus. Anspannungen werden durch Entspannungen abgebaut, aktiv gelöst.

Dabei werden nacheinander die einzelnen Muskelpartien in einer bestimmten Reihenfolge zunächst angespannt, die Muskelspannung wird kurz gehalten, und anschließend wird die Spannung gelöst. Die Konzentration der Person wird dabei auf den Wechsel zwischen Anspannung und Entspannung gerichtet und auf die Empfindungen, die mit diesen unterschiedlichen Zuständen einhergehen.

Ziel des Verfahrens ist eine Senkung der Muskelspannung unter das normale Niveau aufgrund einer verbesserten Körperwahrnehmung. Mit der Zeit lernt die Person, muskuläre Entspannung herbeizuführen, wann immer sie dies möchte. Zudem können durch die Entspannung der Muskulatur auch andere Zeichen körperlicher Unruhe oder Erregung reduziert werden, wie beispielsweise Herzklopfen, Schwitzen oder Zittern. Darüber hinaus können Muskelverspannungen aufgespürt und gelockert und damit Schmerzzustände verringert werden.

Entwickelt hat diese Therapie der amerikanische Arzt Edmund Jacobson. Er beobachtete den Zusammenhang zwischen Unruhe, Angst oder Sorgen und Muskelverspannungen. Zugleich erkannte er, dass er sich besonders gut entspannte, wenn er beim Strecken Arm- und Beinmuskeln fest anspannte und wieder lockerte.

Neumedizinisch gesehen:
Die Beschäftigung mit sich selbst ist daran ein wichtiger Punkt. Gerade das machen heute nicht mehr viele Menschen, es ist aber eine wichtige Voraussetzung um seinen Körper kennenzulernen und zu verstehen. Durch die gezielten Übungen ist eine Entspannung möglich, die auch Konfliktaktivität mildern und Schmerzen lindern kann.

Qigong

Bei Qigong handelt es sich um eine chinesische Meditations- und Therapieform, eine konzentrierte Atem- und Bewegungstechnik der Volkstradition zum Ausgleich der inneren Kräfte. Qi steht in der chinesischen Philosophie und Medizin sowohl für die bewegende als auch für die vitale Kraft des Körpers, aber auch der gesamten Welt. In der chinesischen Sprache hat es die Bedeutung von Atem, Energie und Fluidum. Er umfasst viele Ausprägungsformen und Wirkungsweisen. „Gong" als chinesischer Begriff bedeutet einerseits „Arbeit", aber auch „Fähigkeit" oder „Können". Qigong basiert auf der Vorstellung, dass Körperfunktionen nur dann richtig ablaufen, wenn das Qi ungehindert durch den Körper fließen kann. Bei Krankheit ist das Qi blockiert. Auch emotionale Unausgeglichenheit führt zu einem Stau. Dieser wird durch konzentrierte Bewegungsübungen aufgelöst. Dabei wirken drei Elemente zusammen: die bewusste Atmung, die Bewegung und die Lenkung der Vorstellungskraft. Die Bewegungen lenken die Atmung. Die Konzentration lässt Umweltreize verblassen und fördert die Entspannung. Die langsamen Bewegungen sollen Emotionen beruhigen.

Qigong reicht zurück bis 770 vor unserer Zeitrechnung. Es ist eine der ältesten chinesischen Meditations- und Therapieformen. Die Ausbreitung des Buddhismus förderte die Ausbreitung des Qigong. Schon im Zhuangzi werden bestimmte Formen angedeutet und aus der Zeit der Han-Dynastie liegen Seidenbilder vor. Der Name Qigong wurde zum ersten Mal von dem Daoisten Xu Xun aus der Jin-Zeit verwendet und er bezeichnet seitdem bestimmte Übungen in der Kampfkunst. In der Geschichte Chinas hat diese Praxis als Gesundheitsvorsorge immer eine große Rolle gespielt, wurde aber auch für religiös-geistige Zwecke, insbesondere im Daoismus, Buddhismus und Konfuzianismus, eingesetzt und in den Klöstern überliefert. Die Bezeichnung Qigong für diese Übungen findet jedoch erst seit den 50er-Jahren des 20. Jahrhunderts Verwendung und die unterschiedlichen Stilarten des Qigong sind zum Teil ganz neue Entwicklungen, die jedoch auf den jahrtausendealten Traditionen basieren. In den 50er-Jahren wurde der Name Qigong von dem Arzt Liu Guizhen für diese Gesundheitsübungen verwendet, der in seiner Arbeit Techniken alter Tradition zur Förderung des Energiehaushaltes des Körpers verwendete. Die Praxis des Qigong soll die Lebensenergie stärken, das Leben verlängern und zu einer gesunden geistigen Verfassung verhelfen.

Neumedizinisch gesehen:
Hier wird Bewegung des Körpers mit Meditation verbunden - zwei sehr starke und hilfreiche Methoden, Konflikte zu lösen und die Heilungsphase zu bewältigen.

Regressionstherapie

Bei dieser Methode geht der Patient selbstbestimmt und aktiv innerlich zurück. Der Begriff Regression kommt von dem lateinischen regredi und bedeutet zurückschreiten. Die Klienten sind bei wachem Bewusstsein, und sie lernen, ihre Aufmerksamkeit auf körperliche, emotionale und kognitive Prozesse in ihrem Inneren zu richten. Sie können den Prozess der Regression jederzeit hinterfragen, unterbrechen oder beenden. Durch gezielte Unterstützung erzählen sie, was sie wahrnehmen. So werden viele zuvor unerklärbare Symptome, selbst vorgeburtliche Traumen oder Erlebnisse, klarer. Regression bei dieser Therapie bedeutet nicht "Rückführung", und es kommen keinerlei Hypnosetechniken zur Anwendung. Man horcht und spürt also in sich hinein und kann nach einiger Zeit sehr Unterschiedliches in seinem Inneren wahrnehmen, z.B. ein Ziehen im rechten Bein, einen leichten Druck auf den Schultern oder ein leichtes Zittern der Hände. Manchmal kommen auch Bilder oder Erinnerungen oder ein schwer beschreibbares Gefühl ins Bewusstsein. Die Ambulante Regressionstherapie bietet eine offene Form der therapeutischen Begleitung an, bei der ein Klient Klientin selbstbestimmt und orientiert an der ganz eigenen inneren Wahrnehmung die eigene Lebensgeschichte aufarbeitet und dadurch letztlich Beschwerden lindern kann.

Diese Therapiemethode wurde von Irene Behrmann in Selbstexperimenten und in der therapeutischen Arbeit mit einzelnen Menschen entwickelt. Ein individuelles, von den Klienten selbstbestimmtes Vorgehen in der Regressionsarbeit ermöglicht, Wechselwirkungen zwischen den drei Daseinsebenen Körper, Gefühl und Wahrnehmung und die Wirkung verschiedener Formen des Selbstausdrucks zu beobachten. Die Ambulante Regressionstherapie ist eine Traumatherapie. Heftige Symptome, die sich auf der Ebene des Körpers, der Emotion oder der Kognition zeigen, sind fast immer die Folge von psychischen oder physischen Gewalthandlungen oder Vernachlässigung und Ablehnung seit frühester Kindheit. Klienten bestimmen weitestgehend die inhaltlichen Abläufe, und sie können jederzeit regressionstherapeutische Prozesse hinterfragen oder beenden.

Neumedizinisch gesehen:
Die Regressionstherapie bietet sich als Suche nach einer Konfliktursache geradezu an. Durch das Erkennen dieser Ursachen ist ein Lösen des Konflikts schneller und leichter möglich, viele Beschwerden dürften sich schon durch das Wissen um die Ursache schnell erledigen. Eine mögliche Gefahr liegt in dem Aufspüren sehr alter verdrängter Konflikte mit einer hohen Konfliktmasse. Hier muss der Therapeut auf eine mögliche heftige Heilungskrise vorbereitet sein.

Reiki

Reiki basiert auf der Idee, dass universelle Energie von einem Menschen auf einen anderen übertragen werden kann, um Wohlbefinden zu erlangen. Reiki ist der japanische Begriff für geistige Lebensenergie. Diese Energie wird durch Handauflegen auf den Körper des Patienten übertragen und aktiviert.

Reiki geht davon aus, dass entlang der vorderen Körpermitte sieben Energiezentren - die Chakren - liegen, die als Kraftorte verstanden werden. Reiki soll den gestörten Energiefluss wiederherstellen. Der Reiki-Meister bezieht seine Energie dabei von außen, er fungiert als Kanal. Erkrankungen werden demnach durch blockierten Energiefluss verursacht, aber auch durch seelische und geistige Fehler.

Reiki wurde vom japanischen Mönch Mikao Usui entwickelt. Er war Lehrer an einer christlichen Klosterschule und wollte herausfinden, womit Jesus geheilt hatte. Nach drei Wochen Fasten und Meditieren wurde ihm der Legende nach die Methode auf dem Berg Kuriyama in einer Lichtvision offenbart. In der Folge reiste er umher, um die Methode Reiki zu lehren.

Neumedizinisch gesehen:
Immer wieder wird eine Wirkung dieser Methode beschrieben, viele Menschen haben sie erfahren. Ähnlich wie bei der Geistheilung spielt der Glauben eine große Rolle, möglicherweise auch ein Placeboeffekt.

Schüßler

Die Biochemie nach Schüßler sieht Krankheiten als Folge eines Mineralstoffmangels. Salze sollen den Mangel ausgleichen. Krankheiten sind demnach ein Ausdruck dafür, dass es dem Körper an Salzen mangelt. Ein Mensch verliert nach Schüßler Mineralstoffe durch die Abwehr von krankmachenden Reizen. Die Minerale müssen wieder aufgefüllt werden.

Schüßler gliederte Krankheiten nach drei Gruppen, die verschiedenen Stadien der Entzündung entsprechen. Das erste ist das Sol-Stadium, bei dem flüssiges Sekret abgesondert wird. Das zweite ist das Gel-Staium. Hier ist das Sekret fester und im Durus-Stadium verhärtet das Gewebe. Arteriosklerose gehört zum Beispiel zum Durus-Stadium.

24 verschiedene Mittel kommen bei der Therapie zur Anwendung. Diese Funktionsmittel sollen direkt auf die Organe wirken. Schüßler ging davon aus, dass sich die Mineralstoffmoleküle in den kranken Zellen bewegen und dadurch ihnen gleiche Moleküle aus dem umliegenden Gewebe ziehen. Dadurch soll die Zelle geheilt werden. Eines der bekanntesten Schüßlersalze ist Calcium fluoratum, Kalziumfluorid. Laut Schüßler entlastet es den Kreislauf und kräftigt Gefäße.

Wilhelm Schüßler hat diese Therapie aus der Homöopathie abgeleitet und entwickelt. Schüßler-Salze werden heute genauso oft angewendet wie die Homöopathie.

Neumedizinisch gesehen:
Ähnlich wie bei Bachblüten ist vor allem ein Placeboeffekt denkbar. Bei dem einen wirkt die Methode, beim nächsten nicht. Möglicherweise kann die Gabe der Salze tatsächlich bei Menschen, die einen Mineralstoffmangel haben, helfen.

Sauerstoff-Mehrschritt-Therapie

Das ist ein Verfahren in drei Schritten, das den Organismus stärken soll. Zu Beginn nimmt der Patient Vitamine und Mineralien ein, anschließend atmet er mit Sauerstoff angereicherte Luft und schließlich wird er körperlich aktiv, meist auf einem Hometrainer. Die SMT nach Manfred von Ardenne ist zudem mit Überwärmung kombiniert und soll besonders gegen Krebs helfen.

Ardenne hatte festgestellt, dass bei älteren oder geschwächten Menschen der Druck, unter dem Sauerstoff im arteriellen Blut gelöst wird, sinkt. Er ging davon aus, dass das zu einem Sauerstoffmangel in der Zelle führt. Durch den Mangel verengen sich die Blutgefäße, das Blut zirkuliert schlechter und die Sauerstoffsituation im Körper verschlechtert sich weiter. Durch die Therapie wird der Partialdruck des Sauerstoffs in den Arterien angehoben, in den Venen gesenkt.

Der Blutfluss soll dadurch gesteigert und das Gewebe mit Sauerstoff angereichert werden. Dadurch sollen verschiedene Stoffwechselprozesse angeregt werden. Der Körper kann wieder besser Sauerstoff über die Lunge aufnehmen, der Sauerstoff wird zudem optimal genutzt. Die Theorie der Ardenne-Krebsbehandlung beruht zudem auf der Vorstellung Otto Warburgs, dass der übliche Weg der Energiegewinnung in allen Krebszellen gestört ist und diese Zellen deshalb auf die Gärung als Stoffwechsel zurückgreifen. Das Gewebe reichert sich dadurch mit sauren Stoffwechselprodukten an.

Bereits im 18. Jahrhundert, nachdem er das Sauerstoffgas entdeckt hatte, verkündete der Privatgelehrte Joseph Priestly, Sauerstoffinhalationen seien medizinisch wirksam. In der Folge wurden verschiedene Methoden entwickelt, unter anderem die SMT.

Neumedizinisch gesehen:
Für das Allgemeinbefinden ist diese Therapie gut geeignet. Die Bewegung verbunden mit Sauerstoff fördert das Wohlbefinden. Sauerstoff macht außerdem sympathicoton und lindert damit Schmerzen. Bei Ödemen ist diese Art der Therapie allerdings nicht ratsam.

Schröpfen

Beim Schröpfen werden Gefäße mit Unterdruck auf die Haut aufgesetzt. An diesen Stellen kommt es zu einer verstärkten Durchblutung. In einigen Fällen werden kleine Wunden in die Haut geritzt, um Körperflüssigkeiten auszuleiten. Damit sollen Schadstoffe aus dem Körper gezogen werden.

Die Idee geht auf Hippokrates zurück, der vier Säfte für die Steuerung des Organismus verantwortlich machte: schwarze Galle, Schleim, Blut und gelbe Galle. Nur eine ausgeglichene Verteilung sorgt für Gesundheit. Durch das Schröpfen sollte das Gleichgewicht wieder hergestellt werden.

Ärzte trugen früher in ihrem Siegel einen Schröpfkopf. Im Mittelalter überließen sie das blutige Schröpfen allerdings zunehmend den Badern und Steinschneidern, da es nicht mehr der ärztlichen Ethik entsprach. Einer der bekanntesten Vertreter des Schröpfens war Paracelsus. Allerdings kritisierte auch er das blutige Schröpfen.

Manche Anwender sehen eine Beziehung zwischen Hautarealen und Organen, einige sehen einen Einfluss auf den Druck der Gehirnflüssigkeit. Bereits in Mesopotamien wurde geschröpft. Es war in so ziemlich jedem Kulturkreis verbreitet.

Neumedizinisch gesehen:
Wie auch bei der Therapie mit Blutegeln hilft das Schröpfen vor allem beim Lindern von Ödemen und damit dem Mildern von beispielsweise Druckschmerz. Anders als bei Blutegeln wird hier kein Gerinnungshemmer dem Blut zugeführt. Das Schröpfen hat kein solch großes Konfliktpotential wie die Behandlung mit Blutegeln. Ekelkonflikte dürften kaum auftreten.

Softlasertherapie

Hierbei werden Beschwerden mit niedrig-energetischem Laserlicht, das auf die Haut gestrahlt wird, behandelt. Das Grundprinzip ist eine Verstärkung elektromagnetischer Wellen. Der Laser gibt rotes Licht mit einer Wellenlänge von 632,8 Nanometer und einer Leistung von ein bis 50 Milliwatt ab. Das Gewebe erwärmt sich so schwach, dass man es nicht bemerkt.

Das Laserlicht soll dabei Informationen an Körperzellen übertragen und damit regulieren. Bioprozesse sollen dadurch angeregt werden. Softlaser gelten als antibakteriell, durchblutungsfördernd, entzündungshemmend und schmerzlindernd. Auf die Akupunkturpunkte gerichtet, soll es wie Akupunktur wirken und den Lebensfluss regulieren.

Die Therapie wird häufig bei Allergien, Hautveränderungen oder auch Tinnitus eingesetzt. Ziel ist es hier, durch verbesserte Durchblutung Symptome zu lindern. Auch zur Raucherentwöhnung wird die Therapie vermehrt genutzt.

Neumedizinisch gesehen:
Softlaser dringen nur sehr schwach in den Körper ein, nicht einmal einen Millimeter. Ihre Wirkung entspricht damit eher der des Sonnenlichts. Genau wie dessen Bestandteile in der Strahlung kann möglicherweise ein Softlaser genutzt werden, um zum Beispiel Heilungsphasen zu dämpfen und Symptome zu lindern. Vor allem bei Neurodermitis dürfte die heftige Heilungsphase durch die Behandlung gelindert werden.

Spagyrik

Die Spagyrik ist ein Verfahren der mittelalterlichen Alchimie. Religiöse, mythische, astrologische und naturwissenschaftliche Elemente werden darin vermischt. Der Begriff ist aus zwei griechischen Wörtern entstanden: spaein für trennen und ageirein für versammeln. Die Alchimie besteht aus einer Vielzahl Ansichten, Thesen, Grundlagen und Verfahren. Viele von ihnen sind geheim, die Spagyrik ist deshalb kaum zu beschreiben. Die Heilmittel werden hier durch Zerstören und Wiedervereinen hergestellt. Unter Berücksichtigung verschiedener astrologischer und kosmischer Aspekte muss das Blut gereinigt werden. Der Spagyrik zufolge haben die Pflanzen ein verborgenes Kraftpotenzial. Dieses setzt man frei, indem man die Struktur auflöst und die Produkte neu zusammensetzt. Die Mittel sollen die Selbstheilungskräfte des Körpers anregen.

Aus verschiedenen Proben von Blut und anderen Körperflüssigkeiten und Antworten auf Fragebögen, den sogenannten Grafentafeln, wird ein "Code" erstellt, der die gesamte Persönlichkeit der jeweiligen Person darstellt. Dabei wird davon ausgegangen, dass in den Zellen eines Menschen dessen gesamte seelische und körperliche Vergangenheit in einer bestimmten Verschlüsselung enthalten ist. Auch zukünftige Erkrankungen einer Person sollen dadurch erkannt werden können.

Einige Alchimisten haben schon immer nach dem Stein der Weisen gesucht. Ihrer Vorstellung zufolge konnte man Stoffe von Unreinem trennen und durch Zusammensetzen zu etwas Wertvollerem machen. Diese Technik nennt sich "ars spagyrica". Paracelsus wandte die Spagyrik als Heilmethode an. Carl Friedrich Zimpel schließlich entwarf im 19. Jahrhundert ein spagyrisches Heilsystem. In Deutschland verbindet sich Spagyrik mit dem Namen des Heilpraktikers Ulrich Jürgen Heinz. Heute ist die Spagyrik vor allem als Clustermedizin bekannt.

Neumedizinisch gesehen:
Die Diagnose ist sehr umfangreich, die Beschäftigung mit dem Betreffenden, das Gespräch mit ihm tiefgehend. Dabei kann der Betreffende Konflikte finden, die er später häufig auch lösen kann.

Tai Chi (Taijiquan)

Tai Chi müsste richtigerweise Taijiquan genannt werden. Der Begriff Tai Chi hat sich eingebürgert, obwohl er eigentlich eine Lebensweise und bestimmte Sicht der Dinge bezeichnet. Taijiquan ist wie Qigong eine chinesische Meditationstherapie. Sie beinhaltet eine exakt festgelegte Abfolge von Körperbewegungen in Zeitlupentempo. Im Gegensatz zu Qigong beruht Taijiquan auf Kampftechniken und deren Abfolge. Nach dem Konzept des Taijiquan sind Yin und Yang, die das Qi - die Lebenskraft - hervorbringen, nicht ausgeglichen. Diese Gegenpole sollen mit Hilfe der Bewegungen aufeinander abgestimmt und harmonisiert werden. Es ist auch als Schattenboxen bekannt. Die Übungsfolge stellt den Kampf mit einem imaginären Gegner dar.

In den verschiedenen Stilen und Schulen werden unterschiedliche Basisübungen praktiziert. Häufig werden dabei Übungen aus Systemen des Qigong verwendet. Im Zentrum des Übens von Taijiquan steht meistens eine so genannte Form, ein klar umschriebener Bewegungsablauf aufeinanderfolgender, meist fließender Bewegungen. Eine Form setzt sich aus mehreren Bildern bzw. Einzelbewegungen zusammen. Viele Formen werden deswegen nach der Anzahl ihrer Bilder benannt, so zum Beispiel die 24-Bilder-Form (Pekingform) oder die 37-Bilder-Form nach Zheng Manqing.

Die längsten Formen können über 100 Bilder haben. Die Ausführung der Form kann von wenigen Minuten bis zu eineinhalb Stunden dauern, je nach Anzahl der Bilder und Geschwindigkeit der Ausführung. Taijiquan-Formen werden meistens langsam und ruhig ausgeführt, doch kann es je nach Stil, Form und Erfahrung des Übenden große Unterschiede geben. Die gebräuchlichsten Formen sind waffenlos, doch gibt es auch zahlreiche Waffen- oder Geräteformen.

Neumedizinisch gesehen:
Hier wird wie bei Quigong Bewegung des Körpers mit Meditation verbunden - zwei sehr starke und hilfreiche Methoden, Konflikte zu lösen und zu bewältigen. Der Betreffende beschäftigt sich außerdem intensiv mit sich selbst. Dazu kommt Bewegung, die den gesamten Körper trainiert.

Traditionelle Chinesische Medizin TCM

Sie ist ein eigenständiges System, das verschiedene Denkschulen Chinas vereint. Zu ihr gehören unter anderem Akupunktur, Qigong, Taichi, Tuina und Moxibustion. Das Sezieren und Obduzieren war in China lange Zeit tabu. Dieser Fakt hat dazu geführt, dass der Mensch von Anfang an als Ganzes verstanden und nicht in seine Einzelteile zerlegt wurde.

Aus dieser Vorstellung erklären sich auch die Idee des Qi, der Lebenskraft, und das Yin und Yang. Krankheitssymptome werden als Teil des Kosmos gesehen. Entlang der Leitbahnen, die jeder Mensch am Körper hat, fließt das Qi. Krankheiten werden durch äußere Ursachen, durch Emotionen und durch Verletzungen verursacht. In der TCM werden häufig Medikamente verabreicht, die das Qi wieder zum Fließen bringen sollen. 11.000 Pflanzen, 1.500 Tiere und 80 Mineralien dienen in der TCM als Heilmittel.

Die alte chinesische Medizin war eingebettet in den Konfuzianismus und den Taoismus. Beiden Philosophen galt die körperlich-geistige Harmonie als Ideal. Konfuzius wollte sie durch ein moralisch korrektes Leben erreichen. Der Taoismus will eine harmonische Beziehung zwischen Mensch und Natur. Später unterstützte der Buddhismus diese Auffassung durch die Lehre der Überwindung körperlicher Bedürfnisse. Die Beherrschung der Gefühle und die Einordnung in die soziale Umwelt gelten in der chinesischen Gesellschaft als Weg zur Gesundheit.

Die Terminologie ist militärisch und hat einen Ursprung in der damaligen gesellschaftlichen Ordnung. Das Herzsystem nimmt die Stellung des Herrschers ein und benötigt nie direkte Behandlung. In der TCM wird nicht zwischen körperlichen und psychischen Erkrankungen unterschieden. Krankheit gilt auch heute noch als Folge falschen Denkens.

Neumedizinisch gesehen:
Die ganzheitliche Sicht in der TCM ist ihr großer Vorteil. Symptome werden nicht losgelöst betrachtet, alles interagiert miteinander. Zwar setzt die TCM wie die Schulmedizin auf Medikamente und Arzneien. Aber sie propagiert zusätzlich Harmonie. Gerade das Befolgen dieser harmonischen Richtlinien zwischen Mensch und Tier kann Konflikte bereits im Vorfeld verhindern bzw. die Konfliktmasse gering halten.

Yoga

Yoga ist ein spiritueller Weg, um sich einem übergeordneten Ziel anzunähern. Dieses Ziel kann geistiger, spiritueller oder religiöser Art sein. Bei uns ist es im Wesentlichen eine Technik aus Körperhaltungen und Atemübungen zur Entspannung. Das Wort Yoga kommt aus dem Indischen und bedeutet Vereinigung. Gemeint ist das Zusammenführen des Individuums mit dem geistigen Zentrum seiner Existenz.

Das klassische Yoga gliedert sich in acht Übungen. Die ersten beiden Stufen widmen sich Verhaltensweisen, die die Beziehung des Menschen zu sich selbst und seinem sozialen Umfeld regeln. Stufe drei und vier bestehen aus Körper- und Atemübungen. Fünf bis acht sind Anweisungen zur inneren Versenkung und Konzentration. Yoga dient der Entspannung. Es soll außerdem helfen, das eigene Leben und die Ziele klarer zu sehen. Die Übungssätze stammen aus der Zeit Christi. Der indische Weise Patanjali formulierte sie. 200 Merksätze umfasst der Übungsweg. Beim Yoga geht es vor allem darum, dass der Mensch an sich arbeiten muss, um sich so gut wie möglich einem übergeordneten Prinzip anzunähern.

Heute gibt es mehrere Varianten, unter anderem das Hatha-Yoga, das die körperlichen Übungen betont, das Power-Yoga oder das Ashtanga-Yoga. Das Hatha-Yoga, das Yoga des Impulses, betont die körperlichen Übungen. Power-Yoga und Ashtanga-Yoga basieren auf den Grundelementen des Yoga. Allerdings werden Haltungen und Bewegungen in schneller Abfolge ausgeführt. Längeres Verharren ist nicht gewollt.

Neumedizinisch gesehen:
Wie bei Ayurveda spielt der Glauben eine große Rolle, der Placeboeffekt ist sehr groß. Es wird ein Harmoniebild vermittelt, dass Konflikte verhindern helfen kann. Wichtig ist die Beschäftigung des Menschen mit sich selbst, die Lernaufgabe, die er zu lösen hat. Dazu kommt die körperliche Bewegung und die Entspannung. Letzteres ist vor allem hilfreich um eine hohe Konfliktaktivität herunterzutransformieren.

Zelltherapien

Zelltherapien sollen das Immunsystem beeinflussen. Dabei werden zubereitete tierische Gewebe gegeben. Sie sind auch unter den Namen Organotherapie, zytoplasmatische Therapie, Thymustherapie und Serumtherapie bekannt. Die Frischzellentherapie gründet z. B. auf der Annahme, dass injizierte Zellen von Tierfeten ihre Jugendlichkeit an den Empfänger weitergeben. Bei der Thymustherapie werden dem Körper Thymuszellen injiziert um die schwächere Funktion der Thymusdrüse auszugleichen. Bei allen Zelltherapien sollen Zellen ungeborener Tiere oder Bestandteile fetaler Tierzellen menschliches Gewebe zur Selbstheilung anregen.

Begründer ist der Schweizer Chirurg Paul Niehans. Er spritzte Menschen Gewebeextrakte aus Zellen ungeborener Tiere. Er wollte seine Patienten damit verjüngen. In der Folge wurden die Frischzellentherapien sehr populär. Viele Prominente unterzogen sich einer Frischzellenkur. Erst als in einer Umfrage 179 Kliniken über 80 schwere Zwischenfälle berichteten, bei denen 30 Menschen starben, wurden die Arzneimittel aus getrockneten und gefrorenen Zellen aus dem Handel gezogen. Nach wie vor werden jedoch Frischzellenkuren an verschiedenen Kliniken durchgeführt.

Die Thymustherapie wurde vom schwedischen Tierarzt Eklis Sandberg entwickelt, der Kranke mit Zubereitungen aus Kälberthymus behandelte. Er nannte diesen Extrakt THX. Zu Beginn wurde eine Aufschwemmung ganzer Zellen des Thymus von ungeborenen Schafen und Kälbern gespritzt. Diese Produkte hatten schwere Nebenwirkungen. Später entwickelte man Präparate mit speziellen Auszügen aus Thymus. Sie werden injiziert oder eingenommen. Die Zelltherapeuten halten sich für ihre Zwecke eigene Tierherden. Die trächtigen Muttertiere werden geschlachtet, das Gewebe der ungeborenen Feten wird so präpariert, dass es injiziert werden kann. Sie werden sofort gespritzt und gelten deshalb nicht als Fertigarznei. Entsprechend müssen sie nicht kontrolliert oder zugelassen werden.

Neumedizinisch gesehen:
Diese Therapie darf man wohl getrost als Geldmacherei bezeichnen. Abgesehen davon, dass der Umgang mit Tieren skrupellos ist und die Achtung vor anderen Lebewesen völlig fehlt, ist die Behandlung nutzlos. Sie dürfte keinen Effekt außer dem einer Vergiftung haben. Die fremden Eiweiße führen in erster Linie zu einer Abstoßungsreaktion. Zudem ist das Konfliktpotential sehr hoch. Der Ekeleffekt spielt hier eine große Rolle.

Inhaltsverzeichnis

- 7 Prolog
- 15 Tradition
- 17 Einführung * Neue Medizin * Nicolas René Barro
  - 18 Wissenschaft – eine Kunst, die Wissen schafft?
  - 19 Ein Beispiel
  - 21 Schulmedizin versus Neue Medizin?
  - 23 Spricht man von Medizin...
  - 26 Der Biologische Konflikt
  - 30 Konflikt ja – aber welcher?
  - 33 Der Konflikt ist da – was geschieht nun?
  - 36 Unser Körper – die Überlebensmaschine
  - 39 Wie kann man dies wissen?
  - 43 Schaubild – Tabelle
  - 45 Alles Kopfsache?
  - 46 Mensch und Biologie
  - 48 Ein anderes Beispiel
  - 50 Fragen und Antworten
  - 52 Fünf Gesetze
  - 57 Die Therapie
- 58 Gebrauchsanleitung
- 63 Wissen ist Macht
- 65 Weiße Magie statt Wissenschaft * Jannis Gelhar
- 80 Therapie und Praxis
- 84 Ursachensuche – SBS und Konflikt
- 89 Angst
- 91 Fragen Sie nicht Ihren Arzt oder Apotheker
- 98 Ernährung als Therapie
- 104 Zeugung, Schwangerschaft, Geburt
- 111 Therapie Bürgergehalt
- 119 Krankenhausreport
- 131 Hausarzt und Patient
- 133 Gerüchte über die Neue Medizin
- 135 Bestandsaufnahme zur Neuen Medizin
- 141 Zum Gutachten von Professor Dr. Hans-Ulrich Niemitz
- 142 Wissenschaft - eine freiheitsberaubende Religion?
- 158 Die Anfragen – Anlass zum Gutachten
- 158 Gutachten zur Neuen Medizin
- 167 Das Methoden-ABC * Von Akupunktur bis Zelltherapie
- 218 Inhaltsverzeichnis
- 219 Quellenangabe

Quellen

[1] Feyerabend, Paul, Erkenntnis für freie Menschen, Veränderte Ausgabe, Edition Suhrkamp, Band 11, Frankfurt am Main 1980, S. 17-23
[2] La Roche, Internet: PCR, Eine ausgezeichnete Methode, http://www.roche.com/pcr_d.pdf (3. 6. 2007)
[3] Whatever Happened to Little Albert?, Internet: http://htpprints.yorku.ca/archive/00000198/01/BHARRIS.HTM (24. 6. 2007)
[4] H. Sarre (1943): Die Ursachen der Gegensätzlichen Wirkung von Strophanthin und Digitalis auf die Coronarinsuffizienz, Journal of Molecular Medicine
[5] Lipton, Bruce H. (2006): Intelligente Zellen, Wie Erfahrungen unsere Gene steuern, KOHA-Verlag Burgrain
[6] Starfield, B. (2000): Is US Health Really the Best in the World?, Journal of the American Medical Association 284 (4), 483-485
[7] Lipton, Bruce H. (2006): Intelligente Zellen, Wie Erfahrungen unsere Gene steuern, KOHA-Verlag Burgrain, S. 97
[8] Pert, Candace (2001): Moleküle der Gefühle – Körper, Geist und Emotionen, Reinbek, Hamburg
[9] Moseley, J.B., O'Malley K. (2002): A Controlled Trial of Arthroscopic Surgery for Osteoarthritis of the Knee, New England Journal of Medicine 347 (2), 81-88
[10] Hamer, Ryke Geerd (1991): Vermächtnis einer Neuen Medizin, Band 1, Amici di Dirk, Köln, 314-317
[11] Lutz, Wolfgang (2004): Leben ohne Brot, Informed-Verlag
[12] Stefansson, Vilhjalmur (1935): Eskimos Prove An All Meat Diet Provides Excellent Health, Harper's Monthly Magazine
[13] Berger-Lenz, Monika; Ray Christopher (2003): Wir haben das Fettsein dicke! Faktuell-Verlag, Görlitz
[14] Berger-Lenz, Monika; Ray Christopher (2004): Wir haben das Hungern satt, Faktuell-Verlag, Görlitz
[15] BZgA (2005): Die Frauen können es, man lässt sie nur nicht, Ein Gespräch mit Alfred Rockenschaub über 50 jahre Geburtshilfe und die wichtige Rolle der Frau
[16] Verny, T.R. and Pamela Weintraub (2002): Pre-Parenting, Nurturing Your Child from Conception, Simon&Schuster, New York
[17] Gmünder Ersatzkasse, Internet: http://www.gek.de/presse/news/pressemeldungen/artikel.html?id=1101051
[18] Schücking, Beate (2004): Selbstbestimmt und risikolos? „Wunschkaiserschnitt", Dr. med. Mabuse Nr. 148, S. 27-30
[19] FAKTuell, Internet: http://www.faktuell.de/eggert/index.shtml
[20] Ray, Christopher (2002): Zeitgerecht, Alle menschen sind gleich! Dir auch?, Faktuell-Verlag, Görlitz
[21] Dieter Althaus, Internet: http://www.d-althaus.de/52.html
[22] Internet: http://www.d-althaus.de/fileadmin/PDF/Grundeinkommen-Studie.pdf
[23] Internet: http://www.faktuell.de/Hintergrund/Background344.shtml (18. 3. 2005)
[24] Feyerabend, Paul (1980): Erkenntnis für freie Menschen, Suhrkamp, Frankfurt am Main, S. 97
[25] Feyerabend, Paul (1980): Erkenntnis für freie Menschen, Suhrkamp, Frankfurt am Main, S. 39

[26] Popper, Karl (2002): Realismus und das Ziel der Wissenschaft, Mohr Siebeck, Tübingen, S. 21
[27] Feyerabend, Paul (1980): Erkenntnis für freie Menschen, Suhrkamp, Frankfurt am Main, S. 17
[28] Feyerabend, Paul (1980): Erkenntnis für freie Menschen, Suhrkamp, Frankfurt am Main, S. 139
[29] Ebd. S. 153
[30] Ebd. S. 154
[31] Popper, Karl (1984): Auf der Suche nach einer besseren Welt, R. Piper GmbH & Co. KG München, S. 8
[32] Ebd. S. 151
[33] Ebd. S.154
[34] Ebd. S. 161
[35] Ebd. S. 154
[36] Ebd. S. 163
[37] Ebd. S. 260
[38] Feyerabend, Paul; Thomas, Christian (1958): Grenzprobleme der Wissenschaften, Verlag der Fachvereine Zürich, S. 338
[39] Feyerabend, Paul (1989): Irrwege der Vernunft, Suhrkamp Verlag Frankfurt am Main, S. 431
[40] Ebd. S. 432
[41] Popper, Karl (1984): Auf der Suche nach einer besseren Welt, R. Piper GmbH & Co. KG München, S. 433
[42] Feyerabend, Paul; Thomas, Christian (1958): Grenzprobleme der Wissenschaften, Verlag der Fachvereine Zürich, S. 329
[43] Ebd. S. 330
[44] Ebd. S. 332
[45] Popper, Karl (2002): Realismus und das Ziel der Wissenschaft, Mohr Siebeck, Tübingen, S. 184
[46] Ebd. S. 202
[47] Ebd. S. 203
[48] Ebd. S. 221
[49] Ebd. S. 223
[50] Feyerabend, Paul (1980): Erkenntnis für freie Menschen, Suhrkamp, Frankfurt am Main, S. 81
[51] Federspiel, Krista; Herbst, Vera (2005): Die Andere Medizin, Stiftung Warentest, Berlin

Lieferbare FAKTuell-Bücher zur Neuen Medizin:

Band 1	Band 2	Englische Ausgabe
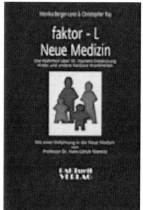	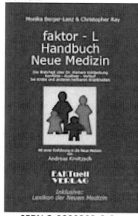	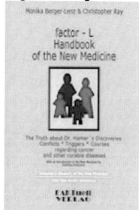
ISBN 3-9809203-9-9	ISBN 3-9809203-8-0	ISBN: 978-3-9809203-6-0

Die englische Ausgabe „factor-L Handbook of the New Medicine" wird zusätzlich in den USA und Großbritannien gedruckt und unter der ISBN: 978-3-9809203-3-9 vertrieben. Alle FAKTuell-Bücher sind auch bei AMAZON erhältlich. Die englische Ausgabe auch bei AMAZON in USA und UK / Großbritannien.

***

Das faktor-L Handbuch Neue Medizin gibt es auch als Hardcover. ISBN 3-9809203-5-6

***

Unser Verlagsangebot finden Sie unter: www.FAKTuell-Verlag.de

***

Das Forum
Seit 2004 betreiben wir unter www.faktor-L.de das Forum zur Neuen Medizin. Hier können Sie sich mit anderen Neumedizinern und Interessenten rund um die Uhr austauschen. Auch die Autoren der faktor-L Bücher sind aktiv im Forum und für jedes Mitglied ansprechbar.

***

FAKTuell-Redaktion & Verlag * An den Birken 5 * 02827 Görlitz * FAKTuell.de

-notiz-